回想法と回想療法

おしゃべりを楽しむ心療回想法で
認知症予防

日本回想療法学会 監修
小林幹児 著

福村出版

[JCOPY]〈出版者著作権管理機構 委託出版物〉
本書の無断複写は著作権法上での例外を除き禁じられています。複写される場合は、そのつど事前に、出版者著作権管理機構（電話 03-5244-5088、FAX 03-5244-5089、e-mail: info@jcopy.or.jp）の許諾を得てください。

まえがき

　本書の題名「回想法と回想療法」にちょっと不思議な感じを持たれた読者もおられるでしょう。多くの方は「回想法」と「回想療法」を同じものだと思っておられるかもしれません。確かに、名前がよく似ているし、言っていることも同じようなことなので、そう思われることはごく自然なことです。

　大きな違いは「目的」です。目的が違えば方法も違ってくるし、学び方も違ってきます。「名前が似ているから内容も同じ」というわけにはいきません。たとえば「認知症」。分野や人によって千差万別の解釈と定義づけがあります。詳しくは本書で解説していますが、違った概念を同じ言葉として会話することで大きな誤解やズレが生じます。回想法と回想療法でも理解に混乱が起きています。

　こうした状況を整理してわかりやすくすることを目的として本書を著しました。簡単に表現すれば「回想法は笑顔になる技術」であり、「回想療法は認知症を予防改善する技術」と言えるでしょう。回想法でも認知症が改善するケースが出てくることもあり、回想法が回想療法だと思われることがあります。

　もう少し詳しく言うと以下の4つの条件が満たされているものを〇〇療法といいます。①基礎理論、②基本技術、③実施プログラム、④評価法。これについては本書で詳しく説明しています。

　たとえば「基本技術」のない回想法は、認知症改善の再現性が不安定なので、その研究は「感情面の緩和」に注目していることが多くなっています。それに対して回想療法は「4つの条件」にのっとって実施しており、「記憶の改善」に注目しています。その結果、認知症予防の再現性が安定しているのです。

　2025年には認知症患者数が700万人に達すると予測されているものの、治療薬の開発は延期されました。認知症は老化にともなう自然現象であり、対策は「予防」だけになったということが言えるでしょう。ですから「楽しくて愉快な予防法」がさらに必要とされています。カラダ（身体）の運動とともにアタマ（脳）の運動も大切です。楽しくておしゃべりがはずむ認知症予防。その望みを叶えるのが心療回想法です。

　本書が認知症予防・進行予防を願っている多くの方々に役立つことを期待しています。

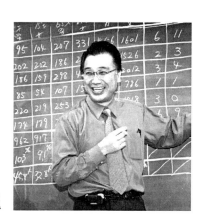

小林幹児

回想法と回想療法――おしゃべりを楽しむ心療回想法で認知症予防　目次

まえがき　3

第1章　認知症を正しく理解する　認知症は生活障害　7

1-1　「痴呆症」から「認知症」へ　2004年に名称も内容も大きく変わった
1-2　若年性アルツハイマー病は、老人の認知症とは少し違っている
1-3　脳とカラダで認知症を予防する
1-4　認知症を定義する
1-5　認知症介護に役立つ回想法
1-6　「あるある探し」と「ないない探し」
1-7　人間は120歳まで生きることができる

第2章　脳のしくみと記憶　身体が老化すると脳も老化する　15

2-1　「覚えられない」と「思い出せない」は違う
2-2　映像イメージ記憶を言語化する
2-3　「酸素化ヘモグロビン」が酸素を運ぶ
2-4　「チョコレートが認知症に効果あり」は、都市伝説だった
2-5　そもそも"認知"って何だ
2-6　高齢者の心理を理解する

第3章　回想療法の理論　心理療法としての回想法　23

3-1　1960年代に精神科医バトラー博士が「回想療法」を提唱した
3-2　回想療法はオーストラリアやカナダなど移民国家で発展した
3-3　ADL記憶（10～15歳の記憶）の存在を検証した
3-4　ADL記憶を維持する方法を理解する

第4章　1H話法の基本技術　楽しくおしゃべりする方法　31

4-1　1H話法の技術を学ぶ
4-2　"レミニン"と"レミニシャン"の関係になる
4-3　心理的な抑圧状況の"防衛機制メカニズム"を理解する
4-4　アクティブリスニングと自己コントロールトレーニング

第5章　4人式回想法　個別式とグループ式のメリットを活かす　45

5-1　4人式回想法の特徴
5-2　写真を活用した回想法
5-3　昭和の事物を使った回想法

  5-4 Dチェックの実施方法

第6章 心療回想法のタブー集 正しい回想法を学ぶ 55

  6-1 認知症になるための"ステキな生活"？
  6-2 進行手順における間違い
  6-3 進行技術における間違い
  6-4 医療職が回想法を実施する場合の留意点

第7章 初期認知症とうつ病を弁別するDCL（初期認知症チェックリスト） 63

  7-1 認知症の初期症状を測定するDCL（Dementia Check Lists）　初期認知症チェックリスト
  7-2 DCLの実施手引書
  7-3 DCLの記録用紙
  7-4 葛飾区シニア活動支援センターの回想法教室で活用されたDCL

第8章 R-ADL（Reminiscence Memory & ADL） 記憶の回復がADLを回復させる 91

  8-1 記憶とADLを記録するR-ADL実施マニュアル
  8-2 ADLアイテムの解説
  8-3 回想アイテムについて
  8-4 R-ADL記録用紙
  8-5 老人施設で開発されたR-ADL
  8-6 R-ADL活用施設の事例

第9章 レミニセンスブック（回想録）の実施方法 109

  9-1 心療回想法的インタビュー　4つのポイント
  9-2 レミニセンスブック（回想録）インタビュー項目
  9-3 幼児期のインタビュー項目
  9-4 児童期のインタビュー項目
  9-5 青年期のインタビュー項目
  9-6 結婚についてのインタビュー項目
  9-7 仕事についてのインタビュー項目
  9-8 子が親にするインタビュー項目

第10章 心療回想法で作成したレミニセンスブック（回想録）の実際例 139

  10-1 田山キヌさん（87歳仮名）認知症予防
  10-2 友江真智さん（88歳仮名）廃用性認知症対応
  10-3 山岡美智子さん（84歳仮名）うつ病対応
  10-4 中川アキさん（37歳仮名）心療回想法の症例

第 11 章　パーム（掌）とパームを触れ合わせて気持ちをつなぐ　153

- 11-1　回想療法とパーミング
- 11-2　パームは親と子をつないでいる
- 11-3　パーミングの考え方
- 11-4　パーミング図解
- 11-5　パーミングのQ&A

第 12 章　死の受容に寄り添う心療回想法　デスレミニセンス　161

- 12-1　マインドケアとしての心療回想法
- 12-2　死を受容した生き方
- 12-3　回想療法のインタビュースキル
- 12-4　SDD：医学的延命措置を拒否する意思表明書（Self Dignity Declare）の保管
- 12-5　SDDの解説
- 12-6　看護介護のための宗教観

第 13 章　自治体委託の認知症予防事業　179

- 13-1　取手市委託の認知症予防事業
- 13-2　新しい認知症予防事業"回想法スクール"
- 13-3　回想法スクール：レミニンの平均年齢は76歳。レミニシャンは70歳
- 13-4　レミニンカフェ：元気な高齢者が、元気の出ない高齢者を、元気づける活動
- 13-5　レミニンフレンド事業で訪問回想法
- 13-6　ボーダーシニアを救う
- 13-7　回想法おしゃべりトレーニング

第 14 章　地域や施設での実践展開　195

- 14-1　「施設病」の危機：なぜ高齢者施設で回想法が必要なのか
- 14-2　老健に回想法を導入する意味
- 14-3　龍ケ崎市立歴史民俗資料館で回想法
- 14-4　回想療法センター鳥取の活動
- 14-5　回想療法センター杉並の活動

第 15 章　日本回想療法学会の活動　209

- 15-1　レミニシャンの育成
- 15-2　日本回想療法学会創立20周年史
- 15-3　日本回想療法学会の活動実績（抜粋）
- 15-4　日本回想療法学会の通信教育：心療回想士の資格認定

第1章
認知症を正しく理解する
認知症は生活障害

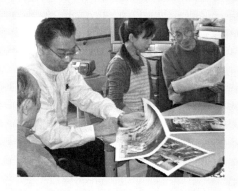

- 1-1 「痴呆症」から「認知症」へ 2004年に名称も内容も大きく変わった
- 1-2 若年性アルツハイマー病は、老人の認知症とは少し違っている
- 1-3 脳とカラダで認知症を予防する
- 1-4 認知症を定義する
- 1-5 認知症介護に役立つ回想法
- 1-6 「あるある探し」と「ないない探し」
- 1-7 人間は120歳まで生きることができる

1-1 「痴呆症」から「認知症」へ
2004年に名称も内容も大きく変わった

「認知症」という名称を日常的に使っているが、認知症という名称は2004年に初めて厚生労働省が使用し、2010年ごろから一般にも使われだした。それまでは「痴呆」とか「ボケ」と言われていたが、知恵遅れの痴呆と混同しやすいことから名称を変えようということなり、厚生労働省の指示により「認知症」という名称になった。

しかし、ただ単に同じ概念での名称変更ではなかった。「認知の障害」ということから脳腫瘍、脳溢血、脳梗塞、外傷性脳挫傷、水頭症、その他の脳疾患すべてが「認知症」という名称に盛り込まれた。つまり、原因はどんなことでも認知に異常があればすべて認知症ということになった。これによって認知症は高齢者特有の症状ではなく若年者にもあてはまるものとなった。

こうしたことから高齢者に大きな誤解が生まれた。医師たちが「手術で治る認知症がある」と喧伝し始めたからだ。もちろん、脳腫瘍や水頭症は手術で治療することが多い。医師はそのことを言いたかったのだろうが、そうしたことを聞いた高齢者は「高齢者の認知症も手術で治るかもしれない」と期待を込めてそう理解してしまった。当時は認知症への理解が現在ほどではなく、高齢化率も20%にはなっておらず、医療への期待には強いものがあった。

認知症が注目を集めたきっかけは1972年の小説『恍惚の人』（有吉佐和子著）で、これは194万部のベストセラーになった。当時の高齢化率は10%を下回っており、興味本位での注目だったため認知症の特有の社会不適応や生活不適応の行動が強調された。現在では高齢化率が約28%、今後20年で35%を超えると予測されている。こうした現実を踏まえ認知症を正しく理解して対応することが求められている。

1-2 若年性アルツハイマー病は、老人の認知症とは少し違っている

認知症の代名詞になっている「アルツハイマー病」がある。認知症は「症状」であるのに対し、アルツハイマー病は「病気」を意味している。症状は表にあらわれる様子だけを意味するのに対し、病気はその発症メカニズムを明らかにして治療することに軸足を置いている。

アルツハイマー病は、脳内に浮遊するゴミ（アミロイドβ）が脳細胞に付着して脳細胞が変容し死滅する病気。アミロイドβは脳細胞と脳細胞を繋ぐニューロンを構成する一部で、それが剥がれて脳内のゴミとなる。脳内のゴミは排出されないため脳細胞の消失が進行し、結果として認知症が進行する。

若年性アルツハイマー病（64歳以下）はがんと同じで若いほど進行が速く、2～3年で言葉を失うこともある。全国で約1万人いるとされているが治療薬はまだない。若年性と違って老人性アルツハイマー病は進行が遅く、10年～15年で死に至る。

「最近の研究では、脳細胞が死滅した状態では回復不可能であり、発症20年前から発症を抑える新薬の開発に向かう」と2017年11月9日の読売新聞「ヨミドクター」に掲載されていた。75歳の発症20年前というと55歳のころから認知症予防薬を服用する計算になるが、予防すべきなのは認知症にとどまらず、高血圧、肺炎、心筋梗塞、糖尿病などの生活習慣病でもあることを考えると事実上認知症を緩和する薬の開発は中止されたと考えられる。つまり、これからの認知症対策は非薬物療法を中心に広く展開されていくであろう。そうなれば認知症の予防ということが今以上に実践的になっていくと思われる。

1-3 脳とカラダで認知症を予防する

「2025年問題」というものがある。これは戦後生まれの団塊の世代が全員75歳を超えるということを指している。2025年まで10年を切っている状態で、このままで進行すると高齢者人口は3,600万人、そのうち介護保険受給者が540万人、認知症患者は700万人となり、医療保険、介護保険が機能不全に陥る心配も出てきた。さらに医療保険・介護保険の掛金も大幅に上昇してしまう。そして、薬剤で対応しようとしても事実上難しいとなると非薬物療法、つまり、認知症予防ということが認知症対応のメイン対策となる。

各自治体で取り組んでいる認知症予防のほとんどは「体操」であろう。「いきいきシルバー体操」「きらきら体操」「健康元気体操」など地域の高齢者を対象とする体操活動が全国的に広がっている。これ自体はよいことで、高齢者の外出機会が増え友人とのおしゃべりの機会にもなる。しかし「認知症高齢者行方不明1万人」というショッキングな見出しがあるように、カラダだけに偏った介護予防活動を目的とした体操は、同じ動きの繰返しが多いだけに脳への刺激が少ない。認知症を発症するとカラダが元気だけに迷子になるとどこまでも歩いてしまい、100kmも歩いて疲労で死亡するケースもある。

これは極端なケースだとしても、カラダだけに注目した介護予防体操に脳への刺激をプラスしたものが必要と思われる。ところが、脳への刺激となると集団式で行うには難しいとされ、個人個人での対応に任されていた。そうした意味で趣味を持つ、友人とおしゃべりする、外出するなどと謳ってはいるものの、現実的には気力なども低下していることを考えると自主的な対応はハードルが高いようだ。

厚労省は2013年9月17日に2012年統計結果

要介護度別・認知症率

要介護度	認知症割合（％）
要支援1	43.2
要支援2	53.6
要介護1	89.1
要介護2	87.2
要介護3	91.8
要介護4	93.7
要介護5	97.1

として介護保険受給者のうち、要支援および要介護の段階別「認知症の判定率」を初めて発表した。これは1,417事業者の回答をまとめたもので、要介護度が重篤化するほど認知症判定割合が高くなっていることがわかる。特に、要支援2と要介護1の差は35.5ポイントとなっており、認知症の進行が介護度を高めていることが明確となっている。こうしたことからもわかるように認知症予防はそのまま介護予防に直結していると言えよう。「介護予防には体操だ」という発想はこの事実によって変えねばならない。

また、厚労省は2015年に介護保険事業から要支援1と2を切り離して総合事業という括りを新たに作り、活動の柱にボランティアの活動を据えている。

茨城県取手市では「第2期地域福祉計画」を2016年に発表した。その中でセカンドボランティアと呼ばれる交通費や食事代を支給される新しいタイプのボランティア制度を提案し、社会福祉としてのソーシャルパワーを育成していくことを明言している。実際に取手市委託事業として実施されている「回想法スクール」ではボランティアに交通費が支給されている。回想法スクールではスクール終了後に毎回、回想法の技術指導を行い高品質な回想法が実施されており、ボランティアはレミニンカフェ事業やレミニンフレンド事業でも活躍している。

1-4 認知症を定義する

痴呆という名称が認知症に変更されたことで認知症の解釈が多様化し、各分野における定義がさまざまに行われている。たとえば、医療分野では脳変容や病因などによる定義がなされており、介護分野では介護状態による定義がなされている。つまり、認知症とひと言であらわしても受け取る人にとって実にさまざまな解釈がなされるということだ。そのように言語表現は同じでも意味の違いがあるからこそしっかりと認知症を定義づける必要がある。

日本回想療法学会では認知症を「**加齢により脳細胞が減少し、それによって生じる記憶減少を起因とした生活障害**」と定義づけている。詳しく説明しよう。

①加齢により

加齢を第一要因としているので、脳腫瘍、水頭症、脳溢血、脳梗塞、外傷性脳損傷、発達障害、若年性アルツハイマー病などは該当しない。

②脳細胞が減少し

認知的障害は精神疾患でも発達障害でも発症する。また、聴覚器官や視覚器官の変調によっても認知的障害が起きる。したがって、大脳細胞の減少を伴わないものは該当しない。特に、認知症の初期症状はうつ症状や精神疾患症状を呈することも多く、こうした症状について認知症と診断するには医療側の慎重な判断を要する。

③記憶減少を起因とした

認知症の症状にはいろいろあるがマスコミなどで取り上げられるのは徘徊（はいかい）や弄便（ろうべん）などややショッキングな映像が浮かぶ。これによって多くの一般市民は認知症を「精神的な異常」ととらえやすい。しかし、脳細胞が減少したことによる症状だととらえると理解しやすくなる。

たとえば、徘徊の場合、自分が知っている道だと勘違いしてスタスタ歩いていくが、途中で自分の記憶と一致しなくなるので道に迷ってしまう。弄便の場合、便が何かわからず触ってみたが、手に付いたものを落とそうとしても、手洗いの記憶が消えていたために手の汚れを他のものへこすり付けて落とそうとする行動だと理解できる。また、棚にメガネを置いていたと記憶していたのに、それがなかった場合、不安になる。しかし、実際は2年前にそこへ置いたのが事実であり、その間の記憶が消えたということだとすれば理解できる。つまり、記憶がしっかりしているレビー小体認知症は記憶減少を起因としないのでここでいう認知症には該当しない。

④生活障害

認知症はうまくすれば家族といっしょに無理なく生活できる。つまり、生活に障害がなければ認知症とは言えない。生活に障害が出てくるのであれば認知症は生活障害だと言える。家族の認知症への無理解や心理的抵抗感などから社会生活などに障害が生じるが、一方、牧畜や農業など自然とゆったりとした時間を過ごす生活をしていると医療的に認知症と診断されても生活障害は発生しない。生活障害そのものは、認知症に限らず身体障害や精神障害においても発生するが、認知症の場合、家族と暮らしている間にゆっくりと進行するので障害そのものは見つけにくいかもしれない。

1-5 認知症介護に役立つ回想法

2000年に介護保険が医療保険から切り離されたことにより、介護サービスに単価がつけられた。家庭で嫁が姑の介護をするという構図から社会で介護する、という考え方の転換であった。それを受けて基本介護が決められた。①食べる②排泄する③衛生を保つ、この3つの行為に障害があるとき、それをケアすることを「介護」と呼ぶ。

これを介護の3つの基本としているため、大脳に関することはあまり関心を持たれなかった。実際、介護判定する83項目の多くがこの分野に関するもので、認知症に関しての調査項目は少ない。また、厚労省が「特定高齢者」と呼ぶ「介護判定では自立だが、このまま進むと介護判定となる可能性が高い高齢者」という調査項目でも認知症に関する項目は少ない。つまり、身体的な障害や機能的な障害に対して介護サービスが構成されている。確かに、高齢者が認知症であろうが身体機能障害であろうが、介護の方法に変化はないと考えられていた。しかしながら近年、認知症高齢者への医療の難しさや、介護のしにくさが注目され、単に身体機能だけへの介護では介護の質を維持できなくなってきたことへの理解が進んでいる。

■事例〈1〉 干物

グループホームに入居している84歳の女性は外への散歩のたびに魚屋で魚の干物を買ってくる。初めは同行しているスタッフも「お金の計算トレーニングになるから」と気軽にとらえていたが、買ってきた干物を部屋に放置しておくものだから部屋が干物臭くなった。これをやめさせようと魚屋の前を通らない散歩コースにしたところ、魚屋を探すような不穏行動をとるようになり、また食欲も落ちてきた。困ってスタッフ会議で対策を考えているとき、心療回想法を学んだスタッフが「とにかく○○さんがどんな人生を過ごされたのか家族の方に聞いてみよう」ということになった。さっそく息子さんに聞くと、
「それってボクです」
「どういうことですか」
「実は、僕が干物が大好きで、母はいろいろな干物を買ってくれていたんです。だから、きっと僕に食べさせようと思って買ったんだと思います」

これで買ってきた干物を自分では食べない理由がわかった。

それをキッカケにスタッフたちの考え方が変わった。子を思う母の気持ちを取り上げるようなことは止めよう。干物を買うときはきっと息子さんの笑顔を思い浮かべているのかもしれないから、それをいっしょに喜ぶようにしよう。ということになり、魚屋ではスタッフといっしょになって「今日はどんな干物があるのかな」などと買物を楽しむようになった。買った干物はグループホームの食卓に出されるようになった。

こうしたケースでもわかるように介護は食事・排泄・衛生という3つだけではなく生活に密着した理解と対応が必要だ。特に高齢者は今までやってきた生活習慣に大きく影響されるので、そうした習慣や行動を理解する必要がある。それが結果的に介護労働を軽減することにもつながっていく。

■事例〈2〉 警察官

77歳の男性。自宅介護で認知症が進み寝たきりであり、オムツ替えが大変だった。訪問介護は原則として1人だが、この男性のときだけは3人のヘルパーを必要とした。オムツに手をかけるとウーウーとうなり声をあげて抵抗するので、抵抗を押さえつけるのに3人の力が必要だった。「何とかならないものか」と話し合ったが「しかたない、認知症だから」と3人のローテーションを合わせることに苦労していた。

訪問介護のスタッフが心療回想法の研修を受け「そうだ、男性がなぜオムツ替えに抵抗するのかを調べてみよう」と思い立ち、さっそく男性の家族にインタビューをした。最初は何を聞いてよいかわからず世間話のようになってしまったが、そのうち男性の職業が元警察官であったことがわかった。聞いたときには「ふーん。警察官だったんだ」くらいにとらえ、あまり気にしなかったが、人生についても家族の方に聞いてみた。とってもまじめで正義感が強く、欠勤もしたことがないほどだったという。定年後しばらくは警察関係の仕事をしていたが、それも終わってからは一気に老け込んで1日中ぼーっとしていることが多かった。「何かやったら？」とうながしても「仕事ばかりの人生だったから今はゆっくりしたい」の一点張りで趣味も友人もあまりいなかったという。

　そのような来歴についてスタッフ仲間と話していると、警察官は拳銃をいつも腰につけていたのでは重いだろうと気づいた。そこで、家族の方にそのことを聞いてみると「もちろんです。拳銃のことはとても大切にしていました。家族の私たちにも見せることはしなかった」という。そうか、これかもしれないと思い、次回の訪問時に男性の耳元で「○○さん、今日は警察の制服を冬服から夏服に衣替えしますから、腰にさわりますよ」と声をかけた。すると「ウム」と声を出してオムツ替えに抵抗することはなかった。もうびっくりしたが、内心「やったー！」と喜びの声を上げた。それ以来、介護者1人でオムツ替えができるようになった。

■事例〈3〉　ロールペーパー

　90歳の女性。グループホームで生活されている。このところトイレットペーパーを1巻き全部取り出してポケットに入れてしまう。ポケットはトイレットペーパーでパンパンになっているのに「トイレのペーパーがなくなったので入れてください」とスタッフに言ってくる。昔は紙が貴重品だったので紙を欲しがっているのかな？とスタッフみんなも思い、最初は見て見ぬふりをしてペーパーを入れていたのだが、何度やってもペーパーをとってしまうので、今度は1回分の分量を小分けにして3回分をトイレに置いた。それでもポケットにしまい込んでしまう。ペーパーを自室に持ち込んでは、そこらじゅうに散らかすものだから、掃除が大変だった。何とかやめさせたいとスタッフ同士が相談した。心療回想法を学んだスタッフが、

「自室でペーパーをどんなふうにしているの？ひょっとして丁寧にたたんでいるのではないの？」と疑問を出すと、

「そう言えば、丁寧にたたんでいるみたい。それにトイレットペーパーの芯まで持っていくんですよ。芯にペーパーをしっかり巻きつけたり、角をしっかり折りたたんでいたりしていました」という。

　心療回想法によって導き出されるイメージは、女性にとってペーパーはペーパーではなく「反物＝たんもの（和服の生地を丸く巻いたもの）」だったのではないかと考えた。女性の生活歴を確認してみるとやはり呉服屋（和服を扱う店）さんで長い間働いていたことがわかった。

　女性は認知症だったが、ある程度ADLが維持されていたのでスタッフがよく理解できなかったようだ。「反物」や「呉服」という言葉さえ知らない若いスタッフにとって女性の行動は、どう観察しても理解できなかった。回想法を学んだスタッフがいたから行動の意味が読み解けた。

1-6 「あるある探し」と「ないない探し」

回想法において人生を振り返るということは、事実を追求することではない。自分にとってポジティブな感情をプロンプト（想起）すること。だから人生で経験していないことを想い出すことに意味はない。たとえば「パリに行ったことがない。くやしい」という感情をプロンプトするよりも「ハワイに行った」と体験をプロンプトした方が楽しい人生になる。

■パリで探すお漬物

パリのシャンゼリゼにあるカフェでコーヒーを飲んでいると、すぐ近くのテーブルでおしゃべりしている日本人グループがあった。それとなく話題を耳にすると「今朝の朝食にお漬物がなかった」と言っているらしい。

まあパリのホテルで和朝食は無理でしょうと苦笑したことを覚えている。しかし、彼らが求めていた「パリの漬物」を、私たちは日本でも求めているように思った。それは、そこに「ないもの」を探す視線と努力である。私たちは「あるもの」を見ず、そこにはないものを探して嘆いていることも多い。

人生において「あれもしなかった」「これもやってない」と人生の「ないもの」を探し出すことで、多くの人々は自分を苦しめているのかもしれない。

ターミナル患者のカウンセリングをしていたとき、人生を達観され自分の死を受容されている患者さんは、自分の人生について「すべてやった」という感想を語っていた。もちろん文字通りにすべてを経験することは不可能だが、その方の人生をじっくり振り返って「やるべきことはすべてやった」という気持ちが心を穏やかにしていたように思う。

言い換えると人生の「あるある探し」をしたのかもしれない。人生の「あるある探し」をすることで自分の人生の価値を見つけ「人はいつか死ぬ」という鉄則を受け入れる気持ちが形成されたようだ。

反対に「あれもしていない」「これもやってない」と「ないない探し」をしていると人生をストレスばかりで埋め尽くすことになりかねない。

「あるある探し」。これが心療回想法の基本だと言える。

■レミニシャンとレミニン

心療回想士というと、ちょっと堅苦しい感じがするので私たちは心療回想士のことを「レミニシャン」と呼んでいる。回想法を英語で「レミニセンス」と言うので「レミニシャン」。そして「回想法を受ける人」のことを「レミニン」と呼ぶ。「レミニシャン」と「レミニン」の関係はカウンセリングとはまた一味もふた味もちがう人間関係を形成していく。「レミニシャン」と「レミニン」はお互いに学び合いながら人生について語り合う。

レミニシャンはレミニンの「あるある探し」をお手伝いする役割であり、ソリューション（問題解決）を目的とはしていない。ここが心理カウンセリングと違っている。

1-7 人間は120歳まで生きることができる

100歳の高齢者に向かって「いつまでも長生きしてくださいね」と言うことがある。もちろんリップサービスだが、実際のところ人間は何歳まで生きることができるのだろうか。

生物学的にいえば人間は最長120年間生存できる。生物学的に生きるということは、細胞分裂が継続されているということを意味している。細胞分裂ができなくなればその生物は死を迎える。細胞分裂に必要なのは、染色体の先端についているテロメアという部分。

テロメアの長さによって細胞分裂の回数は規定されている。DNAが分裂するときには減数分裂という特殊な分裂で細胞を生産する。DNA自身が2つに分裂して、それぞれが自分に適したDNAを作っていく。このDNAを作るときに、始まりのポイントを決めるのがテロメア。だから、テロメアがないと細胞分裂ができない。人間の場合、60回分の細胞分裂ができるテロメアがある。健康のためにこのテロメアを長くする研究も行われている。

さて、60回の細胞分裂を時間に置き換えてみると120年となる。つまり、人間の最長生存期間は120歳。ギネスブックによると、世界最高齢者は現在114歳。かつては118歳の方も存命していたので生存期間ギリギリまでの長寿と言えよう。

ここからわかることは、人間の命の長さは120年と限定されているのだから、どんなに健康に「よい」ことを重ねても人生が長くなることはない。反対に健康に悪いことを重ねると寿命はどんどん短くなってくる。たとえば、煙草1本で7日、ストレスが大きいと1カ月人生が短くなるという。これを「引き算人生」と呼ぶ。

現在の日本の平均寿命は男性81歳、女性87歳だから120年から引き算すると30年以上の時間を健康に悪いことに費やしていることになる。悪いことと自覚していなくても、平均寿命から見るとそういうことになる。

限られた人生の中で楽しいこと、嬉しいことをしっかり味わいながら過ごすことも回想法がめざす生き方。認知症になっては人生を楽しむこともできない。認知症にならぬよう自分自身で気をつけなければならない。

第2章
脳のしくみと記憶
身体が老化すると脳も老化する

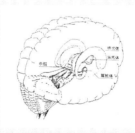

2-1 「覚えられない」と「思い出せない」は違う
2-2 映像イメージ記憶を言語化する
2-3 「酸素化ヘモグロビン」が酸素を運ぶ
2-4 「チョコレートが認知症に効果あり」は、都市伝説だった
2-5 そもそも"認知"って何だ
2-6 高齢者の心理を理解する

2-1 「覚えられない」と「思い出せない」は違う

■脳細胞は1000億個

　大脳は約1,000億個以上の脳細胞によって構成される人間の臓器の中でもっとも大きな臓器である。2000年ごろまでは脳細胞は160億個だとドイツの生理学者によって提唱されていたのだが、MRIという脳細胞の動きが生きたままとらえられる機器の発達により正確に測定できるようになって数値が訂正された。脳細胞の数については1953年にドイツの科学者が死んだ猫の脳神経を数えることで個数を類推していたが、脳細胞は心臓が止まると急速に細胞も死滅する。死んだ猫の脳細胞はそれだけ少なくなっていたと思われる。

■長期記憶と短期記憶

　簡単に表現すると、大脳は「長期記憶と思考」を、海馬は「短期記憶」を担当している。感覚器官を通じて送られる情報はすべて海馬を通り、そのまま記録される。ちょうどデジタル写真のように細胞のシナプスが付いたり離れたりして情報をそのまま記録する。たとえば、自分が映った写真を見ると自分のことばかりを見て、まわりの風景を覚えていないことがあるように、海馬も記録した情報の中から興味のあるものだけを抽出して大脳へ送る。大脳では海馬から送られてきた情報にタイトルをつけて保管する。これが「ラベリング」という記憶システムで、タイトルがない情報は記憶されず、記憶されないものは思い出せない。

■「覚えられない」と「思い出せない」

　タイトルがつけられた記憶は何十年間経過しても何かのきっかけがあれば思い出される。自分の出身校の名前など何十年経過しても思い出すことができる。特に子ども時代の記憶はあいまいだが、おしゃべりしていくうちに思い出してくることも多い。

　一方、タイトルがついていない情報はもともと記憶（インプット）されていない情報なので引き出すことができない。つまり、これが「覚えられない」ということ。私たちはこの「覚えられない」と「思い出せない」をごちゃごちゃに使っている。

　覚えられないのは海馬の機能低下によるもので、高齢になると多くの方が「最近物忘れが多くなった」と「物忘れ」という表現を使う。「メガネはどこに？」と捜してみると自分の頭の上にあった、など笑い話だが、これはもともとメガネを頭の上にしているという情報がインプットされていない行為なので当然アウトプットできない。つまり、インプットすることができなくなってくるのが「老化」とか「ボケ」とか呼ばれる現象。

　「覚えられない」ということは情報の入口が狭くなって入りにくいということで、これを老化現象と呼ぶ。こうした一連の記憶システムは、海馬の老化によるものだから、あらかじめ文書やメモを作っておけば、生活に支障はあまり出ないかもしれない。

　しかし、「思い出せない」ということは、かつてきちんと覚えていたことが出てこない現象だ。自分の親の名前や子どものころの学校の名前などすぐには出てこず、しばらく経過してから名前を思い出すことがある。自分の過去を思い出せないということは、言い換えると自分が誰であるか、自分はどんな人間であるかを語れなくなってしまった状態だとも言える。そこから自分を失ってしまうという不安を生起させる可能性もある。それは80～100年という長い長い時間積み重ねてきた人生という歴史を失ってしまうことを意味するのではないだろうか。

2-2 映像イメージ記憶を言語化する

■映像イメージ記憶と言語記憶

大脳に蓄積された情報（記憶）は前頭前野でラベリングされる。前頭前野は一定の範囲に関する記憶の全体像を構築するための設計図を保存しておく場所。前頭前野でラベリングされた情報をその設計図にしたがって大脳の記憶情報から引き出す。大脳に記憶されている情報は「言語情報」と「非言語情報」に分かれて記憶されている。一般的に言語情報は左脳、非言語（映像）情報は右脳が担当すると言われている。ほとんどの情報は映像による記憶で、視覚による情報が70％以上を占める。実際の経験でも人の顔は思い出すのに名前が出てこない、といった現象と同じ。

発語の流れはまず映像記憶が右脳でプロンプトされ、それが左脳で言語情報に置き換えられ、口から言葉になって発せられる。映像を伴わない記憶の引き出しは複雑でストーリー記憶と呼ばれる。たとえば「いい国作ろう頼朝さん」と言えば「1192年鎌倉幕府開府」と覚え、1192を「いいくに」と覚える。これがストーリーとして記録される。映像と違うから、かなり限定的で映像的なイメージのふくらみは少ない。一方、映像記憶はある短い時間のできごとをDVDの再生のように思い出す。たとえば、子どもが滑り台を滑っているシーンなどを思い出すときは頭の中で映像イメージが動く。しかしそのシーンを言葉であらわすとなると難しく個人差が出る。たとえば……

「天気のいい5月の日曜日。公園の木々も緑に冴え、ところどころで犬の声も聞こえる。4〜5歳くらいの子どもが、滑り台の上に立っている。どうも初めてらしく、ちょっと困った表情をしている。その女の子は白いブラウスに赤いスカート。靴はお姉さんからのお下がりであろう少々疲れたエナメルの靴を履いている。きっと親戚の家に遊びにきたのかもしれない。降りる決意を表情に浮かべた瞬間、ザーッと滑り降りてきた。満足げな表情で公園の出口へと向かった。赤いリボンがちょこんとゆれる後ろ姿に何十年も昔のわが子の姿が重なった」

これくらい言えれば何とか伝わるかもしれないが、映像の情報をそのまま言葉で表現するのは難しい。だから、頭の中にいろいろな映像記憶がイメージされたとしてもそれを言葉にする機能は老化とともに低下する。かつて高齢者が無口なのは「過去の記憶がないからだろう」と考えられてきたが、1970年代に研究が進み、高齢者の言葉が少なくなるのはイメージ映像がないのではなく、言語化する言語機能が低下するからだということがわかってきた。逆に高齢者に対して「記憶の言語化支援」を行うことで記憶がどんどん回復してくることもわかった。

■大脳細胞をつなぐシナプス構造

大脳は約1,000億個の細胞で構成されているが、1つの大脳細胞には約1,000個以上の「シナプス」がある。シナプスとは脳細胞同士を結びつけている部分で、10の6乗分の2mmの幅があって完全にはくっついてはいない。これは一つの大脳細胞が死滅したときに他の細胞へ影響しないようにする機能で、情報伝達の大きな機能を担当している。たとえば、左から生体電流がくるとシナプスから伝達物質（グルタミンなど）が右のシナプスへ向けて放出される。これを右のシナプス受容体（レセプター）が受け止めることで情報が伝達される。この情報の伝達スピードは平均120m／秒で、知能が高いほどスピードも速いことがわかっている。シナプスの中で行われる伝達物質にはいろいろな効果があり、その伝達物質に影響を与えることで病気を改善する薬も開発されている。

2-3 「酸素化ヘモグロビン」が酸素を運ぶ

■左右両脳の特徴

左脳が言語脳、右脳が非言語脳と紹介したが、この脳の機能に母国語機能が影響を与えている。それは、虫の音を左右どちらで聞いているのか、ということ。結論から言えば日本人は虫の音を言語脳で聞き、イギリス人など英語圏は非言語脳で聞いているといわれる。

虫の音を言語脳で聞く日本人は、虫の音を「リンリン」とか「ちんちろりん」のように文字言葉にもできるくらいごく自然に言葉として虫の音を聞いている。だから、人間以外が言葉を話すことに違和感が少ない傾向にある。一方、英語圏では虫の音を非言語脳で聞くため言葉として表現しづらい。イギリスの友人に理由を聞いてみると「自分は虫ではないので虫の音を出すことはできない」と答えた。確かに彼が言っていることは事実で、私たち日本語の方が勝手に「虫の音らしき言葉」を発しているのだろう。しかし、そうした自然の言葉を日常生活に取り入れているからこそ自然を大切にする気持ちも生まれてくるのかもしれない。

こうした脳機能の研究を「脳リテラシー」といい、大脳研究の中でも言語理解との関連という意味で広く研究されている。この研究に使用された大脳内の血流量を測定する機械が、感情や認知症の研究につながっている。たとえば、脳の活動が活発化している領域とそうでない領域を比べるだけで認知に関する話題に反応する脳部位や、歓びに反応する脳部位が明らかになる。楽しい昔の子ども時代の話題が大脳をより強く活性化していることが検証されている。

脳内の血流量が測定されるようになることで、運動や計算などでも脳内血流量を増やすことができると考えられているが、同時にどの研究結果にもおしゃべりや仲間とのコミュニケーションが重要な要素であるとも書かれている。

■脳は酸素で活性化する

認知症予防には大脳を活性化させることが大切と言われ脳内血流量を測定する機械で大脳への血液供給量が測定されている。そうした研究をもとに全国で認知症予防・介護予防として運動や体操が行われているが、イチニサンシといった掛け声を出すだけで記憶減少をともなう認知症予防ができるのだろうか。こうした疑問に答えるべく加藤俊徳医師が1991年にNIRS（脳イメージング）を開発した。脳細胞に酸素を供給するのはヘモグロビン（赤血球）だが、酸素が結合した「酸素化ヘモグロビン」が脳へたどり着き脳細胞へ酸素を渡したのち「ヘモグロビン」としてカラダに戻ってくる。

つまり、行きの酸素化ヘモグロビンと帰りのヘモグロビンを比較すれば大脳が酸素をどれくらい受け取ったかがわかる。酸素を多く摂取した脳は、より活性化されたと言える。今までは単に大脳への血液供給量だけを測定していたので運動による脳内血流量の増加が脳の活性化だと思われていた。しかし、加藤医師の研究では重度障害児を被験者として研究し、その研究でも障害児が母親の言葉に強く反応していることを確認している。ここでも言葉の刺激がより多くの脳酸素交換を実施していることがわかった。この研究が意味することは、運動をして脳へ血液を供給しても、脳酸素交換がされないまま血液（ヘモグロビン）がカラダに戻ってくるのではせっかく脳に血液が行った意味がないということだ。「言葉を発する」つまり、おしゃべりすることがもっとも効率的に脳酸素交換を行う方法だと言える。

2-4 「チョコレートが認知症に効果あり」は、都市伝説だった

内閣府は2018年2月22日、大型研究支援事業「革新的研究開発推進プログラム」で提出された「高カカオチョコレートに大脳皮質を増やし、学習機能を高める（脳が若返る）可能性がある」という明治製菓との共同研究報告を「エビデンス不足」として中止した。

根拠になった先行研究は、ミネソタ大学医学部で研究されたBDNF（Brain-derived neurotrophic factor）。

日本語で「脳由来神経栄養因子」の発見というものだった（BDNFは1982年にブタの脳から精製された物質）。

BDNFは、ミネソタ大学医学部に死後献体しているノートルダム教育修道女子会のシスター678人の解剖結果から導き出された。この研究では、修道女たちの死後の脳を調べたところ、アルツハイマー病の主因となるアミロイドβが多量に存在して認知症を発症していてもおかしくない状態だったにもかかわらず、3人に1人は亡くなる前に認知症の症状が出ていなかったという。

確かにデータとしては面白い結果と言えるが、被験者が修道女というところにポイントがある。修道女の生活は何十年も同じように規則正しい生活日課をこなしていくので、毎日が同じように過ぎていく。変化がなく、さらに人間関係が安定した環境の中で生活すれば、認知症が発症しても周囲の人は気づかない可能性もある。生活への不適応（障害）が出ないのだから認知症とは言えない。

ここからわかることはBDNFをどう増やすか、ということよりも、毎日を安定したものにすることで認知症の発症を抑えることができる可能性を示していることであろう。

■「ウコンが認知症に効果あり」も都市伝説だった

ウコンが認知症によい、という噂を聞いた。根拠はウコンが入っているカレーをよく食べるインド人には認知症が少ない、というものだった。一見すると本当らしく聞こえるが、インド人の平均寿命を見てみると68歳だった。つまり、認知症発症ピーク年齢の75〜80歳以前に寿命が尽きるから認知症が少ないということになる。こうした誤解は認知症ばかりではなく福祉制度や人口構造にまで外国を見習おうとしているところにも見られる。たとえば、福祉先進国家と言われるスウェーデンは人口900万人なので、この国の福祉制度を1億人以上の国である日本に単純に当てはめるわけにはいかない。

世界190か国のうち人口1億人以上の国は下表の12カ国だけ。この国々の中で日本は高齢化率と平均寿命が突出して高い。政権の安定性、経済の安定性、治安のよさ、医療の充実、貧富の格差などどれをとっても日本は独自の世界を走っている。特に高齢者対応を社会問題として取り組んでいるのは日本だけと言っていい。

人口1億人以上の国

順位	国名	人口（億人）	高齢化率（％）	平均的寿命
1	中国	14.0	10	76
2	インド	13.0	6	68
3	アメリカ	3.2	15	79
4	インドネシア	2.5	5	69
5	ブラジル	2.0	8	74
6	パキスタン	1.9	5	66
7	ナイジェリア	1.8	3	53
8	バングラデシュ	1.6	5	71
9	ロシア	1.4	14	70
10	メキシコ	1.2	7	76
11	日本	1.2	26	83
12	フィリピン	1.0	4	68

2-5 そもそも"認知"って何だ

認知症と普通に口にしているが、もともと「認知」について適切に説明できる人は少ないだろう。法律の認知と言えば、配偶者ではない女性が産んだ子どもを父親が自分の子どもとして認めることだが、心理学では認知を「個人ごとに知覚された情報の解釈」と規定している。

知覚とは、たとえば、犬の姿を見て記憶情報の中からその姿にマッチするものを探して該当名称を導き出すことをいう。だから、人の顔を見て、知人であることは記憶していても名前が出てこない場合、顔は知覚しているが、名前が知覚できないということになる。

心理学には認知心理学がある。これは知覚された情報の解釈が個人個人で異なっていることに注目した心理学領域で、たとえば「大きな石」と聞いて1kgくらいの大きさをイメージする人もいるし、1トンくらいの石をイメージする人もいる。抽象的な情報は自分なりの体験に基づいた解釈をする傾向にあり、Aさんにとっては何でもないことが、Bさんにとってはとてつもなく重要なことだったりする。こうした心理的な個人差を研究するのが認知心理学。

さて、認知症の場合を考えてみる。認知症の「認知」とは「知覚された情報の解釈が社会一般とずれた個人独特のもの」とされる。たとえば、初めて歩く道（道と知覚されている）を以前自分が歩いたころがある道（過去に経験した情報）として認知してしまうと、自分の脳内イメージに従って歩いてしまうので現実とのズレが生じる。このズレが大きくなると修正ができなくなるので迷子になる。さらに、食べものという知覚そのもののズレが異物摂食などをプロンプトさせる。この場合は認知症というよりは「知覚症」というべきかもしれない。

■認知症の進行病態

マスコミなどでは認知症に関し弄便などを映像にしたりして多くの誤解を招いている。確かに弄便という症状を見せることもあるが、それはごく少数でオムツで改善することも多い。

認知症は75～80歳に発症ピークを迎えるが、70歳を過ぎるとMCI（軽度認知障害）と呼ばれる症状を見せる。覚えることができなくなったり、今までできた行動ができなくなったりすることがある。特に進行性のアルツハイマー病の場合、ピーク期を迎えると適切な環境でない場合、混乱期に入り、徘徊をしたり、汚れたオムツを箪笥に隠す、暴言を口にするなど非社会的な行動が2～3年続く。こうした過激な行動は長くて3年くらい。同じ認知症であっても家庭で無理なく介護できる状況を作る家族は認知症患者の不完全で個性的な言葉にじっくりと耳を傾け、本人の意思を尊重しながら生活することで、生活の混乱を予防している。

認知症の中期はだいたい2～3年で、行動がおとなしくなる。歩行がギクシャクする傾向がありバランス感覚も悪くなり、とっさの反応ができなくなり、言葉が少なくなり車椅子での移動も多くなる。初期のようなエネルギッシュな行動はなくなる。認知症の後期は3～5年で、このころは寝たきりとなり、寝ていることが多くなる。全介助状態になり、最後は肺炎による衰弱死が多い。

75歳発症として初期が2～3年、中期が2～3年、後期が3～5年。合計すると7～11年で死を迎えることになる。75歳の発症とすれば82歳～86歳、80歳の発症で87歳～91歳となる。いずれも平均寿命を超える長い寿命と見ることもできるが、介護の長さを考えると社会の負担について真剣に考える必要があるだろう。

2-6 高齢者の心理を理解する

1 意欲が低い

一般的に高齢になればなるほど、生活改善への意欲が低下していく。食べたいものや行きたいところ、家の中の整理整頓や庭の手入れなど自分の身体を動かしたり、相手の言葉を訂正させたりするようなことに対しての意欲も低下する。要するに「生きること」への意欲が全体的に低下してしまう。現状を変化することへの意欲も低下するので、頑固だとか意地っ張り、といった印象を受けるが、新しいことへの適応力が低下していることの裏返しだと理解したい。

2 楽しいことが少なくなる

高齢になると大脳内で歓びを感じさせるドーパミンを分泌させる扁桃体が老化し、機能も低下する。ドーパミンは快感情を引き出し、強い楽しさを引き出す。これが出ないのがうつ病で、高齢者の多くがうつ病傾向にあると言ってよい。いつもニコニコしている高齢者は、日ごろからドーパミンを分泌させることを心がけているので、ドーパミンを分泌することができる。年齢とともに楽しみの幅は狭くなる傾向にある。

3 健康ばかり気にする

高齢者同士のおしゃべりのメインは健康や病気のことが多い。これは「加齢不適応症候群」と呼ばれ、自分が年齢を重ねることへの心理的抵抗が原因。「できていたことができなくなること」が加齢や老化であり、それに合わせた生活スタイルに変化させる必要があるのだが「できていたとき」と比べることしかできない高齢者は、現状への不満が増加しやすい。これを精神科医のユングは「死への抵抗エネルギー（リビドー）」と呼んでいる。

4 細かいことが記憶できなくなる

加齢にともない大脳細胞は減少していく。大脳細胞は再生しないので80歳では20歳にくらべて大脳細胞は60％程度となってしまう。こうした大脳細胞では記憶すること（記銘力）が低下し、日々の生活の記憶が蓄積されなくなる。

脳には、短期記憶を担当する「海馬」、長期記憶を担当する「大脳」がある。加齢によりまず海馬機能が低下する。これにより日々の生活記憶がインプットされにくくなるので細かいことが記憶できなくなる。

一方、長期記憶を担当する大脳は加齢が進んでも一度蓄積された情報なので消えにくいのだが、ラベリング（名前をつけられた記憶群）されたもの以外は記憶から引き出すことができなくなる。たとえば、○○への遠足、初めて食べたもの、などラベリングされた記憶情報は引き出しやすくなり、それ以外は引き出されにくくなる。

5 イヤな記憶は消えていく

ラベリング記憶は老後の生き方に大きく影響する。ネガティブな記憶にばかりラベリングする傾向にある高齢者では、愚痴や悪口などネガティブ感情が強くなる。反対にポジティブな記憶にラベリングすることが身についている高齢者は、よい思い出ばかりを思い出す。つまり、イヤな記憶は消え、よい思い出だけが残っていく。

第3章

回想療法の理論
心理療法としての回想法

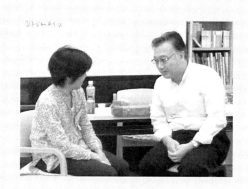

3-1　1960年代に精神科医バトラー博士が「回想療法」を提唱した
3-2　回想療法はオーストラリアやカナダなど移民国家で発展した
3-3　ADL記憶（10〜15歳の記憶）の存在を検証した
3-4　ADL記憶を維持する方法を理解する

3-1 1960年代に精神科医バトラー博士が「回想療法」を提唱した

「心療回想法」という名称は、日本に初めて心療内科専門病院を創設された故奥瀬哲札幌明和病院院長との会談の中で生まれた。奥瀬先生は、回想法の効果に理解を示され「心理療法としての回想法」という概念を確立させた。もともとアメリカの精神科医であるバトラー博士も回想法の論文には「Reminiscence Therapy：回想療法」と記述しており、APA（アメリカ心理学会）がそれを心理療法の一つとして認証している。

いろいろな種類の回想法が日本にはあるが、ここで原点に返って回想法の歴史をひもといてみよう。

■1960年代にアメリカで心理療法として開発

1960年代にアメリカの精神科医バトラー博士が「回想療法」を提唱した。当時、高齢者がブツブツと同じことを繰り返すのは「老人の繰り言」と否定的な行動として考えられていたが、バトラー博士は「おしゃべりすることで自分の人生を整理している」ととらえ直した。つまり、おしゃべりの内容よりも口に出して「おしゃべりする」ことに価値を発見した。内言（口に出さず心の中だけでおしゃべりする）で考えるのではなく声を出して相手とおしゃべりすることで精神的な安定をもたらすと考えた。

■回想法とバトラー博士

マスコミでも回想法に関する話題が多くなってきている。NHKや読売新聞なども自社が所有しているアーカイブ（昔の写真や動画）を利用して回想法フィールドに参入してきた。こうした動きが回想法の広がりとなっていくことを期待するが、ここで回想法の生みの親と言われているアメリカの老年精神医学者のR・バトラー博士について紹介しよう。

ロバート・バトラー博士は1926年にニューヨークに生まれ、第2次世界大戦が終わった1945年にニューヨークにあるコロンビア大学医学部に入学した。1963年に初めて高齢者を対象とする心理療法である「回想療法」を提唱した。当時のアメリカにも心理カウンセリングがあったが、その前提となるものが「自分を変化させたい」「未来への希望を持ちたい」という未来志向型の気持ちをベースにしていたので、未来志向型の気持ちが高いとは言えない高齢者に対するカウンセリングはなかなか難しいものがあった。そうした中で高齢者の過去に注目し、それを題材として心理的な歪みを修正していく回想療法は画期的な試みだった。

こうした背景には移民国家としての特徴があった。1960年代のアメリカの平均寿命は70歳くらいであり、認知症高齢者の数はそれほど多くはなかった（認知症発症ピークは75～80歳）が、それでも移民高齢者の中に50年以上英語を話していたのに突然英語が話せなくなり母国語であるスペイン語でしか話せなくなった高齢者がいた。これは当時は認知症だとは理解されていなかったが、この症状に対応できるのは回想療法だけだった。

■老年学の父

バトラー博士は1968年にAgeism（老年学）という新しい概念を提唱した。それまでは55歳で仕事をリタイアし、以後は余生という時間の過ごし方をイメージしていたために、競争社会であるアメリカ文化の中では「老人はお荷物」「老人は役立たず」など、高齢者は否定的な社会的偏見のもとにあった。特に老人の言葉は「繰り言」「愚痴」「言い訳」などともとらえられていたが、このような考え方を覆し、老人の言葉には意味が

あり、さらには努力によっては高い生産力があり社会への積極的な参加が可能であり、柔軟な思考が可能であることをバトラー博士は提唱した。能力ある高齢者にチャンスを与える社会にしようと訴え、そのためには健康を維持することがすべての基礎であると主張した。特に認知症予防がなければ社会参加もできないと、認知症予防のためにも回想法を広めた。

博士は、回想法には「認知症予防」を中心とした方法と「認知症を改善」するための方法があることを示した。認知症予防はグループで行い、みんなの前で若いころの思い出をシェア（発表）する。そうすることで気持ちが若くなり元気になるとしている。

認知症を回復させる回想療法は個別で行い、自分の過去をしっかり思い起こし自分の人生を明確に振り返ることで自分の存在を取り戻すことができる。日本回想療法学会ではこの個別で行う方法を発展させて4人式回想法という個別とグループのそれぞれのメリットを生かした方法で実施している。

バトラー博士の先見の明は20世紀の100年間で平均寿命が30年伸びたことに注目（日本では40年）して、それに社会がどう対応すべきかを示唆している。博士は医療依存の体質（医療保険の充実した日本は特に強い）を少しでも改め、健康で活き活きとした生活を送ることを提唱し1976年には"Love and Sex after Sixty"（邦訳『60歳からの愛と性』社会保険出版社 1986）を著して高齢者を応援した。

3-2 回想療法はオーストラリアやカナダなど移民国家で発展した

回想法が生まれた背景を理解するために「オーストラリアの花嫁」について話そう。オーストラリアの花嫁とは、太平洋戦争以前に日本からオーストラリアに花嫁として移民して行った日本人女性たちを言う。戦後50年を経て女性たちは70歳を超えていたが、あるとき、この女性が突然日本語をしゃべり始めた。夫であるオーストラリア人はびっくりした。すでに50年以上も英語を普通に話していたのに突然自分の妻が英語を理解できなくなってしまったのだから、その混乱は激しかった。

すぐに現地の日本人会に連絡して話をしたが、話の内容がすべて戦前の内容で本人がオーストラリアにいることもよく理解できない状態だった。自分が20歳代であり、未婚の女性である認識を持っているものだから子どもや孫たちはさらにびっくりした。しかし、話の内容が50年前であれば矛盾していない内容なので、次第に時間系列の混乱であることが理解できるようになってきた。これがいわゆるボケとしてのわかりやすい例として挙げられている。

そのとき、女性の妹がオーストラリアに行き、ボケた姉とゆっくり数カ月間おしゃべりすることで、次第に症状は元へ戻っていった。つまり、オーストラリアへ渡ってきてからの50年をゆっくりと振り返った。苦しいこと、楽しいこと、たくさんの記憶があったが、そうした記憶を引き出すことで時系列がだんだんとつながって現在へとたどり着いた。こうした経験からボケ症状への治療方法として「回想療法」が生まれた。移民国家であるカナダやイギリスでも同じような症状が出ており、そういった国では回想療法がかなり普及している。

3-3 ADL記憶（10〜15歳の記憶）の存在を検証した

2013年、日本心理学会第77回大会（札幌）において「ADLを低下させる記憶群の消失」という標題で学会発表された内容は「10〜15歳の記憶が消失するとADLも消失し、その相関係数はr=.98という高い係数であった」というもので「記憶と行動」というまったく新しい視点で介護の状態をとらえ直すことで、認知症の行動特性を明らかにし、記憶を維持することが介護予防となることが検証された。同年、厚労省は認知症発症率を要支援者約48％、要介護者約92％と発表して認知症と介護段階の関連を明らかにした。

2013年9月21日に札幌コンベンションセンターで開催された日本心理学会第77回大会で、日本回想療法学会の小林幹児会長が行った発表内容を紹介する。

標題：ADLを低下させる記憶群の消失
副題：10〜15歳の記憶群とADLの相関関係について
英題：It discovered the ADL memories within 10-15 years old memories.

目的：回想法は、認知症に対する予防技術として近年注目されているが、その効果についてはっきりと示した研究は少ない。その原因は認知症高齢者の症状多様性が大きく、数値的把握が難しいことがある。測定尺度に「生活満足度」など回想法の基本である記憶領域とは違った領域測定を使用する例もある。また、認知症発症要因の多様性が認知症の症状そのものを規定することを難しくしている。そこで、認知症がもたらすADL状態に注目した。認知症が進行してADL（日常生活行動）が低下すれば要介護状態となるが、認知症の症状が進行したとしてもADLが維持されていれば介護者のケア負担は大きく軽減する。そこで、ADLと記憶との相関が高いことが経験的に理解されていることからADLと記憶の関係についてどういった記憶の消失がADLを低下させるかを調査し、ADLに関与する記憶の存在を確認することを目的とする。

方法：
◇調査実施施設：札幌市内の老人ホーム
◇被験者数：50名
◇年齢幅：71〜100歳
◇実施時期：2012年4月
◇R-ADL（下記説明）を使用して記憶とADLの関係を調査した。
◇R-ADL（Reminiscence-ADL）は、質問項目1分野と観察項目6分野の合計7分野で構成。
◇質問項目：10〜15歳の記憶。
◇観察項目：①躯体パフォーマンス分野、②四肢パフォーマンス分野、③全身衛生分野、④顔面衛生分野、⑤食事分野、⑥コミュニケーション分野の6分野で構成。
◇各分野4〜6項目。
◇観察：5段階法で評定。
◇本調査では、同一被験者に対し介護者3名がアセスメントした。

結果：

表1年齢群別ADLグラフは、R-ADLで測定した6領域について年齢別の平均値を示した。最高年齢群と最低年齢群の平均の差についてt検定したところ$t=.97$、$df=12$、$p<.4\%$となり、有意な差があるとは言えなかった。また、項目ごとに見ても上下の数値差に大きな差はみられなかった。

表2記憶群別ADLグラフは、R-ADLで測定した6領域について記憶消失度別の平均値を示した。最高得点群と最低得点群における平均の差についてt検定したところ$t=7.55$、$df=12$、

表1　年齢群別ADLグラフ

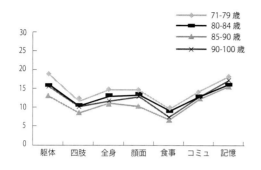

表2　記憶群別ADLグラフ

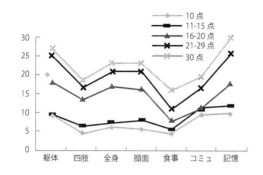

表3　記憶群別介護度グラフ

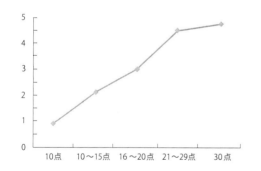

$p<.001\%$ となり、有意な差が見られた。また項目ごとに見ても上下の数値差に大きな差がみられた。

表3記憶群別介護度グラフは、記憶の消失度別に、要介護度を示したもので、記憶が消失するに従って介護度も重症化することを示している。10～15歳の記憶をほぼ保持できている高齢者の平均値は要介護1.0、記憶がまったく消失してしまった高齢者の平均は要介護4.8となった。相関係数は $r=.98$ と高い相関関係が認められた。

考察：

　ADLが低下している高齢者は10～15歳の記憶が消失もしくは不明瞭であり、ADLが維持されている高齢者は10～15歳の記憶が清明であることが検証された。ADLの維持にもっとも関係のある10～15歳の記憶を「ADL記憶」と命名し、認知症予防を行う回想療法の基礎理論として介護予防サービスの臨床使用に役立てる計画である。

参考文献：

・『回想療法の理論と実際』
　　　　小林幹児：福村出版（2009）
・『介護職・リハビリ職のためのシンプル回想法』
　　　　小林幹児：福村出版（2009）
・『おしゃべり心療回想法』
　　　　小林幹児：論創社（2007）
・『うつ病脱出インタビュー法　心療回想法のすすめ』
　　　　小林幹児：メタモル出版（2007）
・『回想療法の理論と実際』
　　　　小林幹児：アテネ書房（2006）
・『産業・組織心理学』
　　　　小林幹児：福村出版（2010）
・『深層心理を読み解く夢の事典』
　　　　小林幹児：日本文芸社（2009）
・『ターミナル期の患者と家族とのコミュニケーションを豊かにする心療回想法』
　　　　小林幹児：訪問看護と介護：医学書院（2004）
・『痴呆高齢者への「心療回想法」によるコミュニケーション技術』
　　　　小林幹児：精神看護：医学書院（2004）

- 『回想法入門』
    小林幹児：サイコテックス出版部（2003）
- 『発達の科学』小林幹児：福村出版（1994）
- 『産業・組織心理学入門　第2版』
    小林幹児：福村出版（1994）

3-4　ADL記憶を維持する方法を理解する

　発表内容をわかりやすく説明すると「子どものころの記憶を忘れてしまうと認知症になる」ということを検証している。多くの人々はADLの低下にばかりに注目しがちで、記憶との関係についてはまったく気づくことはなかったようだ。気づいても当たり前感覚で気にすることもなかったのだろう。しかし、このことを介護者に指摘すると「そう言えばADLが低い人はおしゃべりができない」ということに改めて気づく。そして高齢者は昔のおしゃべりが大好きで、おしゃべりすると笑顔になることにも気づく。

　研究のポイントは「ADLの低下」が先か「記憶の喪失」が先か、ということ。もちろん、記憶が先で記憶を失うとともにだんだんとADLが低下していく。（1-3参照）

　2013年9月18日に厚労省は、要介護段階ごとの認知症併発割合を初めて発表した（今までこうした統計をとっていなかった）。要介護度が重篤になるに従って認知症発症割合も増えていく。この傾向は本研究とまったく同じ傾向を示しており、改めてその重要性が再確認される。

　高齢者を被験者とした場合、どうしても施設入所高齢者を対象としなければならず、その高齢者がどういった状態かといった個別の吟味がなされていなかったことで、統計的な実態が見えてこなかったとも言える。ちなみに、厚労省が認知症患者300万人と発表した翌月、筑波大学の研究者に「在宅患者が含まれていない」ことを指摘され、あわてて460万人に訂正するほどに高齢者研究は難しい。

　本研究では、対象から身体障害と精神疾患（境界性人格障害を含む）を除き、一般的な高齢者の記憶とADLの関係をとらえることができた。

　境界性人格障害の場合、若いころの社会生活の

中では社会的プレッシャーもあって行動異常は修正されやすく、それほど大きくはならないが、高齢者となって社会的なプレッシャーがなくなり自己抑制力が低下すると、本来の行動異常が見られても修正されず放置されるようになる（例：ゴミ屋敷など）。一般的な精神疾患は15〜20歳代の発症とされているが、70歳を過ぎてからの発症も見られ「遅発性の精神疾患」と考えることもできる。これは認知症とよく似た行動パターンを示すので弁別が難しいが、行動を記録していくうちに弁別が可能になる。

　本研究に「回想法」という名称が使われていない理由は、回想法が「技術」であり、本研究はその技術の基本理論（ADL記憶理論）を明確にしたかったから。このADL記憶理論によって回想法が大きく広がってきた。それは、子どものころの話題であれば何でもよいということがわかった。食べものでも、服装でも、映画でも、若いころの記憶を刺激するものであればどんなものでもADL記憶を刺激することができる。

　ADL記憶理論によって、ラジオ体操が終わったあとに「懐かしいおしゃべりタイム」を設けたり、フィットネスのクールダウンにおしゃべりタイムを設け、散歩しながらのおしゃべり、おいしい料理を食べながら昔話に花を咲かせたりするとよい。とにかくどこでもおしゃべりのルールを守って楽しくおしゃべりする。それが認知症予防、介護予防になる。

　ADL記憶の維持は、一人ではあまり効果がない。懐かしい映画を一人で見てもそれだけに終わってしまったのでは回想法にはならない。誰かとおしゃべりする。「茶飲み友だち」という言葉があるが「おしゃべり友だち」の存在が認知症予防にはなくてはならないことが検証されたとも言える。同じ趣味であればそれもいいが、趣味が違っても子どものころの思い出は年齢が近ければ楽しくおしゃべりできる。身近な「しゃべ友」を大切にしていこう。

第4章

1H話法の基本技術
楽しくおしゃべりする方法

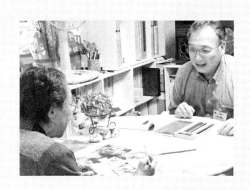

4-1	1H話法の技術を学ぶ
4-2	"レミニン"と"レミニシャン"の関係になる
4-3	心理的な抑圧状況の"防衛機制メカニズム"を理解する
4-4	アクティブリスニングと自己コントロールトレーニング

4-1　1H話法の技術を学ぶ

■ 1H話法のポイント

　1H話法の1Hとは、5W1H（When, Where, Who, Why, What & How）の1Hのこと。社会では5Wについてはよく使うが、Howについては5Wに比べて使うことが少ない。特に男性はその傾向が強い。

　記憶は、右脳に映像イメージとして記録保持されている。思い出はまず映像としてプロンプトされる。その映像が左脳へ送られて言語化される。高齢になると左脳の言語機能（構成力）が低下するので表現力も低下する。しかし、右脳の映像イメージ記憶は消えない。この映像イメージが弱くなるのも認知症の症状で、この映像が消えてしまうと記憶も消える。だから映像イメージ記憶をいつまでも残すことが認知症予防になる。

　1H話法には「DoアクションとNoアクション」つまり、やるべきことと、やってはいけないことがある。

■ 考え方

1　レミニシャンもいっしょに会話を楽しむ。
2　時間や年代にこだわらない。
　　（10～15歳はおさえる）
3　3つの事実がある。
　　（物理的事実・歴史的事実・心理的事実）
4　「1H」How（どんな感じ?）を基本とする。
5　映像イメージ記憶の言語化を意識する。
6　感情をしっかり共感する。
　　（歓び・嬉しさ・感動などのポジティブ感情）

■ Doアクション

1　笑顔でおしゃべりする。
2　レミニンがしゃべりたいことを聞く。
3　自分のことも素直におしゃべりする。
4　「さしすせそ」言葉をしっかり使う。
　　（さすが・知らなかった・すごい・センスがいい・そうですね）
5　形・色・匂いなどイメージ喚起する言葉を使った会話を心がける。
6　ちょっとフィードバックしながらレミニンの言葉を繰り返す。
7　ジェスチャーを交えておしゃべりする。
8　手を握るなどスキンシップを的確に行う。

■ Noアクション

1　事実にこだわらない。
　　（事実確認の場ではない）
2　「映像イメージ」をともなわない会話をしない。
3　レミニンが嫌がることには触れない。
4　発言を強要しない。
5　根ほり、葉ほり聞かない。
6　「わからない、教えて」を連発しない。
7　傾聴に入らない。（独白を求めない）
8　宿題を出さない。
9　恥ずかしいと感じさせない。
10　「かきくけこ言葉」は使わない。
　　（悲しい・厳しい・苦しい・険しい・困った）

■ イメージの展開

　話題をどう膨らませていくかをあまり考えることはない。なぜならストーリー展開を求めるのではなくイメージ展開を考えればいい。たとえば「練炭火鉢」であればそれにまつわるストーリーをどう引き出すか、ではなく、頭の中にある練炭火鉢がどんなところにあってどう使われたかを聞き、そのとき母親は何をしていたかどんな服を着ていたか、などを聞く。ストーリーの展開ではなく映像を表現できるインタビューを心がける。

■生きてきた心の軌跡を知る

　回想法はレミニンを理解するためのもっとも確実な技術だと言える。「理解する」という意味は相手の生きてきた過去を知ることで、未来を予測することではない。しかし、実際の経験から過去を語りたがらない高齢者もいる。その理由は3つ考えられる。
① インタビュアーを信頼していない。個人情報を悪用される懸念を感じている。
② 自分の過去に否定的で想い出したくない。触れないで欲しいと感じている。
③ 本当に忘れてしまって思い出せない。

　このような過去を思い出すことを阻害する要因を改善するための方法として、①の場合、見た目やしゃべり方、話の内容など相手からの信頼を得るための努力をする。②の場合、当たり障りのない話題を繰り返しながら自己否定的な気持ちをニュートラルな気持ちに変容させていく。気持ちがニュートラルの状態になることで過去をおしゃべりできるようになる。③の場合は、1つの場面だけにこだわりながらおしゃべりを進める。

■検証は不要

　昔の学校の集合写真の中で一番かわいい女性を指さして「コレあたし」と口にする高齢者がいる。「嘘っぽい！」と反応してはいけない。ここで否定すると「嘘か事実か」という論争になってしまう。この論争に意味はない。事実には「物理的事実」「歴史的事実」「心理的事実」の3つの事実がある。「コレあたし」の高齢者は心理的事実によって語っているのであり、これに物理的事実を当てはめる必要はない。つまり、回想法は心の旅、心の歴史なので個人が感じている歴史的経験を否定することはできない。

■肯定的に共感する

　回想法でもっとも必要なのは「共感」。受容は必要ない。受容の場合「私があなただったらそう感じるでしょう」という仮説状況となるが、共感の場合は「私はあなたにはなれないけれど、自分の経験から同じように感じる」という寄り添いになる。共感と受容は回想法において大きく違っている。

■楽しくおしゃべりする

　高齢者でなくとも人はみなおしゃべりが大好き。しかし、愚痴のおしゃべりは気が重い。だから笑顔で楽しい話題を選びながらおしゃべりする。レミニシャンもしっかり「会話」するよう心がける。「傾聴」だけではいけない。傾聴はおしゃべりする人がネガティブスパイラルに入り込むと脱出が難しくなり、いっしょにネガティブ感情に浸ってしまうからだ。

■大きなうなずきと「さしすせそ」言葉

　レミニンが「〇〇でした」と話しているときには、レミニシャンは大きくうなずく。自分はうなずきが弱いと自覚している人はトレーニングが必要。しっかり声を出して「それはいいですね」などと言葉で自分の感想を伝えることが大切。

　「さしすせそ」言葉をしっかり使う。
　さ……さすが、サイコー
　し……知らなかった、幸せ
　す……すばらしい、すてき、すごい
　せ……センスがいい、世界が広がった
　そ……そうなんですね。そうだったんだ
　ジェスチャーもいい。相手がはっきりと理解できるサインを伝えることを心がける。

4-2 "レミニン"と"レミニシャン"の関係になる

「レミニセンス関係」とはどういう関係かを考えてみる。レミニセンスとは「レミニンとレミニシャンが形成する人間関係のプロセスの中でレミニンの楽しみをレミニシャンが支援すること」。要するに「関係する人」「関係人」であり、どのような関係かを明確にさせることが第一歩となる。レミニセンス関係を別の言葉で置き換えるのはとても難しいが、あえて言い換えて見れば「嬉しいことを言ってもいい人」ということになる。人はなかなか快感の本音を口にしない。お酒の力を借りて口にする人もいるが、酒抜きでまじめに本音を語れる関係性の形成こそが大切。

■レミニシャンが聞きたいことを聞くのではなく、レミニンが話したい話題を聴く

人間関係といってもただの「なかよし関係」では意味がない。人を愛し、社会を愛し、だからこそいい関係が生まれる。情報を引き出すといった意識があってはいけない。自然と相手が心を開いて心にあることを話したいと思い始める関係性をめざす。

アメリカには「ネゴシエーター」という人物がいる。「交渉人」とも言われるが、犯罪者との交渉窓口となり短時間に犯人との信頼関係を築いて譲歩を引き出したり、犯人の興奮を抑えたりする人物をいう。こうしたアメリカ的ネゴシエーターとしての役割ができるレベルのコミュニケーション技術をめざしたい。

■レミニンとレミニシャンのかかわり

レミニセンスを行うときに、どんな気持ちで相手に接しているだろうか？　情報収集的に「レミニシャンは聞く人、レミニンは話す人」と考えてしまいがちだが、これでは本当の回想法はできない。まず、レミニンとレミニシャンのかかわりをはっきりさせる必要がある。レミニンにとってレミニシャンが信頼に値する存在であること、決してレミニンの不利益になるような情報を外へ出さないなどレミニンの存在を一番に考えるという姿勢を理解していただかなくてはならない。

人間には「本当の自分」と「現在の自分」があるとされている。そして、本当の自分と現在の自分が一致していればストレスも少なく生き生きとした生活ができるという。レミニセンスは本来の自分を取り戻す行為そのものとなっていなければならない。

■快の起動をもたらすプロンプト誘導（ジェラード・イーガン理論）

シカゴ・ロヨラ大学の教授であるジェラード・イーガン博士は、実践的な心理学を専門としている。イーガン博士は「自己成長は、適切なプロンプトにより促進される」としている。プロンプトとは「快の起動」と訳され、コンピュータにスイッチが入れられ起動するように、今まで動かなかった人の意識や感情を起動させることを意味する。

人生の中で、今までどのようなことがあっても「そんなものかぁ」と無感覚に受け入れ疑問も持たずに過ごしていた状態に刺激を与え「ちょっと待てよ」といった意識の起動（プロンプト）を行う。自分から進んでそうした疑問と歓びが持てるようにプロンプトしなければならない。そのためには、やはり「快の感情」をともなわせることが必要。「自分のやっていることがおもしろい、自分が発見したことに達成感がある」など心理的な快のプロンプトがあってこそ継続的なレミニセンスができる。

4-3 心理的な抑圧状況の"防衛機制メカニズム"を理解する

■レミニンがおしゃべりできないのは、隠したいことがあるから？

ネガティブな心理的傾向を持った高齢者の「クライシス・心理的危機」というのは、過去に生じた小さなクライシスが積み重なって、大きなクライシスの引き金（トリガー）となる。この小さなクライシスに、

「気づいても気にしない人」
「気づいても無視する人」
「気づいても隠してしまう人」
「もともと気づかない人」がいる。

注目したいのは「気づいても隠してしまう人」。隠すという意識は見栄っ張りでプライドが高い傾向にある。

レミニシャンからインタビューを受けたとき「言えない」と答えた高齢者がいたとする。彼の気持ちは「知らない（忘れた）から言えない」「知っているけれど言えない」このどちらか。「知らない人」に対するアプローチと「知っている人」へのアプローチは当然違ってくる。「知っている人」の「隠す気持ち」を否定せずに、その理由をしっかり引き出すことで「言えない気持ち」を理解する。

■心をロックしているキーを探す

高齢者のクライシスを発見しようとしても、インタビューされる側の心がロックされていて、なかなかポイントが発見できないときがある。日本語では「キー」も「ロック」も「カギ」と言うが、漢字では「鍵と錠」。ロックされている状態を開くのがキー。

キーをいくつも持っていても、そこにあるロックに合わなければロックを開けることはできない。それと同じように相手の心にロックされているポイントがどのようなものであるのかを十分に理解することが重要。

意識してクライシスにロックしているケースはあまりなく、自分で意識しないうちに自分でロックしてしまうことが多い。ということは自分でもどうやったらロックを開けることができるかを知らないということでもある。回想療法は言わば「心の合鍵作り」と言えるかもしれない。

■適応機制を理解して心のロックを開ける（フロイト理論）

精神科医のフロイトは、自分の無意識がどのように働くかを研究し、その原理は「自己防衛」だとしている。自分の人格を保護するために心の機能を使う。そのメカニズムを「適応機制」と呼び、無意識に行う自己防衛でありながらも人によって大きな差異があり、そのメカニズムを理解することで相手が自己肯定しているのか、それともそうではないのかを類推できる。

1 抑圧

もっともわかりやすいメカニズム。自分の弱点を認めないため、自分が批判されたり指弾されたりすることを嫌って、見ない・言わない・聞かない、といったように、自分を抑圧してしまう。これを自己コントロールと勘違いしている人も多い。本音を言わないように我慢していると、どれが本音だか自分でもわからなくなってくることもある。

2 抑制

抑圧よりも健全なメカニズムで、その場その場において適切な行動をしようとすること。抑えつける理由が「状況」にあるところが特徴で、状況が変化すればその状況に合わせる柔軟性がある。抑制の対象となるものには、自分の弱点ばかりで

はなく、他者を守るために行動を抑制しようとする意識も備わっている。しかしながら、他者のためを思う行動の発生はかなり少ない。というのも、他者と自分のかかわりの中での判断であるため、他者をかばうことが自分のメリットになる場合にのみ発動されるから。

3　反動形成

自分の弱点を認めることができない場合や、他者に隠す場合に、それとは正反対の行動をとることをいう。子どもであれば好きな相手にイタズラをしてみたりすることがこれにあたる。会社の中では嫌いな上司であるが故に異常にベタベタとご機嫌をとるなどの行為をする。ネガティブな感情メカニズムであるが、自分でリーダーシップをとることができないことを部下に知られたくないために密かにリーダーシップ訓練を行い、結果として立派なリーダーとなるケースはポジティブな側面があらわれたといえよう。

4　逃避

目の前のことから逃れるために別のことをすること。学生が試験前になるとアルバイトに精を出したりして「忙しくて勉強ができない」などと言い訳をするケースがある。逆に、心理的ストレスを回避するために目の前の仕事ばかりに熱中して過去も未来も考えないようにすることは「現実への逃避」であり、昔のことばかりを考えて現実の状態を忘れようすることを「過去への逃避」という。また未来のことばかりを夢想していることを「未来への逃避」という。この「逃避」は現代の若者に多く見られる。モラトリアムと呼ばれるフリーター生活も自分の人生は自分で決めなければならない、という現実的な判断から逃避している結果とも言われている。

5　退行

逃避の一種であり、逃避先が自分の子ども時代になるということ。青年期に多く見られ、大人になりたくないために子どもであり続けようとする。ファッションでいえば、ヒップホップファッションなどは子どもファッションを若者が取り入れたケースで、大人になりたくないというメッセージでもある。1980年代までは、若者が大人になりたがっていた時代であったので大人っぽいファッションが主流であったが、現在は若者が大人になりたがらない時代となったように思う。

6　合理化

自分の矛盾した気持ちを無理やりな理屈で納得させるメカニズム。「すっぱいブドウ論」では、自分で欲しいのにもかかわらず、手に入らない対象のことをめちゃくちゃに否定する。「甘いレモン論」では自分では気に入らないにもかかわらず手元にあるものを異常に褒め称えたりすること。たとえば、自分を振った異性のことを「生活がだらしない」「すてきなのは見た目だけ」などと否定したり、反対に、自分の妻を事実とは違って「やさしくて貞淑ですばらしい妻です」などと対外的に繕ったりすることがある。

7　知性化

自分の感情などをそのまま表現すると相手に否定的感情を起こさせてしまう場合、言葉の言い換えを行う。「嫌い」を「好きとは言えない」などと表現する。政治家が答弁などで「前向きに検討したいと願っております」と言うとき、それがイエスなのかノーなのか判断がつきにくいことがあるが、これを玉虫色の答えという。そのときは「はっきりしろ！」などと声を大きくせずに、なぜそうした答えしか出てこないのかを考えたい。

8 昇華

生きていくことは、ストレスとの戦いだとも言われているが、欲求不満は日常的に溢れている。そうした欲求不満のエネルギーを現実的な形にまとめあげていくこと。たとえば、絵画や音楽など芸術作品は、そうした昇華のエネルギーに溢れている。また、子どものころに受けた心理的衝撃から生まれるネガティブなエネルギーを仕事へのエネルギーにぶつけているケースなど、おおむねポジティブな意味で使用される。

9 補償

たとえば、学力に劣等感があり、それを克服するために猛烈に勉強すること。肉体への劣等感であればボディビルなど、腕力の劣等感であればボクシングや格闘技への熱中ということになる。おおむねポジティブに使われる。

10 摂取

自分の中に自分以外のものを取り入れて安心すること。たとえば、本で読んだ思想をそのまま自分の考えとして安心すること。この場合、次に読んだ本の内容に感動すれば前の思想をすぐに廃棄して新しい思想に置き換えてしまう。自分での判断というものではなく他者に判断を依存したいというメカニズムが働いていることがある。

11 同一化

自分と他者を一体のものとして感じること。映画のヒーローと自分を重ねて同じ服装をする。コスプレ（コスチュームプレイ）でコンサートに出かけることなど。よい対象への一体感があれば自己成長となるが、悪いヒーローへの同一視に価値を感じてしまうと反社会的勢力に与してしまうこともある。

12 感情転移

ある特定の人物に向けるべき感情を別の人に向けてしまうこと。ネガティブな場合は学生時代に嫌いだった先生に顔が似ているというだけで会社の上司を嫌ってしまうことや、反対に女性上司のしゃべり方が母親に似ているというだけで甘えてしまう部下など。

13 置き換え

特定の人物への感情を他のものにぶつけること。「坊主憎けりゃ、袈裟まで憎い」という諺のように、人物と服装とは関係がないのだが嫌いな人物が身に着けていた、というだけで服や装飾品を嫌いになること。反対に好きな人の身に着けていたものが欲しい、という感情もこれにあたる。

14 代償

失ってしまった対象の代わりのものを得ようとすること。子どものいない夫婦がペットの犬を自分の子どものように可愛がることなど。ポジティブなときに使う。このメカニズムをうまく活用すると毎日が楽しくなってくる。

15 投影

自分の感情を相手の感情だと思うこと。「自分はAさんが好きだ。だからAさんも自分のことが好きに違いない」と自分の希望を本当のことだと感じてしまう。人物評価をするとき、相手のことを言っているつもりが、実は自分のことを語ってしまうときがある。これは冷静な観察力が不足しているときに生じやすい現象で、もっとも気をつけねばならない。またストーカーの心理状態にもあてはまる。

■レミニンの立場になって聴く
"心の底からの声を傾聴する"

1　ちょっとした感情を共感する

初対面のときどんなことを話題とするか？　一番多いのが天気の話。そして、次が出身地の話。出身地が近くだったりすると一気に土地言葉が出たりしたりして気持ちが打ち解けることもしばしばある。この気持ちを「感情の共感」という。

このような話題探しは、レミニンと心の距離を近づけようとするコミュニケーションの一つ。これを無意識に行うときと意図的に進めるときではその効果性に大きな差が出る。感情の共感は心の距離を近づけ心のバリアを低くする。これは論理ではないところに位置するもので、だからこそ「わかる」だけでなく「できる」ようにならねばならない技術と言える。感情の共有が技術であるという意識は大切なことで、レミニシャンは共有しているつもりでもレミニンがそう感じていないこともあるので冷静な観察力も同時に求められる。

2　トークポイントセンスを磨く

レミニセンスインタビューを行うことは、いつでも気を張って緊張しているということではない。ツボ（ポイント）を押さえた観察が効率を上げる。優秀なレミニシャンはこの観察ポイントをしっかりと身につけている。だから、だらだらインタビューではなく短い時間で効果的なおしゃべりを心がける。

ツボを言葉で表現するのは難しいが、「何となくヘン！」という直感（ポイントセンス）を働かせること。この直感はレミニンの話をぼーっと聞いていたのでは働かない。レミニンの話を聞いているときに話の方向性が違ってきたり、前に言ったことと違ってきたりしたときに感じる。記憶に基づかない話もこうした傾向がある。間違いに気づいていながら話していると何となく違和感を感じる。

同じことを繰り返すレミニンがいる。認知症であることは間違いないが、同じことの繰り返しの内容に注目する。具体的な内容を示す言葉、たとえば、地名や駅名、服装やモノの形などイメージがきちんと伝わってくるのであれば回想法をすることで記憶が回復していく可能性が高い。

しかし、同じよくしゃべる、ということでも具体的な内容がまったくなく、抽象的な事柄だけをしゃべるレミニンの記憶は戻りにくい。そうしたレミニンには感情の共有を行いながらポジティブ感情をプロンプトしていく。

4-4 アクティブリスニングと自己コントロールトレーニング

アクティブリスニングは「積極的傾聴」と訳され、レミニシャンにとっての基本技術の一つ。その目的はレミニンが心を開いて話せるようにレミニシャンが姿勢を整えた上で、話を整理するコミュニケーション技術でもある。

アクティブリスニングの技術について解説する。レミニンの話し方に注目し、言外の意味を受けとるようにする。さらに、自分がしっかり聞いていることをレミニンに伝わるように「うなずき」や「相槌」を大きなジャスチャーで行う。

■レミニンの行動を観察する

1　目線（視線）

おどおどしたり、焦点が定まっていないようなときは、何かの問題を抱えていることもあるのでゆっくりとした場所で時間をかけて聴く。

2　姿勢（態度）

収入（年金など）がそれほどでもないのに、不似合いな時計や服装をしているときには、それがどのような意味を持つのかを調べる。実家が裕福である場合もある。その逆も注目する。

3　表情（笑顔）

ヘラヘラ笑いやへつらい笑いを見抜く。また、異様にいばっている態度にも注目する。隠したいことなどがあると、その事柄に激しく反応を示すことがある。

4　口調（話し方）

ごく自然な話し口調であれば問題ないが、みんなのところでの口調と、個人的なときの口調とが違っているときには注意が必要。

5　話すスピード

言い訳をするときには時間稼ぎのために早口になることがある。

6　声の大小

自分の主張が通らないときに大きな声となる。地声が大きい人もいる。インタビューはなるべく小さな声で行なう。レミニシャンよりも大きな声で話そうとするときにはその内容に注目する。

7　声の高低

緊張すると高い声になりがち。女性の場合はさらにキンキン声になるので、そうしたときはまず落ち着かせる。

8　声に出る興奮度

興奮状態の声の特徴は、つっかえたり、同じことを繰り返したりする。また、ジェスチャーが大きくなったりする。その興奮の原因を求めるときは少し時間をおいてからにする。

9　声に出る感情の動き

悲しい、嬉しい、緊張しているなど、声の調子や変化から感情を受け取ることができる。そうした感情に本音があふれている。

10　結論や結果だけを聞きたがる

「だから〇〇ってわけ！」と状況の理解をしようとせず、自分とのかかわりばかりを気にする場合、どうしてそのように気にするのかを聞き出す。

11　物事の経緯ばかり多くて結論が出せない

「そのとき何をしていたのですか？」というインタビューに対して、何をしていたかを話そうとせ

ず、野球の話をしたり、ニュースのことを話したりする場合、遠回りの話題をしてみる。

12　話の根拠をいつも気にする人
「それはなぜ?」と話の進行をさせず、事柄の有無ばかり気にする場合、別の話題で心を落ち着かせる。時間がかかる。

13　話のポイントをずらしながら話す
こちらが話を聞きたいのに、お茶をすすめたり気候の話をしたりして本題に入ることを避ける場合、場所を変えたり時間を変えたりして環境のバリエーションを増やしてみる。

14　沈黙が多い
沈黙が多くて、話をしたがらない場合、時間をかけて何度も機会を作り、ラポール(心の距離)を充実させてからインタビューする。

■レミニンのパフォーマンスを理解することでレミニンの心を理解する

話しているときのレミニンの言葉にならないパフォーマンスを受け取る。私たちは通常の生活で「大丈夫ですよ」と言葉では言っても、相手の顔色を見て判断する。健康そうであればそのままだが、青白い顔をしていたら心配する。このように言葉だけでは読み取れないところをしっかりと読み取る。アクティブリスニングでは主に話の構成を中心としたが、ここでは目に見えて観察できるパフォーマンス(行動)を分析する。

1　目をキョロキョロ動かす
緊張しているときに出るパフォーマンス。初めての場所ではありがちだが、いつも知っている場所でこのような動きを示すのは高い緊張状態を示している。

2　下を向く
下を向いたままこちらを見ないというのは決定的な拒否の意思表示。かたくなな拒否の気持ちでありインタビューができる状態ではない。

3　ヘラヘラ笑いをやめない
高い緊張状態にあると、ときとしてこうしたヘラヘラ笑いが出てくることもある。隠しているというよりは話すことが何か、まったく想像がつかず不安な状態と言える。キョロキョロ視線と同時にあらわれることが多く、やさしく接すると落ち着いてくる。

4　貧乏ゆすり

自分で気づいていながらしているときと、気づいてないときがある。気づいていないときに「地震かな?」ととぼけたユーモアなどを発すると打ち解けた気分が出てくる。「その貧乏ゆすりやめなさい」などと指摘すると緊張が高まるので、指摘はしない。

5　冷や汗をかいている

暖房や汗かきという体質もあるが、緊張すると冷や汗が出てくる。しかし、本人に過去のその事実が重要なものであるという認識がない場合、こうした冷や汗などは出てこない。

6　視線をそらす

こちらが視線を向けるとそらし、こちらが視線をそらすとこちらに向けてくる、といったパフォーマンスは、こちらの様子を窺っている状態で関係性が成立してない状態。まずは相手との関係性を形成するところから始める。

7　身体をもぞもぞ動かす

異常にもぞもぞ動かすのは落ち着きがない。うまく水をむけるとおしゃべりしてくれる可能性が高い。

8　息が浅い

過呼吸症のように息が浅いときは、すでに考えがまとまりつつあるときで、そっと見守るようにしたい。強く出ないで待つ姿勢での対応が効果的。

■レミニシャン自身の行動をコントロールすることがレミニンの心をやわらげる

1　目線（視線）

相手の目を見る。覗き込むというのではなく、ごく自然にアイコンタクトが成立するようにする。目を見ていてもおどおどしたり、視線をフラフラさせない。適度に視線をはずしてリラックスする。

2　姿勢（態度）

腕組みや足組みをしない。脚を広げたようなリラックスしすぎた態度をとらない。ちょっと身を乗り出すようにして、こちらの気持ちをポジティブにあらわす。マナーに反しないように気をつける。

3　表情（笑顔）

基本的には笑顔を維持する。笑顔にも「苦笑い」「げらげら笑い」「にやつき笑い」など印象がよくない笑顔があるので、鏡を見ながら「よい印象」を与える笑顔を絶やさない。

4　口調（話し方）

ゆっくりとゆとりを持った話し方をする。高すぎたり低すぎたりせず、ごく自然な話し方をする。急に話し方を変えない。視線や動きとうまく合わせることでよい印象を与える。

5　話すスピード

早口であるとか、言葉の回転（滑舌）がうまくないとかをあらかじめ自分で知っておくこと。それが相手にどういう印象を与えるのかも事前に自分で知っておく。その際、人から指摘されたことを否定しない。肯定的に理解すること。

6　声の大小

声の大きさは、その人の個性だから大きいのがよい、ということではない。聞き取りやすい声の大きさを調整すること。相手が高齢者である場合は、大きな声よりも低い声の方が聞きとりやすい。

7　声の高低

女性の声が高いのは当然であるが、キンキン声にならないように気をつける。キンキン声は聞きなれないと疲労感が強くなりやすい。声の高い人は低い声を出すようなトレーニングをしておくこと。

8　声に出る興奮度

興奮は、自分でも気づかないうちに声に出してしまうことが多い。そこで、声の興奮度をあらかじめ自分で理解しておく。適度な興奮度を声に出すことで相手への適度なプレッシャーにもなったり、興味を引き出すきっかけにもなる。

9　声にこめる感情の動き

レミニシャンは自分の感情を表に出すときはコントロールされたものにする。

■レミニシャンのパフォーマンスでレミニンの信頼を得る

1　目をゆっくり閉じる

動作をゆっくりとするのがポイント、セカセカした感じを与えない。見る方角を変えるときには先に視線をその方向へ動かし、次にゆっくりと首を回す。まばたきも同じようにゆっくりと行い、そのとき少しうつむく感じが効果的。

2　相手を見つめる

相手の話をしっかり聞いているときの基本姿勢。顎を出し気味にしていると安定する。うなずくときに視線をそのままにしておくと三白眼になるので真剣さが倍増する。

3　視線をそらさない

「目は口ほどに物を言い」という諺があるほどに視線はコミュニケーションの基本パフォーマンス。顔を斜めにせずいつでも垂直にしておくことがさわやかさを演出するコツ。視線を相手の視線といつまでも合わせている必要はない。適宜ポイントポイントでがっちり合わせる。その合わせるところのタイミングがずれると信頼感や安心感が揺らぐ。話の本質を共有するという合図で目線を合わせるというパフォーマンスが大切。

4　やさしい笑顔を維持する

笑顔を職業とする客室乗務員は、職務終了後、顔の筋肉が痙攣（けいれん）するほど疲れが出るという。それだけ笑顔は意識的なものであり自然に出るものではない。言い換えると、自然な笑顔の寿命は一瞬であり、継続するには努力が必要ということ。笑顔を自然に任せていると、すぐに笑顔が消えてしまい、それにともなって感情も鈍磨してくる。

5　身体を安定させる

心理的安定感は身体的安定感とリンクしている。ゆえに、身体の位置状態を安定させることは、そのまま心理的安定性に通じている。ゆったりとした安定感は相手にこちらの揺れを感じさせないということによっても形成される。

6　汗を見せない

冷や汗のところでも述べたが、汗は躍動や全力といったムーブメント（動態）をあらわすパフォーマンス。しかし、気温の高さのために出る汗であれば、それを無視するパフォーマンスが効果的となる。「あれ？　暑くないのかな？」と相手に思わせたら優位に立ったインタビューができる。

7　ゆっくり息をする

息は、横隔膜の上下によって行れる。そのため、前傾姿勢だと上下運動が小さくなり、息が浅くなり、息が速くなる。そして、肩が上下したり顎が上下したり動くことが多い。そうしたパフォーマンスは不健康なイメージを導き、落ち着きをなくしているイメージを与えやすい。そこで、息をするには腹式呼吸を訓練し、肩の上下が出ないようにゆっくり息をする。

■レミニシャンが楽しくおしゃべりできなくなる要因

1　疲れ
聴いているばかりだと疲れてくる。

2　整合性
話の整合性がないときに理解不能となった場合。

3　表現力
相手の話の意味が不明瞭の場合。

4　自己概念
相手の言葉に誘発されて自分の考えばかりが頭を支配する場合。

5　義憤感情
倫理的に許されないことを聴き義憤感情が出てくる場合。

6　危険な受容
相手の論理が正しく感じられ自分が洗脳される恐怖心が芽生える場合。

7　気分が乗らない
今日は気分が乗らない場合。

8　意外情報
思い込みと違った情報が入ってくる場合。

9　場所設定
相手が周囲の環境を気にしているとき。

第5章

4人式回想法
個別式とグループ式のメリットを活かす

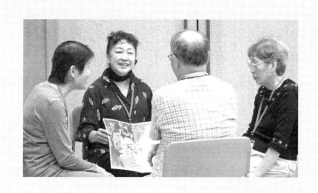

5-1　4人式回想法の特徴
5-2　写真を活用した回想法
5-3　昭和の事物を使った回想法
5-4　Dチェックの実施方法

5-1 4人式回想法の特徴

回想法のやり方には大きく分けて「グループ式」と「個別式」の2種がある。グループ式は主にレクリエーションとして発展しており、個別式は認知症予防や進行予防を目的として回想療法として実施されている。しかしながら、グループ式にも認知症予防効果を求める声が大きくなり、そうした声に応えるものとして4人式回想法がある。

4人式回想法はグループ式と個別式の両方の特長を合わせ持った進行技術。4人式の場合、1人の話を全員が傾聴する、というスタイルはとらず、話す人はあくまでも話題の提供者であって、その話題に興味がある人がいれば2者間会話でよい。だから、隣の人とペチャペチャおしゃべりして4人がざわざわとした感じで、ときおり4人に興味がある話題となったとき4人で話に集中するといった波のある進行にすることが効果性を高め、おしゃべり満足感も高める。

1 座り位置

基本的な考え方をふまえ、レミニンとレミニンの間にレミニシャンが座る。特におしゃべりが止まらない人の隣には、しっかりとフォローできるレミニシャンが座る。「1人でおしゃべりする人がいるからその人に任せていればいい」などと考えないこと。4人式では嫌いな話題が続けば不快感情が出てくるので不快感情をあらわしているレミニンへのフォローをする。

2 レミニシャンのスキル

レミニシャンのスキルはしゃべりすぎるレミニンの受け取り人となること。1人のレミニンにレミニン全員の時間をすべて支配させてはいけない。レミニシャンはそうした人の隣に座って適当なタイミングを計ってその話題を拾い、自分と2人で話すような形に誘導する。そのときもう1人のレミニシャンは話題を変え、他のレミニンへ発言のチャンスを提供する。そうすると全員がそれぞれに自分が話したい話題をしゃべることができる。反対にあまりおしゃべりをしないレミニンにはやさしく話しかけておしゃべりをうながす。

3 テーマへの誘導

テーマを提出してもなかなか話が出てこない場合、まずレミニシャンが口火を切る。さらに一方のレミニシャンがそれに関する話をする。そうやってだんだんとレミニンの頭の中にあるイメージをはっきりさせていく。突然「〇〇さんいかがですか？」と指名しても話題が飛んでしまい、せっかくの提供話題の価値が低くなってしまう。事前にレミニシャン同士が打ち合わせをしておいた方がスムースに進む。

4 おしゃべりが止まらない人への対応

なぜおしゃべりが止まらないのだろうか？ 1つには、他のレミニンがしゃべらないから「自己犠牲精神で自分がしゃべってあげている」という感覚。もう1つには、「家にしゃべる相手がいないからおしゃべりする」場合がある。この2つの違いはかなり大きい。前者は相手を褒めながら聞き、後者は同じ話を繰り返しても少々愚痴があってもじっとうなずくだけでいい。どちらにしてもレミニン全員に聞かせるには長すぎると感じたら引き取って2者間でのおしゃべりにすればレミニンの満足度が高まる。

5 しゃべらない人への対応

80歳をすぎるとあまりおしゃべりが得意でなくなる人が多い。体力的なこともあるが、ちゃんとお膳立てを作らないと話題に入るきっかけが掴めないこともある。また、耳が遠かったり、話題

に興味がなかったりする場合もある。そうした場合は隣にいるレミニシャンが話題をもっておしゃべりする。小さな声で井戸端会議の調子で話をする。「聞くだけでも効果的だ」という考え方もあるが、そうではない。レミニンが自分でおしゃべりするところに回想法の原点があるからレミニンがおしゃべりできるように工夫する。

6 タッチング

おしゃべりが昂じてくると、相手の膝や腕を触ったり、肩をポンとたたいたりすることがある。これは女性が男性に行うととてもよいボディランゲージになるが、男性が女性に行ってはいけない。

7 グルーピングの注意点

タッチングもそうだが、参加者の話し方や口癖にも注意する。というのも、男性には、長年のクセで女性を一段下に見た感じを人に与えるしゃべり方をする人もいる。また、女性同士でも、社会性が低下して、見たままを口にする女性もいる。こうした参加者の癖などは最初はわからない。数回実施してみて初めてわかってくる。

回想法スクールでは、30人のレミニンと30名のレミニシャンが4人組となる。グループが15組となるがその組み合わせが一番大切。レミニン、レミニシャンそれぞれの個性を組み合わせてグルーピングする。全12回を1クールとして進行させるが、うまいグルーピングは3回目くらいからできる。それまでは3名の指導員が参加者の個性をしっかりとアセスメントする。その結果、女性だけのグループ、男性だけのグループ、男女混合のグループ、レミニン1名でレミニシャン2名のグループ、レミニン3名でレミニシャン1名のグループなど各種の組み合わせを実行する。この組み合わせがうまくいかないとレミニン一人がしゃべり続けたり、参加者に人生のあり方を説教してみたり、さらにひどくなると「こんな話に何の意味があるんだ。私はこんな話をしに来たんじゃない」と怒りをあらわすこともある。こうした状況を改善するのもレミニシャンの役割である。

8 個別と4人式のバランス

新人レミニシャンからの質問で「個人的なおしゃべりと、4人でおしゃべりに入るタイミングが分かりにくい」というものがあった。

ポイントはレミニンの表情。4人で話しているときにどちらかのレミニンが黙り込んだり、興味のなさそうな素振りを見せたときがチャンス。「今の話はちょっと新しいかもですね」などと声をかけて顔を向き合わせてきっかけをつくる。そうするとおしゃべりしているレミニンは自然ともう1人のレミニシャンに顔を向けて話すようになる。

そして、個別のおしゃべりが一段落ついたところでレミニシャンが新しい話題を投げかける。これを繰り返す。ときには個別で30分くらい話が進むこともあるが、それはそれでかまわない。レミニンの満足度が高まる。とはいえ、レミニシャンの数が少ないときにはそうもできないが、その場合は、おしゃべり好きを集めたグループ、おしゃべりが苦手なグループを作って、それぞれに進める。

また、レミニシャンが1名の場合でもレミニン4名とする。そうするとレミニン同士が個別のおしゃべりになることで話題が盛り上がる。そのときのレミニシャンの動きとして、ネガティブな話題となったときは介入して話題を変えさせる。ネガティブな話題を放っておくと悪感情が生まれて回想法そのものへの参加意欲の減少につながってくる。「回想法は面白い！」という気持ちを感じることがリピーターを確保することになる。

5-2 写真を活用した回想法

回想法を実施する病院や施設が増えてきた。そこで写真を使った4人式回想法の具体的な実施方法を解説する。まず、写真をA3にコピーして参加者一人ひとりに渡す。通常の写真集は複製不可となっているが、回想法用の写真集は回想法の実施目的のみ可というケースがほとんどなので確認しておこう。

写真は記憶された映像イメージ記憶をプロンプトさせるよい刺激となる。写真も動画もそうだが、自分が経験したことでないとイメージが再生されにくい。つまり、農村で暮らしていたレミニンに都会の写真を見せてもピンとこない。反対もしかり。「テレビで見た」「人に聞いた」レベルでの記憶は曖昧でおしゃべりの話題としてはインパクトが弱い。そうした意味でもグルーピングには気をつける。参加者の生育環境についての情報を入手しておいてから写真を選定する。ときには満州育ちやパラオ育ちといったレミニンがいた場合には、写真が使えないこともあるので、そうした場合はなるべく地域性の出ない写真を選ぶ。

最近はDVDなどで昔の動画を見せる映像回想法もあるが、映画を1本見せるのではおしゃべりする時間がとれない。できれば、一番印象的な場面を切り取って、そこでおしゃべりをする方法がよい。こうした方法に「懐メロ回想法」というジャンルがある。

生活用具を写真で見せることもあるが、たとえば、火鉢などは北海道と沖縄では使用しない。写真を選ぶ場合は写真の内容の選定と、参加レミニンの生育背景を考慮して決定していく。

大切なことは「おしゃべりすること」。聴くことも楽しいが、認知症予防・進行予防の効果をより高めるにはおしゃべりすることが一番大切。

1 囲炉裏の炉辺で藁を綯う写真

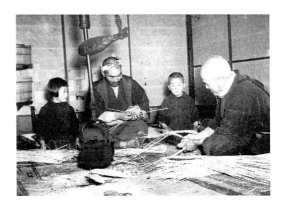

この写真は、農家の炉辺で親子三代が座っているところ。よく観察してみよう。

〈おじいさん、お父さん、子ども（男女）がいる。自在鉤が上から下がっており、魚の木彫りが煤（すす）で光っている。左側には鉄火箸（てつひばし）があって、その上にはお櫃（ひつ）2つがある。お父さんは和装で裸足。子どもはセーターを着て、おかっぱ頭と丸坊主をしている。障子（しょうじ）はくすんでおり、ところどころに穴があいていて修繕されていない〉

これらを観察理解してから質問を投げかけてみる。

・みなさん、この写真を見てどんなことを思い出しますか？
・炉辺ではどんなものを食べましたか？
・炉辺でおじいさんに話を聞いたことがありますか？
・炉辺は暖かったでしょうか？

参加者が自由に思い出をおしゃべりする。この写真の場面から飛んで親の思い出話になってもかまわない。もし反対にあまりおしゃべりが進まないようだったら鉄瓶、お櫃、囲炉裏などを指さして思い出のイメージをプロンプトする。

「自分は都会育ちだからこんな風景は見たことない」と主張する参加者には「別な写真もありま

すから、ちょっと待っててくださいね」と優しく対応する。実際、こうしたことは日常的に発生するので、話題写真は必ず都会的題材と田舎的題材の2点を準備する。また、男女が混合している場合には、男性用と女性用を分けて用意しておく。高齢者の子ども時代は男女の区別がはっきりしていた社会だったので興味の対象も違っていた。「男女七歳にして席を同じうせず」といって7歳から男女の教育環境がまったく違っていた。

この写真を見て苦しかった子ども時代を涙ながらに話す参加者もいるかもしれない。そうした参加者には3分間の「エモーショナルタイム・感情緩和時間」をプレゼントする。多くの場合、3分間でこうした感情失禁状態は回復する。3分以上悲しみが続くようだったら感情回復にかなりの時間が必要だと思われるので一度グループから席を外してもらい、できれば他の場所でレミニシャンが優しく寄り添うことができればすばらしい。

子ども時代の環境は戦後に大きく変化したので、レミニンの子ども時代がどういった教育的環境であったのかを知っておくことも重要な事前準備と言える。

2　お弁当を食べる子どもの写真

この写真は、自宅から持参したお弁当を食べているところ。よく見てみよう。

〈机が厚い一枚板でできている。机の真ん中に釘で引っ掻いた「国境」が見える。机は跳ね上げ式ではない。お弁箱はアルマイト製で、女児はふたをきちんと器の下に重ねている。支給される汁の器が男児女児で違っているので自宅から持参したのだろう。男児の肘はボロボロに擦り切れ、袖の長さもやや短め。お箸は大人用のようで、子どもにとってはやや長いかも〉

この写真に何が写っているのか、という写真題材にこだわらず「お弁当」ということを話題とし

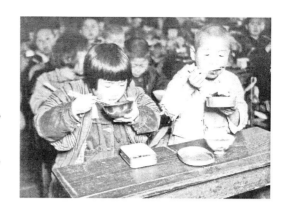

て膨らませる。

・この写真いかがですか？
・お弁当おいしかったですね。
・日の丸弁当などありましたか？
・運動会や遠足のときのお弁当はどんなでしたか。
・新聞紙に包んでストーブの近くに置いておくとあったかでおいしくなりましたね。
・お弁当を持ってこなかった生徒はいましたか？
・はんぶんこして食べたりしましたか？

こんな話題を提供しながらおしゃべりを楽しむ。この写真を見て70歳代の男性が語ってくれた。

「そうだね。ずっとお弁当だったね。給食はなかった。お弁当と言えば、やっぱり運動会のお弁当だよ。だって村中総出で学校に集まるんだ。学級対抗だけど、何となく部落対抗みたいな雰囲気でさ、父兄参加の綱引きが何かまるで大人たちの独壇場だったね。大人も子どもも楽しみにしていた運動会だった。それだけ楽しみが少ない生活だったということでもあるな。

だから、お弁当には、お母さんたちの競争意識が反映されて、そりゃもう豪華なもんだった。まずは「おいなりさん」。袋を裏返しにしてご飯を入れるんだ。そうして普通の表のやつと交互にお重に入れる。そうすると紅白みたいでおめでたいし、見栄えもいいんだ。それに卵焼き。厚焼きになってる。めったに食べられないごちそうだ。甘くはないけれど、お醤油をちょっとつけると、ほ

んのり甘みがでてくる。これに続いておいなりさんを放り込む。たまらんね。思い出すだけであのおいしさが懐かしいよ。あとは、沢庵と白菜漬けかな。沢庵はもちろん自家製。冬に軒につなげて干しておいたやつで、萎れるとぬか漬けにする。かなり固かったような感じがするけど、これもおいしかった。さらにおいしいのは白菜。浅く塩漬けにして歯ごたえが何とも言えずおいしい。これでまたおいなりさんがいっちゃう（笑）。

運動会ではこうやっておいしいお弁当を食べつつ、お隣さんを訪れる。『この卵焼きいかがですか？』などとお裾分けしながら、相手のお弁当の様子をちょっと見観察する。相手が炊き込みご飯だったりすると、そっと勝利の笑顔を見せて帰ってくるんだ。そんなおふくろだったな」

「ええぇ？　どうして炊き込みご飯だと勝利なんですか？」

「そりぁよ、手間っつうもんが違うんだ。炊き込みご飯はな、いわば手抜きというわけだ。手を抜いちゃ家族に申し訳ねぇ、という感覚かな。手をかけた方が勝ちということだよ。今じゃ、炊き込みご飯もごちそうだけどね、昔はそうじゃなかったんだ」

こうしてお弁当を話題としながらも、お母さんのことなどへと移っていく。話の流れから、テーマからずれてきてもあまり気にしないで進める。

3　電髪（でんぱつ）の写真

戦後間もないころに流行したパーマで、髪の毛がチリチリになってしまう。でもそれが女性の自由を象徴するイメージだったので都市部で広く流行した。枝毛ができて髪が傷むのだが、美しさに憧れる女性は後を絶たない。

敗戦直後には「パンパン」と呼ばれるGI（アメリカ兵）を相手にする売春婦の多くが電髪をしていたところから、下品だという意見も口に出さ

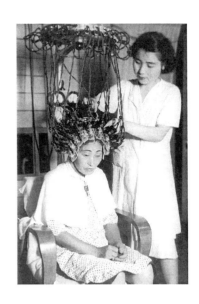

れたが、多くの女性が電髪パーマをするようになってくると、こうした批判も時代とともになくなっていった。さっそく観察してみよう。

〈美容師は白い白衣を着ている。ストッキングは履いていない。背景に雪見障子（ゆきみしょうじ・外が見える障子）があり、普通の洋椅子に座っている。場所は自宅を改造した美容院のようだ。お客は頭にたくさんのロールを巻いて、それが1本1本電線につながっていて、上にある機械につながっている。電気が通ると熱を持つのでロールが熱くなる。お客はふうふうと汗をかいて我慢する。戦争中は政府から禁止令が出ていたので電髪をかけることができなかったが、戦後になって自由にかけられるようになった。美容師は当時の花形職業だった〉

こうしたことを理解して話題提供してみよう。

・電髪はかけられましたか？
・熱くてやけどしなかったですか？
・街に電髪パーマ屋さんは何軒くらいありましたか？
・やっぱり電髪はかっこよかったですか？
・電髪をかけて家族から何か言われましたか？

女性ならではの苦労話がたくさん出てくること

だろう。80歳代の女性のおしゃべり。

「電髪？　懐かしいね。何回かやったね。しばらくすると薬剤のパーマになったから、回数は少ないよ。でも、そう何回もかけることはできないね。とにかくチリチリになっちゃうので、まとまりがつかない。だから、しばらくして伸びたところがまっすぐで、毛先がチリチリだから、カチューシャでまっすぐのところを抑えるスタイルしかできなくて、3カ月以上は同じだった。まぁ飽きちゃったというのが本音かね。やけど？　そりゃ当たり前だよ。熱くないわけがないよ。でもその熱さが綺麗になるためだと思ったら我慢ガマン。もともと私たちの世代は姑に苛められているからね。我慢強いんだ。我慢だったら負けないよ。電髪は一応子どもを産んでいたからよかったけれど、子どもを産んでいない嫁が電髪をかけたときはそりゃもう姑からの言われようってのはなかったね」

「どんなことを言われるのですか？」

「子ども1人産めなくて、自分だけチャラチャラして、家族ってものがあるんだよ。無駄遣いするんじゃないよ、ってね。昔はこんな具合に言われたもんさ」

おしゃべりの終わりには丁寧にお礼を言うこと。

5-3　昭和の事物を使った回想法

　地域の民俗資料館で回想法のキットを貸し出すところがあり、その中に盥(たらい)や洗濯板が入っていることもあって、回想法の象徴として洗濯板を話題として取り上げることがある。確かに洗濯板は多くの高齢者にとって馴染み深い生活用具ではある。しかし、その洗濯板からプロンプトされる思い出は「冷たい」「腰が痛い」「爪が割れる」「おしめを洗うと姑に叱られた」などネガティブなものが多い。ときには「昭和33年（1958年）に電気洗濯機が家にきたとき、洗濯板から解放された歓びでいっぱい」と前向きな思い出を語るレミニンもいるが、こうしたレミニンにネガティブな思い出をプロンプトさせる話題は避けた方がよい。同じように「雑巾がけ」「薪割り」「井戸の水汲み」などもネガティブな感情をプロンプトさせてしまう。

　こうした話題を持ち出す原因はレミニシャンの年齢が若く、昭和の事物を使ったことがない、見たことがない、というところからきていると思われる。それと「洗濯板を出すと高齢者がドッと反応する」といったこともあるかもしれない。しかし、この「ドッと」の意味は、高齢者にとって「そう言えば、そんな苦しいこともあったな」というネガティブ感情に声を上げただけで、決してポジティブなものではない。その証拠にネガティブな感情をプロンプトさせる洗濯板の話題は長くは続かない。若いレミニシャンがしつこく「聞かせて」と頼むからおしゃべりしているにすぎない。

　回想法は「楽しい思い出」が基本。苦しい時代をプロンプトさせてはいけない。昭和の生活用具を使うときにはこうした配慮が必要。

5-4 Dチェックの実施方法

Dチェックの"D"は、Dementia（認知症）の"D"。回想法スクールやレミニンカフェを実施したときの観察記録に使用。以下の5つの側面をこの基準によってアセスメントする。アセスメントは必ず複数人で同一レミニンをアセスメントする。そうすることで、より客観的なアセスメント、および評価者の評価基準の標準化がうながされる。

認知症予防は本人の自覚をうながすことがもっとも重要。こうしたDチェックの結果をもとに本人の自覚をうながす。本人に伝えるときはプライドもあるので細心の注意が必要。安易な気持ちで伝えてはならない。

Dチェックはどこでも気軽に観察した様子を数量化して記録しておけるので、Dチェックの技術を習得しておくと個人内比較や他者との比較ができて認知症の様子をある程度客観的に記録しておくことができる。

アセスメント内容は「笑顔の表出・記憶の清明さ・発言頻度・集中力・満足度」の5つの側面を5段階で評価する。

- 笑顔の表出
  ①笑顔があまり出ない。出てもすぐに消えた。
  ②中間
  ③会話内容に合わせて笑顔を浮かべた。
  ④中間
  ⑤口を開けて満面の笑みで笑った。
- 記憶の清明さ
  ①具体的内容がみられなかった。
  ②中間
  ③個別名称・固有名詞がときどき含まれた。
  ④中間
  ⑤場所・時間・固有名詞をはっきり言えた。
- 発言頻度
  ①ほとんどしゃべらなかった。
  ②中間
  ③インタビューには答えてくれた。
  ④中間
  ⑤たくさんおしゃべりした。
- 集中力
  ①視線が泳いでいた。ぼんやりしていた。
  ②中間
  ③視線が比較的安定していた。
  ④中間
  ⑤瞳が輝き、興味を持っておしゃべりしているように感じた。
- 満足度
  ①つまらない様子だった。
  ②中間
  ③終了後の様子が楽しそうだった。
  ④中間
  ⑤笑顔で楽しさを示してくれた。

■記入上の注意

①複数人でアセスメントするときは、話し合いながら決める。話し合うことで、観察した内容やポイントが相互に共有される。
②レミニンおよびレミニシャンの氏名は実名である必要はない。後からその人が誰であったかを特定できればよいが、特段の理由がない限り実名を記入する。
③合計点は、レミニンを一言で表現するときに使用する。たとえば、得点がよくなっている、と言うだけで効果を確認できる。
④コメント欄は、おしゃべりした内容を要約して記入しておく。毎回同じ話題を好む場合や、別のレミニシャンに交代したときに役に立つ。

D チェックの記録用紙

| 取手市委託事業 | レミニンフレンド　実施報告書　報告日：_____ |

レミニン：_____　　　　レミニシャン：_____

笑顔の表出	
記憶の鮮明さ	
発言頻度	
集中力	
満足度評価	
※5段階評価	

実施日	年　　　月　　　日
実施時間	〜　　　（計　　時間）
実施場所	
話題テーマ：	

内　容：話しのポイント・嬉しがったスクリプト・繰り返したスクリプト・興味がない話題など

備考欄：買物・おしゃべり相手・忘れ物・おしゃれ・生活の様子など

回想療法センター取手

第6章
心療回想法のタブー集
正しい回想法を学ぶ

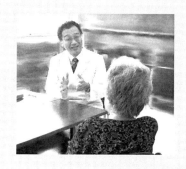

6-1　認知症になるための"ステキな生活"？
6-2　進行手順における間違い
6-3　進行技術における間違い
6-4　医療職が回想法を実施する場合の留意点

6-1 認知症になるための
　　　"ステキな生活"？

　これから高齢者がちょっと憧れる生活を紹介する。定年退職した方が「もう仕事はしない！」と3カ月間家でゴロゴロしてまったく何もしないでいて認知症を発症した報告がある。大脳を働かさないでいると「廃用性認知症」になる。廃用性認知症の段階であれば適切な対応で改善する可能性もあるが、これを放っておくと固定化され脳血管性認知症となり生活障害へと進行する。

1　何もしない「ゆったり生活」
・テレビばかりを観る。
・食事時間が定まっていない。
・家から外へ出ない。
・着替えをしない。
・友だちとおしゃべりしない。
・掃除や料理の手を抜く。
・お風呂がめんどうくさい。

　何もしないということは、大脳を動かさないということだから大脳がだらける。

2　ムダ使いしない「倹約生活」
・酒なし、タバコなし、カラオケなし、踊りなし、旅行なし。
・趣味にお金を使わない。
・自分を楽しませる方法がわからない。

　自分を楽しませるということは、大脳にドーパミンを発生させることだから、それはストレス改善に必要な刺激となる。

3　身体をいたわる「リラックス生活」
・ゴルフなし、釣りなし、囲碁将棋なし、趣味なし。
・何をするのもめんどうくさい。

　面倒くさいは老化現象の天敵。カラダを動かすのは健康の原点。

4　異性に関心を持たない「マジメ生活」
・オシャレしない。
・人にプレゼントしない。もらわない。
・服を買わない。
・身綺麗がめんどうくさい。

　身綺麗にするということは、社会性の維持に密接している。社会とのかかわりが老化を予防する。

5　悪を退治する「正義の味方生活」
・他者の悪口を抽象的に言う（自分が正しいと思い込む）。
・社会の悪口を抽象的に言う。

　要するに、ここに書かれた5つをしなければ認知症になりにくい、というわけ。
　高齢者にとってコミュニケーションがいかに大切かを「ボケない小唄」でも繰り返し歌っていますね。

1. 何もしないでボンヤリと　テレビばっかり見ていては　のん気なようでも歳をとり　十年早くボケますよー
2. 仲間はずれでただ一人　何にもやることない人は　夢も希望も逃げてゆき　歳もとらずにボケますよー
3. 酒もタバコもやらないで　唄も踊りもやらないで　人のアラなど探す人　他人（ひと）の3倍ボケますよー
4. ゴルフ・カラオケ　つり将棋　趣味のない人味もない　異性に関心持たぬ人　友達ない人ボケますよー
5. 歳をとっても白髪でも　頭禿げても若い気で　恋を忘れたヤボな人　色気出さなきゃボケますよー

6-2 進行手順における間違い

近年、回想法が多くの老人施設などで実施されるようになってきた。回想法という言葉も珍しくなくなって嬉しい時代となったが、回想法の普及にともなって「これって回想法？」と首をかしげる例も多く実施されている。言葉のイメージから自分勝手に実施したり、まったく違うものを回想法と称したりすることも見受けられるので、それらを概観してみよう。

■進行手順における間違い

1. **20人のグループで行う。**
   大勢で実施すると1人あたりの発言時間が少なくなってしまう。
2. **年齢差の大きなグループを作る。**
   話題の時代背景が離れすぎてしまい、おしゃべりが弾まない。
3. **机を囲んで座る。**
   会議のようになってしまい、おしゃべりの楽しさが奪われる。
4. **資料を手に持たせる。**
   手元の資料ばかりを見るようになり相手のおしゃべりを聞かなくなる。
5. **紙芝居をする。**
   おしゃべりの時間がない。
6. **1人ずつ順番に発表させる。**
   セミナー方式の発表に慣れない人は参加できない。
7. **インストラクターがしゃべりすぎ。**
   講演会的で参加者がおしゃべりできない。
8. **昔の映画を見せるだけ。**
   参加者のおしゃべりがない。
9. **黙って塗り絵や折り紙などをさせる。**
   参加者のおしゃべりがない。
10. **おしゃべり好きだけがおしゃべりする。**
    1人で時間を独占してしまう。
11. **苦しい作業を思い出させる。**
    盥の洗濯、薪割り、風呂焚き、水汲みなど楽しい気持ちにならない。
12. **知らない歌を歌わせる、聞かせる。**
    聞いたことのない歌はつまらない。
13. **マニアックな話題。**
    結婚式の三三九度の器などは経験がある人だけのおしゃべりとなる。
14. **詳細な自己紹介をさせる。**
    出自や身分への偏見をうながすことがある。
15. **宿題を出す。**
    「次回の準備をしてきてください」などは参加者の負担になる。
16. **おしゃべりを強要する。**
    しゃべりたくないときは苦痛になる。
17. **マスクをして話す。**
    声が聞きとりにくくなる。
18. **「もっと大きな声で」と指示する。**
    声が出にくい参加者もいる。
19. **グループの沈黙を放置しておく。**
    暗いムードが助長される。
20. **リーダーとサブリーダーの連携がとれていない。**
    話題の流れがごちゃごちゃになる。

■ 20人での回想法事例

元中学校の校長先生がグループ式回想法のリーダー。デイサービスのレクリエーションタイム。20人が丸くなって座る。

「はい、きょうはAさんが自分の回想を話してくださる番です。みなさん、しっかり聞いてください。Aさん、ではどうぞ」

「はい。申し訳ありません。話がうまくないもんですから、紙に書いてきたのですが、これでよろしいでしょうか」

「はい。すばらしいですね。ちゃんと準備をされてきたのは、気持ちいいですね」

「それでは読みます。私は昭和〇〇年に北陸の福井に生まれました。福井県のなかでも海に近いのでカニや魚がおいしいです。福井県の人口は77万人で、これは東京都世田谷区の88万人よりも11万人少ないです。人口は少ないですが、私は故郷である福井県が大好きです。終わります」

「はい。よくできましたね。Aさんに質問がある人はいますか。なければこれで終わります。来週はBさんにお願いします」

これが回想法だと思っている人がいるのは驚きです。

6-3　進行技術における間違い

■進行技術における間違い

1　自分の秘密をしゃべらせる。
　　秘密の暴露を強要されるように感じる。
2　話の内容が事実かどうかにこだわる。
　　心理的事実を大切にしていない。
3　世界情勢など抽象的な話題を話す。
　　新聞によるとね……など、自分から遠い話題はADL記憶ではない。
4　根ほり葉ほり詳しく聞く。
　　5Wは身元調査のように感じる。
5　教えて教えてとしつこく聞く。
　　尋問を受けているように感じる。
6　聞くだけで会話しない。
　　独白を強要されているように感じる。
7　レミニンに恥ずかしさを感じさせる。
　　「なぁんだ知らないの」など知らないことがよくないように感じる。
8　悲しい想い出を話させる。
　　気持ちが落ち込む。
9　過去と現在を比較する。
　　過去の楽しさが薄くなる。
10　話に起承転結を求める。
　　5Wストーリーになってしまう。
11　愚痴や悪口をしゃべらせる。
　　悪感情が生起する。

「間違った回想法」と表現したが、それを実行している担当者はある種の効果、もしくは充実感を得ている可能性がある。しかし「10人のうち3人が笑顔だったから大成功」という評価基準は間違い。回想法は参加者一人ひとりがおしゃべりを楽しむのが目的。参加者が楽しめない回想法は基本的に間違っている。

6-4 医療職が回想法を実施する場合の留意点

　薬剤に副作用があるように、心療回想法にも実施にあたり留意しなければならない点がある。まして心療回想法は、その実績を積み重ねつつある先端の心療技術でもある。そうした位置づけを理解して活用していただきたいと願い、財団法人大原綜合病院副院長森谷浩史医師から入院患者に回想法を実施する上での基本的留意点を特別寄稿していただいた。

■医療職が回想法を実施する場合の留意点

　回想法は非常に優れた方法ですが、臨床的有用性が確立しているとはまだ言えないので、医師や看護師が実際の医療で実施する場合には、若干の注意が必要だと思います。

1　レクリエーション技術として

　回想という行為自体が記憶を活性化させる練習であり、場合によっては楽しい娯楽でもあります。おそらく優れた介護予防ツールであろうし、脳機能・記憶のリハビリテーション技術とも言えるでしょう。自然との触れ合い・季節の移り変わりにおけるイベントの設定なども記憶の活性化につながります。音楽療法や『声に出して読みたい日本語』（齋藤孝著）などで紹介されているイントネーションを伴った言葉・歌・音楽・美術・映画・漫画・書籍などと同様の効果が期待できます。しかし、医師や看護師が本来の業務以外にこれらの介護予防を実施することは、実際には困難でしょう。むしろ家族やボランティアの協力の下で回想法を実施するのが現実的かもしれません。

2　日常生活の中での回想する試み

　一つひとつの過去を思い出すという行為自体が達成感を持っています。回想法は達成感の誘導の積み重ねとも言えます。このことを理解できれば、日ごろから思い出の整理をしておくことが重要であると気づかされます。日記・アルバム・物品・音・衣類などなど日常生活の中で発生するおびただしい人生の資料や、視覚・聴覚・触覚・味覚などあらゆる感覚の記憶が回想法の資料となり得ます。このように考えると過去の資料を整理したり、お年寄りを交えて家族のファミリービデオを鑑賞したりする行為は、家族の達成感と将来の介護予防につながる行為となります。個々の家庭で介護予防という観点から思い出の整理をしていただければ、入院患者のせん妄（精神的混乱）時の対応にも利用できると思います。基本的に回想法は、遡及的行為（元にもどること）でありますが、前向きな対応としては、日常の小さなできごとの繰り返しをそれぞれイベントと認識し、達成した記憶・記録を残していく方法も一つの方法と言えます。

3　回想録の作成支援技術とその副産物

　回想録は、回想法ならではの産物と言えます。患者との会話の中でできあがった自分史を患者にプレゼントできれば、患者にとっても医療者にとっても大きな達成感につながるものと思います。項目がすべて埋まってなくても、相当部分記入してあるものをプレゼントできれば、残りは自分で記入していただけるでしょう。このような利用の仕方が、現実の医療行為の中で実施しやすい方法だと思います。学生実習や新人研修における面接技術の実習としても応用が容易です。

4　カウンセリング介入への注意

　回想法に限らず、あらゆるカウンセリング技法・コミュニケーション技術について言えることですが、テクニックだけのコミュニケーションを

行うことでの、マイナス面があることを理解しなければなりません。一部の患者に対してうまくいったからと言って、すべての患者に対応できると考えてはいけません。逆説的に言えば、マニュアルにはない行為にこそ患者は喜びを感じることも多いのです。

　回想法の基本はポジティブシンキングと森田療法ですが、気づきをうながす介入の強さとしては、極めて強い部類に入ると思われます。本人がネガティブと考えていた思い出をポジティブな評価に変えていく作業（あるある探し）は極めて介入的な行為です。悪い知らせを伝えられた患者に対する対応の基本は、「安易な励ましをしないこと」で「短絡的なあるある探し」（パターン化した介入）は、この点で逆効果をきたす危険性があることを常に注意しなければなりません。

　自分の身に降りかかった"悪いできごと"を自分なりに納得していくプロセスは、何かがきっかけとなって能動的・自発的に到達すべきだという考え方もあります。そのきっかけとは、同じ境遇の人の存在であったり、音楽であったり、家族の存在であったり……。

　また、偶然おきたできごとに対して、納得するきっかけも偶然に訪れたりします。偶然が自分にとって意味のあるものだという思考に達するまでには、自発的な思考の整理が必要であり「意味のある偶然（柳田邦男）」、この場合には、パターン化した介入は、不適切です。したがって、回想法を含めたカウンセリング技術は、その効果と悪影響を理解した上で、case by case に使いこなす必要があります。

　また、医療者は、技術を体得することで「無垢の涙」を失ってはなりません。「不安に共感する」ことを基本姿勢とし、そのための感受性が必要です。パターン化した回想法技術の利用により、この感受性が失われることがあってはなりません。

悲しみや不安を理解しようとする「歩み寄る姿勢」こそ必要であり、その姿勢が本来のプロフェッショナルな医療行為に反映されなければ、口先だけのサービスだとして、反感を買うことになってしまうでしょう。

　「ただ、そばにいる」「座って話を聴く」という行為が基本であることを忘れてはなりません。相手のリズムに合わせた「静かな時間」が必要なのです。その姿勢なく患者の気持ちを無理に誘導しようとすれば、結局はその場限りの一時しのぎの対応であり浅学な思い上がりと受け取られるでしょう。

5　面接・対人関係技術の習得
コミュニケーションツールとしての回想法

　回想法は、面接技術の一技術としてとらえることができます。面接技術は医学教育においても極めて重要視されている技術の一つでありますが、同時にそれは、教育・学習が困難な領域でもあります。

　質問内容が定型化した回想法は、習得が容易であり、極めて効率的に効果的なコミュニケーション技術を学ぶことができます。若い医療者が患者と接する場合の世代間ギャップを埋めるツールとして大いに利用できる技術です。医療面接・問診を行うにあたり、回想法に示されているような内容については、多かれ少なかれ必ず話が及ぶものです。したがって実際の面接を回想法テキストの質問項目に沿って行ってみることは、実行が容易であり「型から入る」という意味で理にかなっていると思いますし、項目のいくつかを頭に入れておくことで、会話の糸口としても使えます。また、医療者が習得すべき基本的スキルである面接技術・コミュニケーション技術のとっかかりの学習として、第一段階の到達目標としても活用できるでしょう。しかし、前述しましたように、面接技

術の習得法としては「ただ、そばにいて話を聴く」という「型」から入る方法もあります。

繰り返すようですが、固定化・定型化された質問を行う回想法になってはいけません。回想法・カウンセリング技術・コミュニケーション技術においては、その効果と悪影響を理解した上で、case by case に使いこなしてください。

6　病院で回想法を実施するにあたっての注意

回想法を何のため行うのか目的を明確にしなければなりません。現時点では、医療行為としてのエビデンスが不足しているので、入院の面接や終末期の長期入院患者などを対象とした回想録作りの支援を行うなどが現実的な活動となるでしょう。

しかし、実施にあたって医療者は、それぞれの役割を持った医療のプロフェッショナルであることを忘れてはなりません。たとえば、検査を受けに来ている患者は、検査手技に対する不安と、重大な疾病が存在するかどうかという不安に苦しんでいます。ですから、検査前に安全を保障し、検査直後に検査が正しく実施できたことを伝え、もったいぶらずに検査結果を迅速に説明する必要があります。それらの説明を省いたり、5分、10分と先送りにすると患者の不安はさらに膨れ上がってしまいます。早い対応を望んでいる患者に対しては、迅速に対応することが何よりのサービスなのです。

当然プロフェッショナルとして医療手技を迅速に、正しく実施することが求められているのですから、タイミングのよい説明と心理的介入は、患者の不安を解消し、好印象を残しますので、結果的に手技の完成度を高めることにつながります。こうした患者の不安を考慮せずに、別の話題でコミュニケーションをとろうとすることは、不安を増加させる場合があることを知っておくべきです。

7　プロフェッショナルとしての対応

患者が医療者に何を期待しているのかを決して忘れてはなりません。患者は、安全で標準的な専門的な医療行為を望んでいるのです。それを実践するためには、常に最新の知識と標準的技術を持っていなければなりません。同時にプロフェッショナルとしての対応の仕方が、不用意に患者を傷つけていないか？という振り返りも絶えず行っていなければなりません。

8　がん患者の場合

進行がんや末期がんなどに代表される増悪過程にある慢性疾患患者は、病勢の改善・安定を望み、たえず増悪への不安を持っています。これらの患者に対しては、その場しのぎの慰めは逆効果であり、医療者としては、科学的な事実をベースにした対応を第一にすべきでしょう。患者が医療者に要求するのは、第一に安全で正しい医療行為なのです。

特に末期がんの場合、多くの医療者は自分が経験したことのない心理状態であるのですから、好ましい（と医療者が考える）方向へとテクニックで誘導することは避けなければなりません。患者は、医療者に心理的な癒しを期待していない場合が多く、むしろ同じ境遇の患者団体などにそれを求めています。この点では互助団体・ボランティアの存在が極めて大きいことがすでに報告されています。したがって初学者で自信のない場合（自信がありすぎるのも困りものではありますが）、背伸びせずに無垢なコミュニケーションを行った方が信頼を失わないでしょう。

回想法を学んだ後の初学者の場合の患者対応としては、

①回想法テクニックから一度離れて、無垢に対応することを心がける。

②回想録のインタビュー項目を患者に見せ、手の

内を明かして対応する。

といった方法が安全でしょう。終末期の場合、内容や技術よりも「そばにいたこと」「安易に励まさないこと」が有効にはたらく場合も多いのです。

回想法実施にあたっては、継続的なかかわりであることを約束して、できれば記録を残すようにします。自分が失念した項目については「忘れた」ことを明かし、謝罪する姿勢も必要です。決して一時的なかかわりで実施すべきではありません。特に医師や看護師が実施する場合、回想法の実施の有無にかかわらず医療者として継続的に患者と関わっていかねばならないので、思いつきですべきではありません。

末期がんの患者は、思い出の中だけで生きているわけではありません。どんな患者でも未来への期待を持っています。終末期医療の基本姿勢は、日常生活の小さな達成感の積み重ねです。実行可能な小さな目標設定を得て、それが実行できたときの喜びを分かち合う姿勢です。この目標設定こそ医療者がプロフェッショナルの知識と技術を発揮できる領域です。過去を振り返ることばかりに固執せず、未来への「あるある探し」の姿勢を多くの医療者に期待したいと思います。

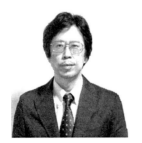

森谷浩史医師

第 7 章

初期認知症と
うつ病を弁別する
DCL（初期認知症チェックリスト）

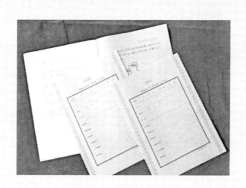

7-1 認知症の初期症状を測定する DCL（Dementia Check Lists）
　　 初期認知症チェックリスト

7-2 DCL の実施手引書

7-3 DCL の記録用紙

7-4 葛飾区シニア活動支援センターの回想法教室で活用された DCL

7-1 認知症の初期症状を測定する DCL (Dementia Check Lists) 初期認知症チェックリスト

1　認知症状発症原因は大きく分けて3つある

　認知症と呼ばれる症状は、物忘れを始めとして異物摂食などの行動異常に至るまで広い範囲に及ぶ。認知症はそうした「症状」を意味する言葉で、病因を規定する言葉ではない。認知症を発症させる原因には、大きく分けて3つの原因が指摘されている。

　「脳萎縮によるもの」は、加齢により脳が萎縮したことにより発症する認知症を指す。すべての人間の脳は老齢により脳萎縮を起こすが、肉体よりも脳が先に老衰してしまった状態をいう。症状としては一日中ぼんやり過ごしており、いつもニコニコと機嫌よくしているケースも見られる。

　「アルツハイマー病によるもの」は脳細胞にアミロイドβが付着することで、だんだんと死滅してしまうことにより発症する認知症。神経細胞は死んでも細胞と細胞を繋ぐニューロン（神経軸索）は残るため、間違った情報が脳内伝達されることもある。また、記憶そのものが消失するのが特徴。こうした間違った情報（記憶違いを含む）による判断が下されるため水道の栓とガス栓を間違えたり、トイレと風呂場とを間違えたりする。

　「脳血管性障害によるもの」は、主に加齢による原因で脳血管に障害が生じ、それが原因で脳細胞が死滅することによる症状。この症状の特徴は「わからない」という言葉を繰り返す。当然知っているべき言葉などがどうしても「思い出せない」と本人がジレンマを感じることもある。

2　初期の認知症とうつ症状の弁別が重要

　2005年10月に京都で開催された第20回国際アルツハイマー病協会国際会議に参加のため来日された若年性アルツハイマー病のジェームス・マッキロップさん（63歳・イギリス）は、読売新聞のインタビューに次のように答えている。
「心身の異常を感じたのはいつごろからですか？」
「55歳のときです。銀行員でしたが、計算を間違えたり、人の名前を覚えられなくなったのです」
「病院では何と診断されたのですか？」
「病院では、うつ病と診断され、抗うつ剤を処方されましたが、薬を飲んでも病状がなかなか改善せず、ただ椅子に座ってテレビを眺めているだけの日々が何年も続きました」
「転機が訪れたのはいつですか？」
「59歳のときに脳の精密検査を受け、自分がアルツハイマー病であることが分かりました。本当に衝撃を受けました。自分が認知症であることを受け入れることができなかったからです」
「今はどうですか？」
「薬を飲んで2、3カ月経過したころ、症状が改善されてきたし、自分が認知症であることを受け入れられるようになってきました」
「それはどうしてですか？」
「何が問題かがわかれば、その問題が問題ではなくなってしまうのと同じですね。たとえば、自分の眼鏡がなくなってしまったとき、人が盗んだと考えるのではなく、自分がどこかに置き忘れたと考えることができるようになったのです」

　ジェームス・マッキロップさんは、認知症が治ったわけではないが、問題をなるべく小さくすることで生活改善ができた。

3 初期認知症のチェックがDCL

ジェームス・マッキロップさんの例でもわかるように、認知症とうつ症状の診断は難しいが、日本では認知症の診断に「長谷川式」がよく使用される。長谷川式は明らかに認知症であり、それがどれくらい医療的に「重度」なものであるのかを測定する尺度として使用される。しかしながら、初期（軽度）の認知症症状の場合の測定には観察実態と測定値との差があるように感じる。そこで、初期の認知症症状を測定することを目的に開発されたのがDCL。この特徴は「海馬体機能」と「大脳機能」の機能役割に注目した認知検査で、いわゆる「思い出せない」と「覚えられない」の違いを明らかにする。「覚えられない」は海馬体機能系の障害で、加齢に伴う記銘能力（覚える力）の低下を意味する。「思い出せない」は、本来自分が絶対に覚えているものをきちんと論理的に表現することができないということで、大脳機能系の障害、つまり、認知症を意味する。

4 DCLの測定領域

DCLは初期認知症とうつ傾向の弁別を目的としており、DCLの実施条件としては実施日、自分の氏名、年齢、生年月日、住所がだいたい言えることが挙げられる。自分の生年月日がわからない状態であっても実施することはできるが、実施するのは心療回想士でなければならない。自分の生年月日や時計、住所がわかれば長谷川式ではほとんどの課題をクリアしてしまうことが多いが、DCLでは各領域ごとにチェックを行うので認知症の可能性を指摘することができる。DCLは生活分野、感情分野、認知分野（記憶領域・心的操作領域）の4領域ごとに測定するので測定結果からどの領域が弱いのか、どのような刺激を与えればよいかなど医療看護計画作成の参考となる。

5 生活適応という評価基準

DCLの生活分野の測定項目は、頻回行動・攻撃行動・引きこもり・衛生観念の4つで構成されている。この4つは、日常生活に関して障害となる代表的な行動を測定するもので、この生活分野の測定方法には「生活適応評価法・LAA」（7-2参照）を使用している。

今までは日常生活行動の評価に関しても医療的な視点から評価する方法が多くとられてきた。その目的は測定結果からどのような「医療行為」をすればよいかの参考とするためだ。つまり、それぞれの評価方法には、それぞれに結果の使い道が決まっており、それ以外に使用すると誤差が発生する。

生活適応評価法は生活障害のレベルを測定するものだからレミニンが置かれている環境によって同じ事実への評価が分かれることがある。たとえば「お風呂をいやがる」という場合、都会での生活では汚れなどの関係で不適応程度が重くなるが、広い原野などの環境で生活しているのであれば「お風呂が好きではない」ということはそれほど大きな生活不適応とは言えない。

また、頻尿という概念であっても、夜間4回以上のトイレが頻尿と規定せずに、それがたとえ3回であったとしても患者がそれが原因で眠れないなどの訴えがあれば、頻尿による生活不適応と判断する。それだけ本人の生活を基準としている。

6 段階評価の活用方法とフィードバック

生活分野と感情分野の評価段階を7段階としている。7段階というと「多すぎる」と直感的に感じるかもしれないが、生活適応行動の小さな変化をとらえるために7段階とした。つまり、日常生活を基本とし、そこに障害が発生しつつある状態をとらえる。その結果を本人にフィードバックすることによって患者自身が自分の生活を見直すよ

うに指導する。

　DCLを実施するレミニンはとても不安で心配される方がほとんどだから、DCL終了後はなるべく簡略に分かりやすくフォロー解説する。

　DCL実施レミニンは、認知症が出始めの方が多いので表現には細心の注意を払う。たとえば「年齢相応に大脳機能が老化しています」という表現を使用する。フォローのポイントは「思い出せない」のか「覚えられない」のかを確認すること。「覚えられない」は「思い出せない」や「わからない」と違うものだと理解させて、自分は認知症かもしれないという不安を増加させないようにする。

　「覚えられない」のは年齢的に当然のことで、これを気にすることはない。「覚えられないだけだ」と自覚するだけで、多くのレミニンに心理的な安定感がもたらされる。自分が当然知っていなければならないことが、どうしても出てこないということが問題となる。そのときは、回想法や本を声を出して読むことなど大脳への刺激方法を紹介する。

　また、認知症の進行を早める環境には「視力の低下」「栄養不足」がある。視覚的刺激が低下するとどうしても大脳への刺激も少なくなり、肉食をしないと大脳のエネルギー低下による機能低下も引き起こす。DCLを通じてこうした生活アドバイスも忘れないようにする。

　心療回想法は、前頭前野に言語的刺激を与えて認知症予防や進行予防を行うが、その進行状態を測定する評価方法が現在のところないと言ってもよい。DCLを健康診断の一部として実施することが望ましい。

7-2　DCLの実施手引書

■使用の目的と使用法

　DCLは、初期の認知症症状の「発見・測定・予防指導」を目的としている。したがって70歳以上の方々は一定期間ごとに実施する健康診断時に継続実施することが望ましい。結果を総得点だけで判断するのではなく、各項目プロフィールに注目し、その変化をとらえることで初期の認知症症状を発見できる。測定結果により認知症などが疑われる場合は、速やかに専門医の診断を受けることを勧める。このDCLは心療回想士が実施するが、それ以外の者が実施する場合は、心療回想士の指導のもとに使用する。

■測定条件

　DCLが測定対象とする範囲は表紙に記載された「基礎項目」のほとんどに答えられる方を受診可能対象者としている。それ以外の方を対象に実施する場合は、ゆっくりと無理のないように実施する。

■LAA評価法（生活適応評価法）
　Life Adjustable Assessment

　LAA評価は、対象者を生活観察できる者が行うアセスメントで「通常の生活行動に適応（対応）できているかどうか」を評価する。特に①～④の基準が生活行動の不適応早期発見に役立つので、評価基準をしっかりと理解すること。LAAは、生活分野と感情分野で使用しLAA評価者を必ず表紙に記入する。病院や施設の場合は、病院や施設の特殊性を考慮して評価する。

①まったく生活に支障がない程度
②あまり生活に支障がない程度
③たまに生活に支障がある程度
④ときどき生活に支障がある程度

⑤介助があれば生活ができる程度
⑥介護がないと生活に困る程度
⑦看護が必要な生活の程度

　DCLは、病気の度合いを判定するものではないので、測定結果を本人にフィードバックして認知症予防の意識を継続させるための生活アドバイスを行う。測定結果が、領域平均値3.5ポイント以上になった場合は、医師の診断を強く勧める。3.5ポイント以下の場合であっても認知症予防のための生活アドバイスを行う。

■生活分野のアセスメント
　心療回想士が介護者などから情報収集する。対象者の通常回数に比べてどうなのかをアセスメントする。繰り返し確認するが、回数にとらわれないようにする。回数は個人差が大きく、観察視点は生活への不適応であるので回数を尋ねて安心しないようにする。心理的な環境と行動パターンは必ずしも一致していないし、言語的行動と実際的行動も一致しているとは限らない。ゆえに、このLAAは「変動の記録」という位置づけで使用する。以下のアセスメントは例示であって、絶対値ではない。

■頻回行動領域
1　食事
　トイレなどを含んだ生理的欲求の基礎行動。食事は3回食べなければならないということではない。施設と違って在宅では少しずつ何回も小分けで食べる食習慣を持っている高齢者もいるので本人や家族など介護者へのインタビューを行い判断する。トイレの回数も同じ。
①まったく生活に支障がない
②回数を思い出すことはできないが、生活に支障はない
③回数を思い出すことができない。または食事をしたことを忘れ催促をすることがある（月に1回）。修正可能
④③の頻度（月に2回）。修正可能
⑤③の頻度（週に1回）。修正可能
⑥③の頻度（週に2回以上）。家族の説明で行動修正できないが他者では可能
⑦薬のコントロールが必要であり、医療介入を要する

2　水やり
　徘徊などを含めた対人以外の社会的行動のコントロール。建物内外における人間以外への頻回行動を指す。対人的な行動ではないため、性癖や自己コントロールの有無が確認できる。
①まったく生活に支障がない
②ペットへの餌やり、家事、物の移動など必要以上に気にするが行動には移さない
③ペットへの餌やりや、家事、物の移動、戸の開閉などについて必要以上に気にして行動に移す（月に1回）。修正可能
④③の頻度（月に2回）。修正可能
⑤③の頻度（週に1回）。修正可能
⑥③の頻度（週に2回以上）。家族の説明で行動修正できないが、他者では可能なこともある
⑦薬のコントロールが必要であり、医療介入を要する
※その他の頻回行動に関しては記述する。

■攻撃行動領域（行動の方向性に注目する）
1　言葉・暴力・抵抗など
　エネルギーが他人に向かう。従順とは言えない行動に注目し、生活への不適応をアセスメントする。攻撃対象が行動を阻止する人物なのか、単純に対象者に向かうのか、などを観察する。
①穏やかに生活ができる

②時に表情が強ばるが、生活に支障はない
③ちょっとしたことで興奮し、口調が強くなる（月に1回）。修正可能
④③の頻度（月に2回）。修正可能
⑤③の頻度（週に1回）。修正可能
⑥③の頻度（週に2回以上）。強い抵抗、暴力あり。家族の説明で修正できないが、他者では可能なこともある
⑦薬のコントロールが必要であり、医療介入を要する

2　破壊・盗みなど（エネルギーが物に向かう）
①まったく生活に支障がない
②時に表情が強ばるが、生活に支障はない
③物を壊したり、どこからか何かを持ち帰る（月に1回）。修正可能
④③の頻度（月に2回）。修正可能
⑤③の頻度（週に1回）。修正可能
⑥③の頻度（週に2回以上）。家族で修正はできないが他者は修正可能なこともある
⑦薬のコントロールが必要であり、医療介入を要する。修正不可能
※その他の対象者や対象物を記述。すぐに機嫌が直るかどうかなど。

■引きこもり行動領域
1　自室・建物内・外出拒否など
　社会性へのかかわりを遮断しようとする。エネルギーが内面に向いている状態で、社会不適応に関する重要なアセスメント指標となる。家庭内独居という表現があるように、家族と同じ屋根の下にいるから引きこもりではない、という判断をしてはいけない。家族といっしょであっても、部屋、もしくは家、もしくは敷地から出ないということに注目する。
①まったく生活に支障がない

②外出や他者とのかかわりを拒否したがることがあるが、本人は気にしていない
③外出や他者とのかかわりを拒否する（月に1回）。促しで外出できる
④③の頻度（月に2回）。促しで外出できる
⑤③の頻度（週に1回）。促しで外出できる
⑥③の頻度（週に2回以上）。家族の促しは拒否するが、他者では外出できることもある
⑦薬のコントロールが必要であり、医療介入を要する。外出しない
※室内での行動にも注意する。

2　収集
　外出はするが物を持って帰る。その逆の放棄など。
①まったく生活に支障がない
②物を持って帰ろうとする（月に1回）。他者の説明で修正できる
③②の頻度（月に2回）。他者の説明で修正できる
④②の頻度（週に1回）。他者の説明で修正できる
⑤②の頻度（週に1回）。家族の説明で修正できる
⑥②の頻度（週に2回以上）。他者の説明でなんとか修正できる、もしくは修正できないことがある
⑦薬のコントロールが必要であり、医療介入を要する。修正できない
※その他、自室の整理状況など。

■衛生行動領域
1　排泄処理
　生活行動の基本。自然に行動しているか。自傷傾向を含む。入浴などをいやがる場合はうつ傾向が強くなっていることが考えられる。汚れが気にならなくなる傾向をとらえる。
①まったく生活に支障がない
②ときに、本人が使用した後のトイレが汚れてい

ることがある
③本人が使用した後のトイレが汚れている
　（週に1回）。修正可能
④③の頻度（週に2回以上）。修正可能
⑤③の頻度（週に2回以上）。排泄場所がわからなくなる。修正可能
⑥③の頻度（週に2回以上）。本人の手などが汚れている（家族以外のヘルパーで入浴の介入があると清潔を保てる）
⑦薬のコントロールが必要であり、医療介入を要する

2　睡眠

睡眠は健康状態のバロメーターになる。入浴・着替え・睡眠という一連の流れ。
①まったく生活に支障がない
②ときに眠れないこともあるが、本人は気にしていない
③眠れないことでの自覚症状を訴える
　（月に1回）。ときに昼間居眠りをする
④③の頻度（月に2回）。
　自覚症状を訴え寝不足で不機嫌なことあり
⑤家族の見守り、助言で生活できる。
　睡眠導入時に見守りで安心する
⑥介護（家族以外のヘルパー）が必要。睡眠導入時に見守り必要。睡眠時中の定時巡回チェックが必要
⑦薬のコントロールが必要であり、医療介入を要する。パーキンソン症状などがみられる
　※その他、生活感と衛生感を確認。

■感情分野のアセスメント

高齢者の初期うつ症状と初期認知症症状がよく似ているので、ここではうつ症状の発見と進行の観察を行う。

■被害妄想

盗られた・いじめられるなど。
①まったく生活に支障がない
②物を盗られた、いじめられるという発言
　（月に1回）
③②の頻度（月に2回）
④②の頻度（週に1回）
⑤②の頻度（週に2回以上）。家族の説明で修正できる
⑥②の頻度（週に2回以上）。他者の説明でなんとか修正もしくは修正できない
⑦薬のコントロールが必要であり、医療介入を要する。修正できない
　※その他、加害者の特定などを記述。

■不安感情

悪口・虚言・要求など。
①まったく生活に支障がない
②不安が根底にある。人の悪口や嘘を言う
　（月に1回）。修正可能
③②の頻度（月に2回）
④②の頻度（週に1回）
⑤②の頻度（週に2回以上）
　家族の説明で修正できる
⑥②の頻度（週に2回以上）。他者の説明でなんとか修正もしくは修正できない
⑦薬のコントロールが必要であり、医療介入を要する。修正できない
　※その他、訴求内容などを記述。

■うつ感情

生活意欲減退・死にたい・帰りたいなど。
①まったく生活に支障がない
②「面倒くさい、さみしい、死にたい」と訴える
　（月に1回）
③②の頻度（月に2回）

④②の頻度（週に1回）
⑤②の頻度（週に1回以上）。
　家族の説明で修正できる。
　他の話題にそれると、会話が続く
⑥②の頻度（週に2回以上）。
　他の話題にも興味がなく、会話が続かない
⑦薬のコントロールが必要であり、医療介入を要する
※その他、情動表出の傾向などを記述。

■自己意識
　自分が誰であり、自分は何をしたいのかなど。
①まったく生活に支障がない
②自分以外の家族や他者の物を無断で使用したり、必要以上に人へ物をあげようとする
　（月に1回）。修正可能
③②の頻度（月に2回）。修正可能
④②の頻度（週に1回）。修正可能
⑤②の頻度（週に2回以上）。修正可能
⑥②の頻度（週に2回以上）。家族での修正は不可能。家族以外では可能なこともある
⑦薬のコントロールが必要であり、医療介入を要する。修正不可能
※その他、社会性意識など。

■認知分野のアセスメント
　心療回想士が実施する。回想法の効果がもっとも期待できる分野なので、思い出が引き出されてきたら、それにまつわるエピソードなどを聞き出してもよい。しかし、意図的に過去の記憶を拒否する場合は、無理をせず、それを記述しておく。

①できた：年齢相応のレベルでクリア
②未完全：半分以上の程度までクリア
③不完全：半分以下の程度までクリア
④できない：時間内にクリアできない

※制限時間とは、質問をしてから答え終わるまでの時間制限。
※反応時間とは、質問してから答え始めるまでの時間。

■記憶

1　子どものころおいしいと感じた食べもの
　　制限時間1分（反応時間）
① 10秒以内　② 20秒以内
③ 30秒以内　④ 31秒以上
・そのころの思い出を話し始めるまでの時間。
・そのころの思い出話は3分で切り上げる。
・「なかった」は④。

2　子どものころに得意だったこと
　　制限時間1分（反応時間）
① 10秒以内　② 20秒以内
③ 30秒以内　④ 31秒以上
・いつごろも含めて、話し始めるまでの時間。
・「たとえば？」と聞かれたら、自分の経験を話してもよい。
・そのころの思い出話は2分で切り上げる。
・「なかった」は④。

3　父母の名前と仕事 制限時間1分（反応時間）
　父母の名前と仕事は同時にインタビューする。
① 10秒以内　② 20秒以内
③ 30秒以内　④ 31秒以上
・同時でも別々に質問してもよい。
・だいたい同時に答えが返ってくる。
・「わからない」は④。

4　育ったところの地名
　　制限時間1分（反応時間）
① 10秒以内　② 20秒以内

③30秒以内　④31秒以上
- いつごろも含めて、話しはじめるまでの時間
- 時間内容がなければいつごろ？と質問する。
- 「わからない」は④。

5　小学校と中学校の名前
　　制限時間1分（反応時間）
①10秒以内　②20秒以内
③30秒以内　④31秒以上
- 「行っていない」の場合、小学校か中学校かを確認する。
- どちらも「行っている／行っていない」がなければ④。

6　昨日の夕食　（制限時間1分）
①だいたい答えられる
②半分以上
③半分以下
④時間オーバー
- 味噌汁など「調理名」で答えたり、豆腐・ねぎ・大根など食材名で答えたりする。
- お料理全体から考えて、判断する。味噌汁と答えれば「どんな具でしたか？」と追加質問する。その具を答えれば①、具がわからねば②。
- なるべくたくさん答えようと食材名で答えれば①。夕食が1品か2品だけだった場合、事情を確認して①。

7　野菜の名前5つ　（制限時間1分）
①5つ　②3つ　③2つ　④時間オーバー
- バナナやみかんは野菜ではない。
- 採点を厳しくする。
- ヒントは与えない。

8　俳句　（制限時間1分）
①五七五になっている
②五七五になっていないけれど、意味的に理解できる
③俳句が五七五で構成されているものと理解している
④制限時間オーバー
- 自作の俳句で答える　①
- すずめのこそこのけそこのけ……　不完全は②
- すすめのこのこ……？　③

9　一番星・子犬・渡し舟　（制限時間1分）
①3つ　②2つ　③1つ　④時間オーバー
- 犬、舟、星など不完全は②。
- アドバイスはなし。

10　「ももたろう（桃太郎）」の話
　　（制限時間3分）
①ストーリーを7ポイントで語れる
②4ポイント
③3ポイント
④制限時間オーバー（知らない）
　1- 川に桃が流れてきた。
　2- 桃から生まれたので桃太郎。
　3- さる・きじ（とり）・いぬを家来にする。
　4- 黍団子を持って鬼が島へ。
　5- 鬼を退治する。
　6- 財宝を持ち帰る。
　7- 両親を幸せにした。
- 論理的に話が構成されるかどうかがポイント。
- 7つのポイント以外を話しても得点にしない。それは状況説明であり、ストーリー説明にならないから。
- 家来が犬だけではポイント通過ならず。
- 桃太郎で採点ポイント以外を話しても得点にしない。

■心的操作

レミニンにとって苦手な項目は配慮しながら進める。

1　順唱（制限時間30秒）

　　９２９８　　４８３６　　３６２７

①３つ　②２つ　③１つ　④時間オーバー

・１回だけ例示する。
・１回で覚える集中力も検査に含まれる。
・ただし、耳が遠い場合は、耳元で行う。

2　無意味言葉の口唱（制限時間30秒）

　　そ・ば・ら・へ・は・ろ・ぬ

①すらすらクリアできる
②何度かの口唱でできる
③途中までできる
④制限時間オーバー

・濁点が抜ければ②。

3　逆唱（制限時間30秒）

　　４２８　　３５８　　１９２

①３つ　②２つ　③１つ　④時間オーバー

4　ちくわを上と横から見るとどんな形
　　（制限時間2分）

①長方形と円でクリア
②どちらか一つ
③わかっているのだが言葉がでてこない
④不能

①の例：上から見て：丸、二重丸、円筒形、楕円形、二重円
　　　　横から見て：長方形、矩形
②の例：上から見て：ドーナッツ型、球、ふし穴、半月、つつ、エンカン（煙缶）
　　　　横から見て：一、舟形、笛、丸い棒、縦型、丸たん棒、溝

③いろいろ表現するが、形状名称が答えられない
　　　　上から見て：穴があいてて、半分に見える、窪み、へこみ
　　　　横から見て：細長い、つぶれている
④時間内に答えられない

※記憶項目（9）の確認をする。
（一番星・子犬・渡し舟）

5　加算・引算・乗算（制限時間1分）

　　13＋16＝　　27－8＝　　9×7＝

①すべて正解　②２つ正解　③１つ正解
④制限時間オーバー

・「できない」という訴えがあったら、すぐに通過する。
・「いやだ」という気持ちにさせない。

6　魚の名前5つ（制限時間1分）

魚であれば〇、魚以外は×。
　〇→めだか・いわし・キンキン（方言）・さめなど
　×→いるか・くじら・たこ・いか・かに・めざし・切り身など

①５つ　②３つ　③２つ　④時間オーバー

・たこ、あわび、くじらなど魚類以外は、得点としない。
・魚類のみ得点とする。
・10個書いて、5個魚類であれば①。

7　サイコロの絵を描いてください
　　（制限時間2分）

サイコロ面の丸の数は不問。
面上の数字は不問。

①サイコロの斜めの線がしっかり書けている
②正方形が描けている　③単なる四角
④制限時間オーバー

- 「ひし形」を見る。ひし形の正確さが空間操作性をあらわしている。
- サイコロの黒丸は、無視する。
- 下線の角度とひし形の角度が評価ポイント。

①の事例

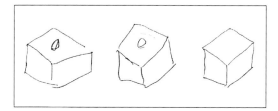

②の事例

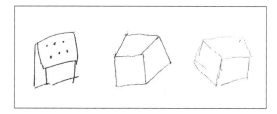

③の事例

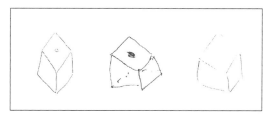

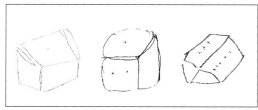

④の事例

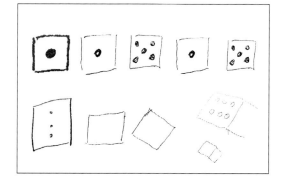

8　書き写し（制限時間2分）

書き写しの、止め、はね、はらいは許容。

薔薇　鰐　兎

①3つともできた　②2つ　③1つ
④制限時間オーバー

- 活字に似せようとする場合はOK。

①の許容ポイント

薇	ハネの部分
几	つながっている
几	はねている

①の事例

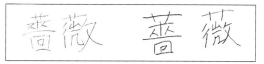

②の事例

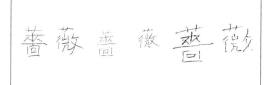

③の事例

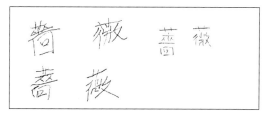

④の事例〈なし〉

①の事例

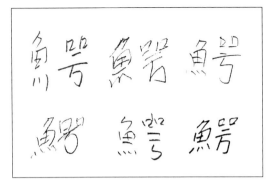

②〜④事例〈なし〉

①の許容ポイント

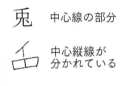

中心線の部分
中心縦線が分かれている

①の事例

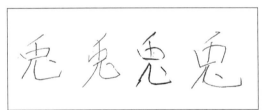

②の事例

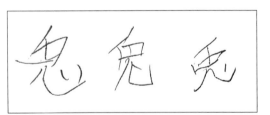

③〜④の事例〈なし〉

9 「た」探し（制限時間1分）

```
わたしは　あなたと　いっ
しょに　たびに　でたときが
いちばん　たのしかった
こころ　やすまる　たいせつ
なひとときでした　いまもた
くさん　しあわせです
```

①9〜8個発見　②7〜5個　③4〜1個　④制限時間オーバー

10 まちがい探し（制限時間30秒）

　B図を隠して、A図を5秒見せて、A図を隠してB図を5秒見せる。AB両図を隠して違いを指摘させる。言葉で違いを言わせる。記入者は、その箇所を図に印をつける。

①3つともできた　②2つ　③1つ
④制限時間オーバー

①理解できる
・羽のところが2本が1本になった
・羽の黒いのが2つが1つになった
・背中のスジが2本から1本になった
・筋が不足　・1本足りない
・本数が減った　・黒いところが減った
②やや理解できる
・後の絵の方が棒が1本よけいにあった
・羽のところ1本足りない
・後ろ足の形が違う
・スジの本数が減った　・目の形が違った
③間違っている
・コブの大きさが違う
・羽の色が違う
・羽のシッポが違う
・体が大きかった

・羽の太さが違う
・鼻のコブが大きかった
・可愛いのと可愛いくないのと

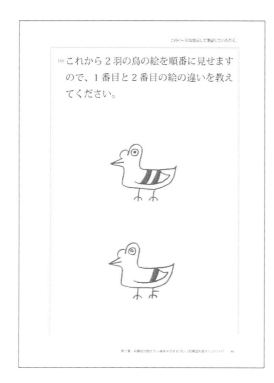

7-3 DCLの記録用紙

■ DCL　Q&A

DCLを実施するにあたり、いくつかの一般的な質問とそれへの回答を示す。

1　長谷川式とDCLの評価の違いが出たらそれぞれどのように考えたらよいでしょうか。

長谷川式は医療分野で医療が必要な人（重度の人）を対象に評価するツールであり、DCLは認知症によって生活にどのような障害があるのかを明らかにするツール。長谷川式で軽い判定でも生活の分野では看護や介護が必要なこともある。つまり、観察事実がきちんと得点化されるツールとしてDCLがある。心療回想法によって、たとえば、DCLの項目ができなかった項目が1つでも、できるようになればよいが、これ以上悪くならないという視点が大切。DCLポイントが低下しないように定期的なチェックが必要となる。これまで看護や介護で数値化しにくい内容を数値化できる。

2　質問事項をかみ砕いて説明するのに時間がかかるときがあります。

認知分野は実施項目だが、LAA評価の生活分野・感情分野は観察項目であるため、直接本人に質問するものではない。観察者（介護者など）から情報を得て判断する。

3　DCLの評価基準があいまいだと思います。頻回って何回ですか？

こうした具体的事実によって判定することは一般的に行われているが、ここでは生活に支障があ

るか、ないか、という視点で評価する。だから、たとえば、夜4回トイレに行くことが本人にとって負担であれば生活に支障となるし、本人が負担と感じなければ、ほとんど生活に支障はないと判断できる。しかし、10回トイレに行くのに本人が負担ではないからといって、支障ないということではない。客観的な医療的視点から見て非日常的であれば支障ありと判断して本人にそれを伝える。回数を記録しておくことが重要となる。

例）食事を1日4回摂っているが、最近おなかが空くからと理由を述べることができる状態。食べたことを記憶に留めていることができれば支障なしと判断してよい。認知症の場合、食べたことを忘れて食事をすることを"支障がある"ととらえる。頻回傾向ありと記載する。

例）買わなくていいものを買ったとき、安かったから、看護師さんとお茶を飲もうと思ってお菓子を買った、など理由も明確に答える場合、自分のお財布の中からどれくらいまでは使えると判断できていればよい。浪費傾向ありと記載する。

例）娘の悪口を本人には言わないが、看護師には話す。イライラはみられるが自分が黙っていればいいと言い、夫も同様の意見をもっている場合、家族に対して感謝の気持ちが言えれば①支障ない。この事例では②と判断。人に電話をするなど他者への影響がある場合は③、または④とその度合いで評価する。

4 DCLの点数の付け方は？

平均値を出す場合、小数点第1位まで記載する。

5 質問内容を理解するのに時間を要し、疲れて中断した場合、答えられないと評価していいですか。

できなかったと判断してよい。疲れる前に終了させることを心がける。DCLを心療回想法を始めるスタートラインと考えて、楽しく進行させる。事実を記録することが目的であり、できない理由を記録する。

6 中程度認知症の場合、長谷川式で点数が低く、DCLでは点数が高い。現状では生活に支障をきたしていないと考えられますが、心療回想法の効果をどう位置づけたらよいでしょうか。

認知障害が現れてから次に生活・感情分野の障害が現れる傾向にある。記憶の混乱や物忘れは心療回想法を続けることで、脳への刺激となり改善する可能性もあるので6カ月は続けた方がいい。認知機能の維持がADLの維持に関連していることも多い。

7 時間・カレンダーの日付がわからない方へDCLはどう実施したらよいでしょうか。

手引書にもあるが、原則として時間とカレンダーがわからない方への実施は行わないことになっている。そのレベルだと検査自体が成立しない可能性がある。回答できる領域が限られるが、生活領域もあるので記録として残しておく意味でできるところだけを記入する。

8 「桃太郎」の話が途中から「はなさかじいさん」になってしまいます。

　話の最後に「今の話は桃太郎の話ですか?」と尋ねてみる。別の日に桃太郎以外の昔話を聞いてみるのもよい。

9 俳句を覚えていなかったので、自分で作られたのですが?

　五七五のルールを使うことが分かればいいので質問時に俳句を作っていただくのはかまわない。

10 数字・九九ができません。

　筆記してみる。6カ月後に再テストする。学校で九九をやったかどうかを確認してみる。

DCL
Dementia Check Lists

実施日：	年　月　日　　時　分〜　時　分
氏　名：	
誕生日：	年　月　日
住　所：	
電話番号：	
同居者氏名：	
実施場所：	
心療回想士名：	
ＬＡＡ評価者：	
備考記録：	

Ⓡ日本回想療法学会

DCL 評価表　氏名_____　記入日_____　記入者_____

生活分野	頻回	1）トイレ・食事など	①	②	③	④	⑤	⑥	⑦
		2）水やり・俳徊など	①	②	③	④	⑤	⑥	⑦
		その他：							
	攻撃	1）言葉・暴力・抵抗など	①	②	③	④	⑤	⑥	⑦
		2）破壊・盗みなど	①	②	③	④	⑤	⑥	⑦
		その他：							
	引もきりこ	1）自室・建物内・外出拒否など	①	②	③	④	⑤	⑥	⑦
		2）収集・放棄など	①	②	③	④	⑤	⑥	⑦
		その他：							
	衛生	1）食事・排泄処理・自傷など	①	②	③	④	⑤	⑥	⑦
		2）着替え・入浴・睡眠など	①	②	③	④	⑤	⑥	⑦
		その他：							
感情分野		1）被害妄想（盗・いじめ）など その他：	①	②	③	④	⑤	⑥	⑦
		2）不安（悪口・虚言・要求）など その他：	①	②	③	④	⑤	⑥	⑦
		3）うつ傾向（減退・死・帰）など その他：	①	②	③	④	⑤	⑥	⑦
		4）自己意識（混濁・減退）など その他：	①	②	③	④	⑤	⑥	⑦

認知分野	記憶	1）おいしい食べ物	口唱	①	②	③	④
		2）子どものころの得意なこと	口唱	①	②	③	④
		3）父親（母親）の名前と仕事	口唱	①	②	③	④
		4）育ったところの地名	口唱	①	②	③	④
		5）小学校と中学校の名前	口唱	①	②	③	④
		6）昨日の夕食	口唱	①	②	③	④
		7）野菜の名前5つ	口唱	①	②	③	④
		8）俳句	口唱	①	②	③	④
		9）一番星・子犬・渡し舟	口唱	①	②	③	④
		10）ももたろうの話	口唱	①	②	③	④
	心的操作	1）順唱　（9298,4836,3627）	口唱	①	②	③	④
		2）無意味口唱　（そぼらへはろぬ）	口唱	①	②	③	④
		3）逆唱　（428,358,192）	口唱	①	②	③	④
		4）ちくわの上と横からの形	口唱	①	②	③	④
		5）加算・引算・乗算（筆記可）	記入	①	②	③	④
		6）魚の名前5つ	記入	①	②	③	④
		7）描画　サイコロの絵と形	描画	①	②	③	④
		8）書き写し（薔薇・鰐・兎）	筆記	①	②	③	④
		9）「た」探し　（9箇所）	記入	①	②	③	④
		10）まちがい探し（3箇所）	口唱	①	②	③	④

®日本回想療法学会

DCL 実施に関してのご注意

1. DCL の実施にあたっては、実施手引書をよく読んで使用してください。

2. DCL の実施は、心療回想士が行います。心療回想士でない方が実施する場合は、心療回想士の指導のもとに実施してください。

3. DCL の測定範囲は、「DCL」（表紙）のインタビューに答えられる方を原則としています。日付や時間がよくわからない方にも実施できますが、無理とならないよう十分注意して実施してください。

4. 実施にあたっては、レミニン（相手・対象者）に提示するページと、提示せずに口唱記述するページがありますので、折り返し（提示と非提示）に注意して使用してください。

5. カルテなどに貼り付ける場合は、「表紙」を切り取ってご利用ください。

6. DCL は、評価表のプロフィール変化を見るものですから、同じ評価表に色を変えて変化を記入するとわかりやすくなります。

7. DCL は、認知症の予防と初期認知症の発見を目的としたものですから70歳以上の方に定期的に実施をしますと、認知症状の早期発見に役立ちます。

8. 実施手引書は、DCL50冊につき1部添付されています。

認知分野　記憶

1) 子どものころに「とってもおいしいな」と感じた食べものはありますか？　それは何ですか？　そのころの思い出はありますか？（口唱を書き取る。思い出をポイント記述）

2) 子どものころに「得意だったこと」はありますか？　それはどんなことですか？
   また、それはいつごろのことですか？（口唱を書き取る）

3) お父様とお母様のお名前を教えてください。
   お父様（お母様）のお仕事は何でしたか？（口唱を書き取る）

4) あなた（○○さん）が育った場所の地名を教えてください。
   そこにはいつごろおられましたか？（口唱を書き取る）

5) あなた（○○さん）が通った小学校と中学校（国民学校）の名前を覚えていますか？
   小学校と中学校の名前を教えてください。（口唱を書き取る）

このページは提示しない

認知分野　記憶

6) あなた（○○さん）が昨日の夕食に食べたものは何ですか？
　　覚えているものを一つでもかまいません。「○○です。」よく覚えていましたね。
　　その他にはありますか？（口唱を書き取る）

7) あなた（○○さん）が知っている「野菜の名前」を5つ言ってください。（口唱を書き取る）

8) あなた（○○さん）が知っている俳句を何か1つ言ってください。
　　有名な俳句でもよいし、自分で思い浮かんだ俳句でもかまいません。（口唱を書き取る）

9) これから言う言葉を覚えておいてください。また後で質問します。
　　一番星・子犬・渡し舟　　　　（「心的操作」設問4の直後再質問）

．

10) あなた（○○さん）が知っている「ももたろう」の話を聞かせてください。
　　（内容にコメントがあれば記述する）

　　　　　　　　1・2・3・4・5・6・7

認知分野　心的操作

1) 次に、これから4個の数字を言いますから、そのまま繰り返してください。
   それでは練習です。いいですか？
   1・2・3・4　はい、どうぞ。　よくできましたね。それでは本番です。

   　　　　　9298　　　　　4836　　　　　3627

2) 次に、意味のない言葉を言いますから、そのままをまねて繰り返してください。
   今回は練習はありません。

   　　　　　そ・ぼ・ら・へ・は・ろ・ぬ

3) これから3個の数字を言いますから、その数字を逆に言ってください。
   今回も練習はありません。

   　　　　　428　　　　　358　　　　　192

4) 穴の開いた食べる「ちくわ」がありますが、それを上から見た形と横から見た形では、
   それぞれ何と言う形になりますか？　言ってください。（口唱を書き取る）

※はい、ここで先ほど覚えておいてください。とお願いした言葉を教えてください。
　どうぞ。（一番星・子犬・渡し舟）

5）次の計算式の答えを求めてください。暗算で答えを出してください。
　　暗算が無理であれば、筆算で答えを求めてください。

① 　13 ＋ 16 ＝

② 　27 － 8 ＝

③ 　9 × 7 ＝

6）魚の名前を５つ書いてください。
漢字でなくてもかまいません。

このページは提示して筆記していただく。

7) サイコロの絵を描いてください。
斜め上から見たように、上の面がひし形になるように描いてください。

8) 下にある文字を書き写してください。

薔薇

鰐

兎

> このページは提示して筆記していただく。

9) 四角で囲まれた文章の中にある「た」をすべて○で囲んでください。

わたしは　あなたと　いっしょに

たびに　でたときが　いちばん

たのしかった　こころ　やすまる

たいせつな　ひととき　でした

いまも　たくさん　しあわせです

---

10) これから２羽の鳥の絵を順番に見せますので、１番目と２番目の絵の違いを教えてください。

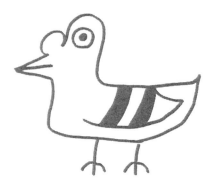

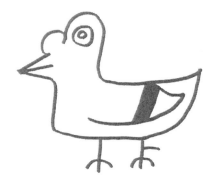

7-4 葛飾区シニア活動支援センターの回想法教室で活用されたDCL

東京都葛飾区シニア活動支援センター
回想法教室　分析結果
　平成19年（2007年）5月〜20年（2008年）9月まで4期にわたって開催された「回想法教室」で測定された37名のDCLを分析した。年齢を以下の5区分によって分析した。
1　65〜69歳　2　70〜74歳　3　75〜79歳
4　80〜84歳　5　85歳以上
　各区分6〜11名と少ないデータ数ではあるが、全体的傾向としての理解は得られると考えられる。ただし、65〜69歳区分は2名なので参考数値とされたい。

■記憶領域について
　表1は、年齢ごとに記憶領域における回想法の効果を数値化したもので、全年齢にわたって、初回よりも最終回の数値が改善されている。特に85歳以上区分においての効果がもっとも高くなっている。また、年齢が高くなるに従って得点が高くなっている（記憶機能の低下）ことは、DCLが記憶機能を的確にとらえていると判断できる。

■心的操作領域について
　表2は、年齢ごとに心的操作領域における回想法の効果を数値化したもので、いわゆる認知機能が全年齢にわたって初回よりも最終回の数値が改善されている。特に85歳以上区分において認知機能の低下が著しい。

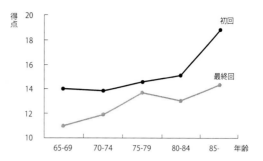

表1　記憶領域の年齢別推移

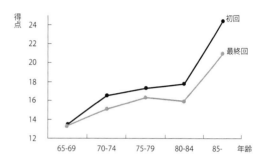

表2　心的操作領域の年齢別推移

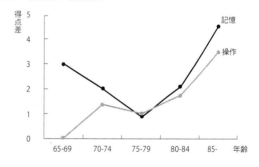

表3　領域別の年齢変化

■記憶と心的操作の効果差について
　表3は、年齢ごとに記憶領域と心的操作領域のどちらの方が回想法の効果が高いかを数値化したもので、全区分ともに記憶領域の改善が大きい。これは回想法が記憶を刺激することを目的としていることと一致している。すなわち、DCLの妥当性が高いと判断できる。75歳以上は、加齢とともに記憶も心的操作も改善効果が高くなっている。

■結論

　37名のデータではあるが、回想法の測定用に開発されたDCLにおいて体系化されたデータ処理ができたことは、回想法実施の方向性を示唆するに十分なデータと思われる。回想法は、自分に関する記憶情報を引き出すことで快感情を生起させ、自己肯定へと導くトレーニングでもあるが、その効果作用として認知機能が賦活し、短期記憶機能も活性化することがわかった。もちろん、個人差はあるものの、回想法は75歳以上の高齢者にとって手軽で楽しく認知症予防に役立つ方法であることが確認された。

第 8 章

R-ADL
(Reminiscence Memory & ADL)
記憶の回復が ADL を回復させる

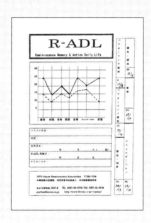

- 8-1　記憶と ADL を記録する R-ADL 実施マニュアル
- 8-2　R-ADL アイテムの解説
- 8-3　回想アイテムについて
- 8-4　R-ADL 記録用紙
- 8-5　老人施設で開発された R-ADL
- 8-6　R-ADL 活用施設の事例

8-1 記憶とADLを記録する
　　R-ADL実施マニュアル

■目的

　R-ADLは、記憶とADLの関連をとらえて「記憶」を維持したり回復させることによってADLの維持や回復をうながすケアを行うために必要な数値資料とすることを目的としている。

　記憶とADLの関連は強く、ADLの低下は記憶の低下によってある程度予測できる。言語性が低下することでADLはそれにともなって低下する。だから、現実にレミニンのADL低下を予測することで食事介助や部屋のレイアウトなどの準備ができる。

　あるレミニンの場合、言語性が10歳程度まで低下したときまでは、なんとかADLも維持できたが、5歳を下回ると、歩き回れるものの、それ以外は全介助となった。

■方法と注意

　最初にレミニンについて「ADLアイテム」を観察アセスメントして記入する。5段階評価なので、迷ったらレミニンを知っているスタッフと相談して決定する。次に、そのレミニンへ「昔のことを教えてください」と許可を得てから「回想アイテム」のインタビューを開始する。すべてレミニンに見えないように記入する。

　表紙のレミニン氏名・住所・生年月日・満年齢・実施日・レミニシャン氏名をレミニシャンが記入する。裏面を開き、レミニンとレミニシャン氏名を記入してからADLアイテムの30項目を5段階でアセスメントする。説明が必要な場合は余白にメモ書きする。

　次に、回想アイテムをインタビューする。楽しく進めることがポイント。嫌がる内容は聞かない。嫌がったら、そのことをメモ書きする。回想アイテムについては、レミニンの言葉どおりに記入する。言い換えはしない。

■採点と注意

　ADLアイテムでアセスメントした①②③④⑤をそのまま得点として合計点を躯体の欄に、7～10の合計点を四肢の欄に、11～15の合計点を全身の欄に、16～20の合計点を顔面の欄に、21～24の合計点を食事の欄に、25～30の合計点をコミュニケーションの欄に、それぞれ計算して記入する。回想アイテムの採点は、①理解できる、②やや理解できる、③あまり理解できない、の3段階で採点し、満点が30点となる。それを記入する。

　表紙のグラフに各領域の得点を折れ線グラフで記入する。記憶のところに回想アイテムの得点を記入する。

■ ADL評価の考え方

　R-ADLにとってのADL（日常生活行動）は「どれだけ介護が必要か」という視座ではなく「自分でどこまでできるか」という視座で作られている。評価段階には「一部介助」「全介助」という選択肢もあるが、人的介助を要しない場合、どこまでできるか、という評価を行う。「自助具」という意味は、人的介助以外を意味し、取っ手や手すり、食品のとろみ、柄の太いスプーンなども含む。

8-2 R-ADL アイテムの解説

■**パフォーマンス・躯体**

　全身的な運動バランスを見ながら。立ったり座ったりするときのカラダ全体のバランスやよろつきなどを観察する。自分の意図した動きが自分の意思通りに動いているかを観察する。

1　屋外歩行

　散歩しているときを評価する。
①全身を使った動きで、基本的な躯体の動きがスムースであれば自立
②杖を使用して安定して歩く
③シルバーカー、歩行車を使用して動きがスムース
④車いすで介助が必要だが、屋外へ出たい意思がある
⑤歩くことや車いすを自操する意思がない。
　ストレッチャーを使用

2　室内歩行

　トイレなどへ歩く状態を観察する。
①トイレまで二足歩行で1人で行ける。
　転倒したり徘徊の心配がない
②杖や手すり、伝わり歩きなどを含む。
　義足している
③歩行器やシルバーカーを使用してトイレまで行く。身体機能的には歩けるが、徘徊のため見守りが必要。車いすを自立して移動する
④車いすをまっすぐ進められるが、方向微調整には介助が必要。トイレまで車いすを押す介助が必要
⑤オムツを使用していてトイレまで行かない。歩行の必要性を感じていない。車いすをまったく操作できない。2人介助

3　移乗

　椅子への座り、車への乗り込みなどを観察する。
①手を使って体を支えても自立
②ゆっくりと手順を踏んでできる。
　手すりやすべり止めマットをしてできる
③掴む場所や方向の声かけ、ふらつくことがあるため見守りが必要
④臀部やわきを介助する。手を添える。浴槽では足の出し入れの介助。かなり持ち上げが必要
⑤協力動作がない。バスタオルで平行移動

4　座位保持

①背もたれのない椅子に15分以上座っている状態が自立
②背もたれのない椅子に5分程度座っていることができる。肘掛けのある椅子で15分以上座っていることができる
③肘掛けのある椅子が必要。
　姿勢の崩れを声かけで修正することができる
④姿勢修正時に前にかがむ。
　肘掛を使うなどの協力動作がある
⑤まったく保持ができない。
　2人介助で姿勢の修正が必要

5　寝返り

①覚醒して起きているときの寝返りが自立
②手すりにつかまっての寝返りができる
③指示やうながしで寝返りができる
④お尻、背中、首を介助したり柵まで手を伸ばすよう介助すれば寝返る
⑤まったく寝返りができない。
　エアマットを使用している

6　立ち上がり

①手を使って体を支えても自立。
　手を使わなくても立ち上がる

②手すりが必要な場合は、自助具
③立ち上がるときに声かけをして、数回の努力で立ち上がることができる
④よろけないよう、支え手を触れればできる
⑤2人介助で立ち上がる

■パフォーマンス・四肢

　ボタンかけや靴履きなどに必要な一定の集中力と、指先の動きのコントロールを観察する。服の汚れに気づいたときは、そこに手がいく。そうした気持ちと手の動きを観察する。

7　上着脱着

長袖の上着の脱着。
①ボタンかけが上から下までできれば自立。介助せずに服を自分で戸棚から選ぶことができる
②ボタンエイドやリーチャーなどの自助具を使って脱着ができる。時間がかかるが、介助が必要なくできる
③マジックテープやファスナー、衣服改造の上着、服選びは見守り。介助者が服をしまう、更衣を続けるのに指示があればできる
④介助が必要だが、協力動作がある。
　ボタンをかける介助が必要
⑤袖を通す、かぶる、前を締めることができない

8　ズボン脱着

長ズボンの脱着。
①上の肌着をズボンの中に入れることができる。義足を自分でつける
②時間をかければできる
③10回のうち2～3回間違えたら見守り。準備があればできる。紙オムツの使用だけが介助で他の行為は自立
④ズボンに足を通す、ボタンやジッパーの介助が必要
⑤ズボンを下腿まで通してもらい、さらに引き上げてもらうよう左右に動かす。まったく手を出そうとしない

9　靴を履く

①高齢者用の簡易靴を含む。
　市販のベルクロ留めやスニーカーを使用する
②靴ベラの使用は自助具
③介助者が戸棚から取り出せば履くことができる。準備しておけば履く
④ボタンやベルクロの調整が必要
⑤靴まで手が届かず。履かせてもらう

10　服の汚れ

自分が使用するものに関する意識を観察する。社会性および衛生概念をアセスメントする。
①すぐに自ら汚れに気づき、場に適した衣服に替えることができる
②汚れに気づくまで時間がかかるが、気がつけば自分で取りかえる
③声かけやうながしによって自分で衣服を交換する。または希望する
④声かけやうながしによって気づくが、取り換えには興味を示さない
⑤声かけやうながしによってもまったく無反応。全介助

■衛生・全身

　排泄、入浴、手洗いを観察する。パフォーマンス・四肢が可能であれば、ほぼ可能な行動であるが、排泄時の尻拭き、入浴時の洗体方法、手を洗うときの方法などを観察する。

11　排尿

①下着を濡らさないようにできるのが自立
②トイレの手すりや掴まるものがあればできる

③尿器をセットしておけば失敗せずにできる。紙を出しておけば、自分で拭くことができる。昼は歩行器や車いす、夜は尿器を用意すれば自分でできるが、1カ月に1回くらいは失敗することもある
④オムツに排尿し、介助者に交換を依頼する。日中は1人でトイレで排尿するが、夜間は毎夜のように失敗する
⑤留置カテーテルを使用している。時間誘導により管理され、完全にスタッフに依存している

12　排便
①排便の意思を知らせトイレに行き、尻拭きできる。失禁なし。排便投薬なし。ミルミルなど天然下剤を使用
②寝たきりではない。オムツ使用。便軟化剤使用。座薬を自分でできる。便失禁があっても自分で始末ができる
③1日おきくらいに座薬を自分で挿入して排便する
④座薬を介護者が挿入。尻拭きが不十分。ある程度立位を支えると拭ける
⑤ほとんど毎日失禁。全介助。お尻を拭いてもらう

13　入浴
①腕や胸などを自分で石鹸を使用して洗う。安全に通常時間内に入浴を終える
②シャンプーハットや柄付きブラシなどは自助具。お風呂椅子は自助具ではない。滑り止めマット使用。見守り不要。通常の時間以上の時間がかかる
③準備の時点でタオルを絞ってもらう
④上下肢は洗えるが、背中とお尻を洗ってもらう
⑤入浴・清拭が全介助

14　手洗い
①流水で指の間を洗える。蛇口の操作ができる
②洗面器で手を洗うのは自助具
③道具の準備、声かけ、うながしが必要。蛇口の操作は、教えるとできる
④指の間を洗う介助が必要。石鹸をつける、手を乾かす介助が必要
⑤介助者に両手を洗ってもらう

15　手を拭く
①タオルで手の甲、ひら、指の間が拭ける
②ぶらさがっているタオルは自助具
③タオルを手元に準備し、タオルの場所をうながせばできる
④タオルを手渡す。指の間や手首に石鹸が残る
⑤手を拭かない。要求しない

■衛生・顔面

　洗体よりも細かい動きが求められる。歯磨きでは手の動きのバランス、うがいでは息継ぎのタイミング、洗顔では顔面凹凸に合わせた手の動き、整髪ではブラシの使い方などを観察する。爪切りでは、視力低下により危険が予想される場合、全介助として理由を記述する。

16　歯磨き
①自分で歯磨き剤を歯ブラシに載せる。歯ブラシで入れ歯を洗う
②歯ブラシを指に固定すると自助具
③歯磨き剤を載せた歯ブラシを準備すれば自分で磨く。水を入れた容器を置けば自分で入れ歯を外して水につけることができる
④入れ歯を外したり、容器を開けるのに介助が必要。磨き残しが多い。前歯だけ自分で磨く
⑤全介助。拒否傾向がある

17　うがい
①しっかりガラガラと奥まで洗うことができる
②うまく上を向けない場合は不完全
③奥までうがいするように声かけすればできる
④口元までコップを持っていくと水を含み、頬の動きがある
⑤口腔清拭が必要。口元までコップを持っていくと水を含むがすぐに吐き出す

18　洗顔
①石鹸を使ってうまく洗う
②ちょこちょこっといった感じで洗う
③石鹸とタオルを準備すれば洗う
④石鹸で洗う介助後自分で水洗い。目ヤニなど洗い残しを拭いてもらう
⑤全介助

19　整髪
①ブラシで髪を梳ける。整髪剤や水で寝ぐせを直すことできる
②ブラシを指に固定すると自助具
③道具を準備すればできる
④後ろの髪だけ介助必要。髪を束ねてもらう
⑤整髪の必要を感じていない。全介助

20　爪切り
①自分で安全にきれいにできる
②爪切りを指に固定することなどは自助具
③爪切りの準備をすれば、安全に行うことができる。爪が伸びてきて声をかければ自分で行うことができる
④自ら爪切りの希望があり、介助者が行う
⑤伸びっぱなしでも気にしない。全介助

■食事
食事は、口に入れる動作と、咀嚼状況、飲み込み（嚥下）を観察する。食欲があるということが生きることにつながり、また、咀嚼が順調であれば義歯の状態や上顎下顎のバランスもとれている。

21　食事（口入れ）
①手元を見ないで口に運べる。箸はだめでもスプーン・フォークが使える
②箸やスプーンを指に固定するのは自助具。特殊なスプーン、皿、コップ、ストローを使用する
③準備でふたをとってもらうが、他は自立
④口腔内に食べものが溜まってしまい、介助者が確認する
⑤咀嚼嚥下はできるが、食べものをまったく口に運べない。経管栄養を受けていて、その管理は看護師が行っている

22　嚥下
①ごく普通に飲み込める
②ややとろみをつける。刻み食が適応食
③誤嚥しないように、食事の速さや一口の量を見守る必要がある
④嚥下までに時間がかかる。口腔内に食べものを溜め込む
⑤経管栄養を受けている

23　味覚
①食事の味をおいしいと表現すれば健常反応
②味についてあまり反応を見せないのは不完全反応
③好きなものだけ食べる
④食べものに興味を示さない
⑤経管栄養のため経口食なし

24　薬飲み
①定時に自発的に飲む。処方通りに自分で飲む
②ときどき忘れるが、指示すると自分で飲む

③薬の形態を調製して飲む。薬の配薬が必要
④口に入れてもらう。薬の内容を理解していない
⑤経管栄養

■コミュニケーション

　他者とのコミュニケーションができることで社会性が維持され、集団生活もできる。また、おしゃべりが快感情（ドーパミン）を誘発するのでADLとして重要な観察項目。

25　会話
①楽しく流暢（りゅうちょう）におしゃべりできる。内容の理解と表出ができる。難聴があっても自分から「こちらの耳へ話しかけて」などと相手に伝える
②ときどき意味不明な会話になってしまうが、おおむね理解可能
③複雑な内容の筋を追うことはできないが、日常のことについては、短い言葉で会話が成立する
④まばたきや指を差すことで意思表示をする。痛いと顔をしかめる。毎回大きな声で話す
⑤会話が成立しない

26　物忘れ
①必ず知っているはずのことは覚えている。日課を覚えている。スタッフの名前は言えないが、よく知っている人として、また以前に会ったことのある人として認識できている
②知っているはずのことをときどき思い出せないが、正確に思い出すこともある。メモリーノートを使っている
③知っていることを思い出すまでに時間がかかる
④知っていることを忘れて、介助者に言われて思い出す
⑤必ず知っていること（年齢・生年月日・出身地など）を思い出せない

27　指示に従う
①複雑な内容の指示にも素直に従う
②ときどき難しいことがある
　簡単な内容の指示に従う。時間がかかる
③多段階の指示に従うには、数度の説明が必要。一段階指示には応じられる。手助けが必要なときは、ナースコールが押せる
④ナースコールを押すように指示するが、押さない。多段階の指示に従うには、介助者が必要。繰り返し説明する必要がある
⑤指示に対しての反応がない。
　まったく別の内容に置き換えられる

28　感情変化
①だいたいは安定している
②ときどき感情が高ぶったり、落ち込んだりすることもある
③日内変動が大きい。たまに非協力的で口汚い言葉を使うので見守り必要。他は他の人と適切にかかわる
④感情を引き出すには激励を必要とする。すぐ気が散る。癇癪（かんしゃく）を起こす
⑤感情の表出がほとんど見られない、頭部外傷や夜間せん妄で感情のコントロールができない

29　ネガティブ意識（ないない探し）
①ほとんど口に出さない
②ときどき軽く愚痴るが、時間が経つにつれて口にしない
③ときどき愚痴る。他者との交流で「ないない探し」が軽減する
④ないない探しが多く、援助者の介入が必要
⑤ないない探しが常にあり、人生に対して後ろ向き。修正に時間がかかる

30 ポジティブ意識（あるある探し）
①ほとんど毎日ポジティブ
②たまに（2〜3日に1回）ポジティブを忘れる
③ときどき（1週間に1回）ポジティブ意識がある
④ポジティブ意識が弱く援助者の介入が必要
⑤ポジティブ意識を持つことができない

8-3 回想アイテムについて

　レミニンにインタビューしてレミニシャンが記述する。用紙をレミニンに渡してはならない。最初にレミニンの緊張をほぐしてから、「〇〇さんの子どものころのお話を少し聞かせてください」と依頼する。

1　〇〇さんが通われた小学校のお名前を教えてください。（国民学校を含む）
・覚えているものを書く。

2　それでは中学校のお名前を教えてください。（旧制中学を含む）
・小学校のときに同時に中学校の名前が出た場合は、省略する。
・名前だけでなく、いろいろなエピソードが出てきた場合は、それを聞く。

3　小学校や中学校で得意だった教科は何？
・何もない、というような答えであれば、体育などはどうでした？　お裁縫などはどうでしたか？　とイメージプロンプトする。

4　小学校や中学校以外でよく遊んだり通ったりしたところはどこでしたか？
・勤労動員や防空壕など年齢にあったイメージプロンプトを行う。
・駄菓子屋、原っぱ、河川などの思い出イメージを聞く。

5　小学校や中学校時代で覚えていることはほかに何かありますか？
・何でもよい。家族のことやいたずらなど。
・事故や病気などのネガティブなイメージでも聞き取る。

- ただし、こちらからネガティブなプロンプトをしてはいけない。

6 子どものころによく食べた「食べもの」は何でしたか？（広い範囲で）
- 庭の木の果実、駄菓子屋でのお菓子、思い出の食べもの。
- 話がのってきたら話の腰を折らずに聞く。

7 子どものころに住んでいた家は「どんな家」でしたか？（形を聞く）
- 瓦屋根、玄関が大きい、土間があるなど。
- 漁師、農家、都会暮らしなどの違いを聞き取る。

8 ○○さんの「きょうだい」の思い出を教えてください。
- きょうだいゲンカ、食べものの取り合いなど。

9 お父さんやお母さんの思い出を教えてください。
- 父母の名前を聞く。どんな方でしたか？
- 父母の仕事を聞く。
- そうやってイメージを強めていく。

10 最後に、ちかごろ気になる「ニュース」は何ですか？
- 認知症チェック項目で、時間のずれがあるか、内容はどうか。
- 自分だけのことに関心が集中すればうつ傾向。

8-4 R-ADL 記録用紙

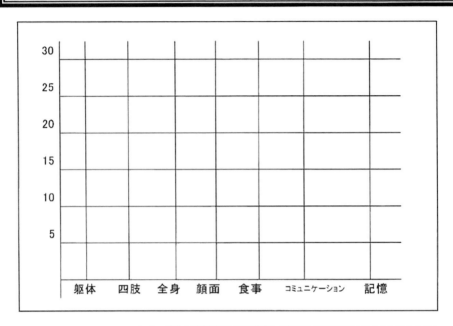

R-ADL　Reminiscence Memory & Action Daily Life

実施日　　：　　：　　　　レミニン：　　　　　　　　　　レミニシャン：

〈ADL アイテム〉

■パフォーマンス・躯体■

1	屋外歩行	①自立	②杖で可能	③補助車で可能	④車椅子	⑤全介助
2	室内歩行	①自立	②杖で可能	③補助車で可能	④車椅子	⑤全介助
3	移　乗	①自立	②ゆっくり可能	③見守り	④一部介助	⑤全介助
4	座位保持	①自立	②短時間可能	③自助具必要	④不可能	⑤全介助
5	寝返り	①自立	②自助具で可能	③見守り	④一部介助	⑤全介助
6	立ち上り	①自立	②自助具で可能	③見守り	④一部介助	⑤全介助

■パフォーマンス・四肢■

7	上着脱着	①自立	②自助具で可能	③見守り	④一部介助	⑤全介助
8	ズボン脱着	①自立	②自助具で可能	③見守り	④一部介助	⑤全介助
9	靴を履く	①自立	②自助具で可能	③見守り	④一部介助	⑤全介助
10	服の汚れ	①自分で気づく	②汚れていると気にする	③指摘すると気にする	④指摘されても気にしない	⑤まったく無頓着

■衛生・全身■

11	排尿	①自立	②自助具で可能	③見守り	④一部介助	⑤全介助
12	排便	①自立	②自助具で可能	③見守り	④一部介助	⑤全介助
13	入浴	①自立	②自助具で可能	③見守り	④一部介助	⑤全介助
14	手洗い	①自立	②自助具で可能	③見守り	④一部介助	⑤全介助
15	手を拭く	①自立	②自助具で可能	③見守り	④一部介助	⑤全介助

■衛生・顔面■

16	歯磨き	①自立	②自助具で可能	③見守り	④一部介助	⑤全介助
17	うがい	①自立	②自助具で可能	③見守り	④一部介助	⑤全介助
18	洗顔	①自立	②不完全	③見守り	④一部介助	⑤全介助
19	整髪	①自立	②不完全	③見守り	④一部介助	⑤全介助
20	爪切り	①自立	②自助具で可能	③見守り	④一部介助	⑤全介助

■食事■

21 食事	①自立	②自助具で可能	③見守り	④一部介助	⑤全介助
22 嚥下	①自立	②適応食で可能	③見守り	④一部介助	⑤全介助
23 味覚	①健常反応 食欲あり	②健常不完全反応 食欲あり	③一部健常反応 食欲なし	④食欲なし	⑤反応なし
24 薬飲み	①自立	②指示で可能	③見守り	④一部介助	⑤全介助

■コミュニケーション■

25 会話	①健常	②意思疎通可能	③一部意思疎通可能	④ほとんど不可能	⑤不可能
26 物忘れ	①健常	②ときどき忘れる	③かなり忘れる	④ほとんど覚えられない	⑤まったく覚えられない
27 指示に従う	①可能	②だいたい可能	③ときどき可能	④ほとんど不可能	⑤不可能
28 感情変化	①あまりない	②少しある	③ときどき変化がある	④変動しやすい	⑤大きく変動する
29 ネガティブ意識（ないない探し）	①ない	②少し	③ときどき強くなる	④やや強い	⑤強い
30 ポジティブ意識（あるある探し）	①ある	②少し	③ときどき	④ほとんどない	⑤まったくない

■〈回想アイテム〉■

1　○○さんが通われた小学校のお名前を教えてください。（国民学校を含む）
2　それでは中学校のお名前を教えてください。（旧制中学を含む）
3　小学校や中学校で得意だった教科は何でしたか？
4　小学校や中学校以外でよく遊んだり通ったりしたところはどこでしたか？
5　小学校や中学校時代で覚えていることはほかに何かありますか？
6　子どものころによく食べた「食べもの」は何でしたか？（広い範囲で）
7　子どものころに住んでいた家は「どんな家」でしたか？（形を聞く）
8　○○さんの「きょうだい」の思い出を教えてください。
9　お父さんやお母さんの思い出を教えてください。
10　最後に、ちかごろ気になる「ニュース」は何ですか？

8-5　老人施設で開発された R-ADL

日本回想療法学会では、ADL 記憶の存在を示し、その記憶を維持することが ADL を維持することだと提唱してきた。2012 年 4 月に実施した調査で「ADL 記憶」が数値的に検証された。もともと記憶と ADL の関係はとらえにくく、概念もわかりにくいものだったが、以下のように規定して調査を実施した。

■ADL の考え方

ADL は、日々の生活に必要な基本的な生活行為とされているが、具体的には、どういった行為であるのかが実際のところ正確にとらえられているとは言えない状況であった。「どれくらい介護や介助を必要とするか」という視点が基本であったために、介護介助が「必要・不要」という判断基準で構成された測定項目がほとんどだったからだ。そこで、対象高齢者自身がどう動けるのか、という視点から ADL を再度とらえる指標として 30 項目を選定した。さらに、記憶の調査項目においても、10～15 歳の発達期間に誰でも必ず記憶している内容を抽出し、最後に「ニュース」を尋ねることで、認知症のレベルをチェックした。

記憶と ADL との関係については、現場感覚としては理解されていたものの、数値的な表現が困難なこともあって理解することが難しい面もあった。そして、ADL に関しても加齢による認知症が誘引となった低下なのか、神経痛や事故といったことによる低下なのか、といった判断に、今までの介護現場では留意することは少なかった。目の前の高齢者がどのような介護を必要とするのか、という面だけで介護そのものが進展してきたのかもしれない。しかし、記憶と ADL の関連が明らかになり、記憶の消失を抑制することで直接的に ADL の低下を抑制することが明確になったことにより、今後の介護は大きく変化することが期待される。

つまり、高齢者とのおしゃべりやコミュニケーションがより重視された介護へと進化するように感じられる。現在でもなお、お客様である高齢者とおしゃべりすることは、「サボり」だと考え、介護実施中のおしゃべりを禁止している介護事業所が多く見受けられる。こうした「無言介護」は、ADL の低下を助長するばかりでなく、認知症症状そのものを進行させかねない。介護の基本理念が「現状機能の維持」であるならば、それを自らが否定することになるとも言えるだろう。

■記憶と ADL

老人介護施設における介護技術は、急速に進歩している。しかし、そのベクトルは、結果のフォローアップであり「介護度を重くしない」といった介護の予防への方向となると、高齢者に無理強いをするような運動で「身体的機能維持重視」となってしまうような現状がある。

日本回想療法学会では、「身体機能と記憶」というテーマに取り組んできた。その目的は、無理強いすることなく、楽しく介護度を維持・改善することであった。つまり、回想法を行うことで介護度を維持・改善しようとしてきた。R-ADL は、そうした方法の基礎となる「記憶と ADL」の関係を明らかにした。

■ADL 低下の要因

老化による ADL の低下の要因には 2 つある。1 つは、身体機能そのものの老化で、筋力や神経系の鈍化、さらには病気や怪我により ADL が低下していくケースであり、2 つめは、大脳の機能低下により ADL が低下するケースである。日本回想療法学会では「ADL 記憶」という概念を提唱し、10～15 歳の記憶の中に ADL を維持する

記憶が含まれており、その記憶が消失することでADLも低下すると指摘している。こうした記憶とADLの関係は、数値化しにくく、行動観察によってその関係を示していたが「R-ADL」を開発し、ADL記憶の存在を確認できるようになった。(3-3を参照)

■ ADL低下を予防する

1　記憶の維持が、ADLを維持させる

この調査結果によって、記憶がはっきりしているほどADLが維持されることからもわかるように、記憶を失わないようにすることがADLを維持させる。調査を行った老人ホームでは、職員が回想法を学び、日常的に昔の楽しいおしゃべりをするように心がけている。現実に介護職員は記憶が回復するにともなってADLも回復することを体験的に感じている。高齢者は「時間の経過にともなってADLが低下するものだ」という前提で考える傾向にあるが、ADLの回復の可能性がある以上こうした先入観を改める必要があるだろう。

2　記憶領域で16ポイント以上は要注意

記憶領域で見ると15点以下群と16点以上群に差が出ている。記憶チェック項目での15点というラインは10〜15歳の記憶が半分残っている状態で、半分以上残っているとADLもかなり維持されていることがわかった。つまり、R-ADLの記憶項目得点が16点以上となった場合は、これからADL低下の恐れがあると考えられる。

3　食事領域の差は小さい

ADLの中でも食事領域の差が一番小さい。食べるという基本的欲求は記憶との関係は薄いようだが、箸やスプーンを使うとなると記憶との関連は強いと考えられるので、お箸が使えるかどうかが記憶との関連を知る手がかりとなる。

4　個人内変化をとらえる

今回の調査は、50人を対象としたものだが「みんなの中でどの位置か」という視点は、全体をとらえるには意味を持つが、個人の変化をとえるためには、定期的にR-ADLを実施して個人内変化を観察することが望ましい。

■ 個人の経年推移

88歳の女性に93歳まで5年間（2012年〜2016年）にわたって継続してR-ADLを実施した結果をグラフ化した。

2012年（88歳）の測定時は要介護2であったが、翌年の2013年（89歳）に要介護3へと進んだ。しかしながら、2013年〜2016年（93歳）の4年間は要介護3が維持されていた。その間、だんだんとR-ADLポイントが上昇していく様子が見える。93歳となり、要介護3の状態で天寿をまっとうされた。食事領域がしっかりしており、最期まで食事をとることができて、楽しい生活を継続できた。

上のグラフは、記憶領域とコミュニケーション領域のグラフで、どちらもポイントが上昇しているが、記憶の消失がより大きくなっている。これは、コミュニケーションがおおむね介護者からの問いかけに対する応答が主な内容であるのに対して、記憶はレミニンの自発的な発語が必要だからである。ポイントが上昇していき、最期に近づいたときは、今まで普通に記憶していたことが、まったく言えなくなっていた。

グラフからも老衰というイメージがとらえられるが、亡くなる6カ月前から急激に記憶が消えてきたことがわかる。介護状態も重篤化してきているが、それにともなって記憶の消失も大きくなっている。

個人の経年推移（5年間）

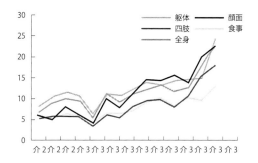

記憶とコミュニケーションの経年推移

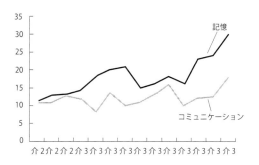

年齢的には記憶を維持できた方だと思うが、身体的な衰えと、記憶の衰えがほぼ同じ傾向であることが示されている。

8-6　R-ADL活用施設の事例

公益社団法人全国有料老人ホーム協会、北海道連絡協議会主催による「事例研究発表会」での、さっぽろ高齢者福祉生活協同組合「イリスもとまち」の職員、諸橋夏帆さん、鳴海茜さん、遠藤まなみさんの研究発表を紹介する。

回想法によってADL記憶を刺激することが認知症の予防・進行抑制に効果がある。そこで、音楽やおしゃべりなどを活用してADLを維持・回復させ、認知症予防や進行抑制につなげたいと考えた。

「イリスもとまち」（札幌市）では3カ月に1度R-ADLを実施マニュアルに基づき実施している。目的は「記憶とADL」の状態を測定すること。ADLの維持・回復のために記憶の維持・回復をうながすケアを行う。こうしたケアに必要な数値資料をR-ADLによって得ている。

■ ADLを低下させない取り組み

1　音楽レクリエーション

音楽レクリエーションは2人の音楽療法士が月に2度実施する。音楽レクリエーションで音楽療法を行っている。音楽療法では身体的・精神的・心理的働きを維持するために音楽の特性を活用する。以下、音楽レクでの事例を2名挙げたい。

■事例K氏

「茶つみ」を歌いながら手遊びをする際に「せっせっせーのパラリトセって言うんだよ」と教えてくれた。それを取り入れて皆さんで手遊びをして歌った。

■事例H氏

「スキーの歌」でスキーの思い出は？との質問に「手稲山で滑った」と答え「85歳まで手稲山

のてっぺんから下まで滑っていた」と話がより深まった。

この2つの事例から、音楽をきっかけとして記憶を回復させることができた。

2　グループ回想法

グループ回想法で昔の遊びを毎月行っている。

■百人一首

普段動作がゆっくりなレミニンも真剣な表情で上の句を読むと、さっと手が出る。昔の遊びは職員がルールをわかっていてもあえてレミニンに説明してもらったり教わることでご自身の昔の思い出もよみがえる。

■あやとり

つつみ、ひと山、ふた山、かわ、かえる、など次々と作っていく。

■おはじき

おはじきを見て「昔と同じだわ、こんなきれいな色だったわ」と話され、いろいろな地域の変わったルールも職員に教えてくれる。

■お手玉

「昔はあずきの中に鈴や"足袋のこはぜ"を入れて作った」と教えてくれる。

■写真

写真を使ったグループ回想法では、サポートする職員はキーワードを確認する。たとえば本書48ページの写真では、囲炉裏、土間、割烹着、飯台、上座、正座などが考えられる。一人のレミニンばかりが主役にならないように職員も間に入りながら当時のことを思い出してもらう。話が盛り上がってきたらレミニン同士で話が進むこともあったり、普段口数が少ないレミニンが多くを語り出したりすることもあった。職員もレミニンが歩んできた歴史を少しでも知り会話を重ねていくことで、信頼関係を築いていくことにもつながる。

3　言の葉ノート（個別回想法）

ちょっとしたおしゃべりやインタビューでレミニンの記憶をたどり、それを「言の葉ノート」として記録している。当時の思い出を映像イメージで思い出していけるように質問する話題の展開事例を紹介する。

Q：小学校時代の思い出は何かありますか？
A：運動会。
Q：運動会のどんなことが記憶に残っていますか？
A：運動会の最後にする演武のことは今でも覚えている。
Q：どんな演武が行われていたのですか？
A：他の学校にはなく、終戦のころまで行われていた。会津の戊辰戦争での言い伝えを4年生、5年生、6年生が袴をはいて木刀を腰に差して行い、最後に切腹して倒れると拍手が沸き上がった。袴の色は統一されていなかった。自分が着ていた物は思い出せないが、人に作ってもらっていた人もいたかもしれない。地下足袋をはいていた。木刀は自分で削っていた。長さは60cmくらいだったと思う。
Q：演武ではどのようなかけ声をされていましたか？
A：倒れる前に「君子の務めはこれまで〜」と皆同じ方向を向いて倒れた。（はじめは覚えていないと言っていたが、皆で歌っていたことを思い出した）

これは一例であるが、単に当時の風景を思い出して頂くのではなく、その人にとって具体的な一場面を映像イメージとして思い出して頂くようにしている。

4 R-ADL評価

R-ADL評価では平成25年（2013年）に実施したものを数値化・グラフにした。グラフでは点数が高いほど自立度が低いことを意味している。ADLの観察項目は5段階法で評定し6分野30項目で構成されている。分野は、

Ⅰ）パフォーマンス・躯体
Ⅱ）パフォーマンス・四肢
Ⅲ）衛生・全身
Ⅳ）衛生・顔面
Ⅴ）食事
Ⅵ）コミュニケーション

記憶の質問は10項目を3段階で評定し10点から30点の範囲で採点する。

■事例S氏（男性、95歳、要介護1）

脳梗塞、脳血管性認知症の既往あり。認知症高齢者の日常生活自立度はⅡbで杖歩行。性格は温厚、物静かで、話好きではないが人づき合いが嫌いなわけではない。普段は居室で過ごし、行事やレクリエーションへの参加がほとんどない。

個別回想法で子どものころの記憶について映像イメージが思い浮かぶように行ったところ、子どものころの楽しい思い出をおしゃべりして楽しみ、ADL記憶への刺激ができたとともにADLの維持につながった。普段多くは語らない方でも子供のころの楽しい話は会話の糸口になりやすい。

■事例H氏（男性、95歳、要介護2）

大腸がん、左膝変形性膝関節症の既往あり。認知症高齢者の日常生活自立度はⅡaで、歩行器を使用する。性格は温厚で話し好き。几帳面で曲がったことが嫌い。ベッドに座って居眠りしている時間が長い。しかし、自分の幼いころからの生活史を作り、子どものころの話になると、とても楽しそうに話される。

S氏、H氏2名とも1年間を通してグラフの形に大きな変化はなく、ADL記憶を回復・維持させることでADLも維持できていると言える。実践を通して職員が効果を徐々に感じ、関わり方の方向性が明確になった。課題としてはレミニンの記憶力のレベルに合わせた、きめこまかな記憶刺激を職員間で判断していく難しさがある。

■今後の取り組み

今後の取り組みとして「レミニンの笑顔」が少しでも増えることを目標とする。ADLを低下させないために取り組んでいる4つの取り組み、

①音楽レクリエーション
②グループ回想法
③言の葉ノート（個別回想法）
④R-ADL評価

これらを充実させることで、新人職員の教育システム・介護量負担の軽減・ADL記憶の維持につながっていくと考え、今後もイリスもとまち全体で取り組んでいく。

第9章

レミニセンスブック（回想録）の実施方法

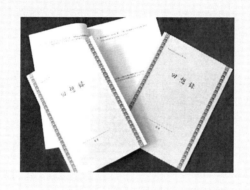

9-1　心療回想法的インタビュー 4つのポイント

9-2　レミニセンスブック（回想録）インタビュー項目

9-3　幼児期のインタビュー項目

9-4　児童期のインタビュー項目

9-5　青年期のインタビュー項目

9-6　結婚についてのインタビュー項目

9-7　仕事についてのインタビュー項目

9-8　子が親にするインタビュー項目

9-1 心療回想法的インタビュー
　　　4つのポイント

1　尋問にならないよう「聴き方」に注意する

　原則として回想法の話題は高齢者の自由にまかせられているのだが、傾聴のように黙って聴いているとどうしてもネガティブな話題になりやすいので、ネガティブな方向へならないようにあらかじめインタビュー内容を吟味しておいた方がよい。また、自分史のように自分で自分の過去を振り返ると、成功体験よりも失敗体験の方が印象に残っているためにそれが話題の中心となりやすい。「個人の歴史」を回想するためにはやはりインタビュー項目を決めておくことが大切。

2　事前にレミニンのプロフィールを知っておく

　事前準備としてはレミニンの人生プロフィールを知っておくことが大切。事前に知っておくと、インタビューするときにプラスアルファの魅力が加わる。たとえば、関西出身であれば関西弁をちょっと入れたり、青森であればねぶた祭りのことを話題に織りこんだりすることで回想するイメージがより身近なものとなってくる。

3　メモをとりながらインタビューする

　「メモをしながら聴く」というのが基本。メモをしながら聴くので話のポイントだけを書く。もちろんレミニンが「メモはイヤ」という場合にはメモをしないが、そのときは茶のみ話にならぬようしっかりと話の方向を示しながら話を聴く。録音についても同じ。必ずレミニンの許可をもらう。

　メモは単なる記録ではなく回想法というルールによるインタビューであることを意識化させる意味もある。

　以下100項目のインタビューアイテムがあるが、すべてを順番に質問する必要はない。また、インタビュー項目にこだわってしまうと尋問になってしまうこともあるので高齢者の気持ちを一番に考えながら進める。

4　レミニンが「聞かれたいこと」と
**　　「言いたくないこと」を感じとる**

　レミニシャン初心者がよくやる不都合はレミニシャンが「聞きたいこと」をレミニンにインタビューしてしまうこと。つまりは尋問インタビューとなってレミニンの不評を買ってしまう。心療回想法のポイントはレミニンが「聞かれたいこと」をインタビューする。聞かれたいこととは、自分が輝いていたときや、幸せを感じていたころの話題だ。こういったポジティブな話題は自分からは言い出しにくいものだからレミニシャンからインタビューするのが自然。

　自慢話になってもOK。ただし、仕事の自慢はNG。グループでおしゃべりするときなどは仕事上で社会的に上位だった参加者もいるし、そうでない参加者もいる。そうした現役時代から引退しているのだから、その形骸化されたプライドには何の意味もなく、かえって仲間からの孤立を招く可能性もある。

　なので、ここでいう自慢話というのは学校時代の自慢のこと。運動会で一等賞とか、書道や絵画の展覧会で金賞を得たとか、そういった学校時代の自慢であれば、すべての人が同じく経験したことだから相互理解ができる。たとえば「仕事でザグレブ市郊外に行ったときの話」はストーリーとしてはおもしろいかもしれないがイメージを共有できない。「ザグレブってどこ？」となってしまうと他者との心理的距離感が出てしまう。

　このような前提で、なおかつレミニンが「聞かれたいこと」をインタビューするので事前のパーソナルインフォメーション（個人情報）を得ておくとよい。ちなみに、個人情報保護という意味は

「レミニシャンがレミニンから聞いた情報を他者に伝えない」という意味で、レミニンから直接ならばどんなことをインタビューしてもかまわない。答えたくないことと、答えてもよいことをレミニン自身が判断して答えるのだから。だからこそ、レミニンが言いたくないことは聞かない。視線やうなずきなどにも注意してそれを感じとりたい。

5　レミニセンスブック（回想録）は葬儀でも活用される

　最近、葬儀の中で故人の生涯について紹介することが増えている。語るのは進行係であったり、司会であったり、僧侶だったりする。もともとこれは神道葬儀で神主が行っている「偲話・さいわ・しのびことば」から広まった。

　神道では亡くなると魂が神の座に列されることになるので、人の世でどんなことをしてきたのか神々へ報告して、神の座にふさわしい魂であることを述べることを目的としている。一般的には10分くらい。長いと1時間以上になることもある。どんな両親から生まれ、どんな努力をしたか、社会にどう貢献したかなど聞いている参列者たちも故人のことがよくわかり、自分が知らない故人の別の面を知ることができて、より深く偲ぶことができる。

　この偲話の中にネガティブな内容は入らない。偲話の文章を作るために神主は事前に遺族から詳しく故人の人生を聞き取る。ある意味でこの偲話の文章を書く技量が神主の価値と言えるかもしれない。困るのは親族が故人のことをほとんど知らないケースだ。履歴書的な学歴と職歴くらいしか知らない親族であったりすると、偲話の内容がそれこそ履歴書の朗読のようににになり、聞いている方も心が動きにくい。

　ところが、レミニセンスブック（回想録）にはエピソードや思い、趣味やマイブームなどパーソナルな内容があり、子どもから見ると自分が生まれる前の親の青春時代や子ども時代のこともあり、父と母の出会いなども書かれている。生まれてから亡くなるまでの生涯が書かれているので偲話を作る際にはとても役に立つ。偲話を書く神主にとっては願ったりの資料となり、神主だけでなく偲話を語るすべての人の役に立つ。葬儀に集まった人への感謝と最後のお別れの言葉としてすてきな偲話はみなさんの心を一つに結ぶものとなる。

9-2 レミニセンスブック（回想録）
   インタビュー項目

1　名前の確認
　こんにちは。私は○○と申します。よろしくお願いします。私は、あなたのお名前をどのように呼んだらいいでしょうか？　もしよろしければ○○さんと呼んでもかまいませんか？

　「おじいちゃん」「おばあちゃん」と言ってはいけない。必ずお名前を呼ぶ。お名前を呼ぶとあまりにも堅苦しい感じがしたら、あだ名でもいい。本人がそれでよいということであれば、その方が親しみが出てくる。これ以後の展開として名前の謂れや、命名のエピソードなどを引き出す準備をしておく。

2　誕生日の確認
　○○さん（女性）はとてもお若く見えますが、おいくつになられますか？　もしよろしかったらお誕生日を教えてください。

　あまり数字にはこだわらないこと。歴史年表などを開いて、戦争や社会的な事柄と結びつけてもよい。大正時代などは、まだまだ戸籍制度が明確ではなかったので、数年、数カ月のズレはよくあった。誕生日をはっきり答えられたということは「認知症状はあまり進んでいない」というチェックにもなる。女性はいくつになっても「お若い」と言われると気分が明るくなる。男性は「若い」と呼ばれることに慣れていないようで、褒め言葉としてはあまり適切ではない。

3　趣味など
　○○さんご自身のあだ名はありますか？また、趣味などでの雅号や、ペンネーム、華道や茶道などでの雅号などはありますか？

　趣味を確認する。女性の場合、子育てが終わると仕事を再開する人も多いが、経済的な事情が許せば、趣味やボランティアに「生きがい」を感じる人も大勢いる。そうした人には、まずこのようにもっとも自我関与しているもの（心が関心を寄せている事柄）を聞き出す。趣味やボランティアなどをしているようでしたら、そこをしっかりと聴き、高い評価を言語的に表現する。

4　名づけのエピソード
　○○さんはとても素敵なお名前ですね。お名前の「いわれ」などありましたら、聞かせてください。

　「名は体をあらわす」と言うが、太郎であれば長男、次郎であれば次男、のようにシンプルな家庭から、何々左衛門というように庄屋の家柄をあらわす名前もある。そうした名前からも家柄や出自などがわかる。また、第1次世界大戦のころであれば女児であっても「勝・まさる」という文字が使われたり、時代を反映する名前や、親の願いが読み取れる名前もある。そうした家族の「思い」を名前から引き出すこともできる。

5　父親について
　昔の父親というものは、厳しくて怖いのが普通だったかと思いますが、○○さんのお父上はどんな方でしたか？

　第一声に注目して聴く。笑顔で思い出そうとする仕草であれば、親子関係が良かった、もしくは心理的に整理されている状態がわかる。ネガティブ（否定的）な感情があれば、苦しそうな表情をする。後日、父親のことを思い出して気に悩むこ

ともあるのでこの場で感情表出をさせるようにする。

6　父親の仕事
子どものころ、父親の仕事に興味をもつことが多いと思いますが、○○さんのお父上の仕事はどんなことでしたか？

父親の仕事を聞くことで、本人の生育環境がわかる。特に自営業であれば、親の後継ぎである長男とそうでない次男とでは、父親に対する気持ちが違っている。そうした心理的な違いを理解し、父親像があまりよいものでない場合には、できるだけ父親像をよいものとすべく会話を続ける。

7　父子関係
子どものころ、お父上とどんな話をしたか覚えていますか？

「話」というキーワードで、もっとも印象的なエピソードが思い出されることが多い。「会話」という表現でもかまわないが、やや堅苦しくなる。しかし、上流階級の高齢者であれば、「会話」という表現の方が好まれる。父親だけ、母親だけ、というケースもあるが、それはそれでよい。特に思春期における自分を誰が理解してくれていたか、ということに注目する。自分を注目していてくれた親がいたことを認識していることは、自分が親となったときにそのように行動することになる。コミュニケーションの内容が語れれば認知症傾向は低いと考えられる。

8　父子関係
今思うと、お父上のどのようなところが尊敬できますか？

あえて「尊敬」という表現をして自己肯定感を確認する。親を尊敬できていないということは、自分を受容できていないということでもある。

9　母子関係
親子関係って難しいこともあるかもしれませんが、○○さんにとって、お母上はどんな方でしたか？　お母上の思い出を聞かせてください。

幼児期の母子関係は、それ以後の人間関係の基礎となってくる。そうした時期に死別や離婚などの体験をしていた場合、自己表現に偏りも出てくる可能性があるので、そうした今の反応を類推することにも役立つ。母親とのポジティブな関係は楽しい回想に直結している。

10　母親との結びつき
○○さんのお母上とどんな話をしたか覚えていますか？　印象に残っていることを教えてください。

母親の思い出がもっとも原点に近い記憶で、その記憶がはっきりしているほど回想法がうまく進む可能性がある。ここでは、母親をどうイメージしているかを確認する。よいイメージであれば、カタルシスの必要性はない。自分の母親に対してネガティブなイメージを持っている場合、自分の子どもに対してネガティブな反動感情を持っている可能性もあるので注意を要する。

11　母親のイメージ
子どものころ、お母上に甘えたエピソードを教えてください。どんなふうに甘えたのでしょう。

映像イメージがもっとも明確に残っている可能性がある。イメージがあって話せないのか、映像

がなくて話せないのか、言語性のチェックにもなる。

12　母への尊敬
　○○さんにとって、お母上の一番好きなところはどんなところですか？
　尊敬できるところはどのようなところですか？

　家族的な意識が理解でき、女性であれば自分の母親像が実際に生活に生かされてきたかを知ることができる。

13　生活場所
　ちょっと話題を変えますが、○○さんが子どものころから今までに一番長く生活した場所はどこですか？　その町にはどれくらいの期間住まわれていたのですか？

　ここでは「場所」にこだわる。場所というキーワードで刺激を与える。場所にこだわると、その土地の文化行事や、気候風土が思い出され、映像的なイメージが引き出しやすくなる。お祭りや季節行事などそうした活動に携わったことを思い出すことで、社会的な意識の刺激となる。

14　否定的・肯定的回想
　○○さんの人生の中で、一番思い出深い場所は、どこですか？

　この項目も、否定的回想か、肯定的回想かを判断する情報となる。「一番」という表現を使っていて「よい」とも「悪い」とも言っていない。それを高齢者に選ばせる。肯定的な思い出ばかり出てくるようだったら、順調に回想が進行する可能性が高いが、否定的な思い出ばかりだと時間がかかることもある。

15　趣味
　○○さんの趣味、というか、それをしていると「楽しい」と感じることは、どのようなものですか？

　ある年齢の高齢者にとっては「遊びや趣味は罪悪」という意識が見られる。だから「趣味はない」と答えることもあるし、気持ちの言い換えをしているケースもある。ゲートボールなど今の趣味をまず聞く。後で子どものころの趣味を聞く。ここで「特にない」ということであれば、だんだんと時間を遡るように「お金の使い方」の方向へもプロンプトする。

9-3 幼児期のインタビュー項目

　一般的に高齢者は、幼児期や児童期についての記憶が定かでないケースが多く見られる。何十年も口に出なかった事柄だから無理もない。しかし、子ども時代の記憶を引き出すことは大脳の奥に刺激を与えることにもなるので、急がずにじっくりと待ちの姿勢で聴く。

　子ども時代の話題を引き出すコツは、いっしょに子どもになること。話している方の気持ちが子どもになってくるから、聴く側もいっしょに子どもの気持ちでなければ楽しい気持ちにはなれない。これ以後順々に年齢を追って聴くわけだから、そのときも語り手といっしょに成長する。

　幼児期の記憶は、はっきりとしていないからこそポジティブ的な感情や、ネガティブ的な感情が比較的表に出てきやすい。幼児期の感情は一生を通じて影響を与える。

16　就学前の状況
　○○さんは、学校に入学する前はどんな子どもでしたか？

　尋常小学校、高等小学校、国民学校など時代によって学校が意味するところが違う。また、6歳以前の幼稚園や保育園は少なかった時代。初めての集団行動に適応できていたかを類推する。当時は大家族による生活やきょうだい（兄弟姉妹）が多かったため、集団行動への不適応は少なかったかもしれない。しかし、なかったわけではないから、そうした社会性についての理解を得る。学校入学のころの社会的背景や、生活文化など下駄での登校や、わらぞうりの上履き、国民服の制服登校など当時の階層社会における文化が理解できる。

　本人の記憶は少なく、後からきょうだいや親から教えられることも多い。しかし、無邪気で自分らしいエピソードが一番詰まっている時代でもある。

17　生活文化意識
　○○さんの子どものころ、生活したところは、都会でしたか、田舎でしたか？　自分ではどう感じていましたか？

　客観的判断ではなく、レミニンの個人的感情を聴いている。このインタビュー項目の目的は、自分が自分の町をどう意識してきたか、というチェックにある。「都会だからよい」「田舎だからよい」「都会だから悪い」「田舎だから悪い」など客観的な環境は同じであっても、その評価認知となると大きく異なる。自分をとりまく環境への適応がどの程度であったのか、田舎が都会へ変貌をすることについてどんな感情があったのか、そうした動きをつかむ。

18　社会的生活
　子どものころ、「ばぁや（婆や）」「ねぇや（姉や）」はおられましたか？　もしおられたら、その人の話を聞かせてください。

　現在は階級があるとは感じられない時代ではあるが、戦前は少ないとはいえ、階級社会であった。そうした場合、上流階級では必ず「ばぁや、ねぇや」がいて養育に携わっていた。養育というよりも子守りといった方が適切な場合もある（「おしん」のようなケース）。そうして育った方は高齢者になってもかなりプライドが高いことがある。対人関係がうまく行かない高齢者のこのプライドがそうさせている可能性もある。だとすればプライドの原点を理解するところに意味がある。

19　家風

○○さんのご家庭で年中行事や風習、たとえばお雛祭りや五月の節句などはどんな感じでしたか？

現代では死語となった感じもする「家風」であるが、高齢者にとって、特に上流階級の女性にとって家風はもっとも大切にしなければならない精神的支柱であった。それが倫理観につながり、自分がどう生活すべきかの基本となっていた。この家風は、あれこれと言語化できるものは少なく、家庭生活の慣習として伝えられてきていることが多い。それぞれの年中行事の「行為」「形式」「形態」「食べもの」「人物」「場所」などに注目して記録をとる。また、地域による違いもあるのでそれぞれの違いを意識する。話していくうちに自分が子どもではなく、母親になって仕切ってきたときの様子になってきていても、それはそれでかまわない。

20　食べもの

子どものころ、とってもおいしかった食べものは、どのようなものですか？

「子どものころ」と年齢を規定しないで聞いているのは、時代背景とそれぞれの生活に幅を持たせるのが狙い。幼児時代の話は比較的少なく、小学校時代が多くなる。就学前という時代の話題であっても、あまりこだわる必要はない。「果物」「ケーキ」「エビフライ」などいろいろ出てくるが、そのときに、「どんな形？」「どんな色？」「どんな味？」「どんなところ？」「どんな感想？」などなど、「味の原点」を探るインタビューも効果的。これをきっかけに「今、その思い出の食べものをいっしょに食べてみましょう」と誘ってもよい。実際にそれを食べるとさらに鮮明に記憶がよみがえってくる可能性も高い。

21　健康

子どものころ、○○さんやご家族の健康はどうでしたか？

ここでも「子どものころ」と時代を区切っていない。こうした漠然としたインタビューは、時間の幅を広くとってインタビューする。そうすることで「心当たり」にぶつかることも多い。家族を出したのも、衛生状態や栄養状態を知るために必要。天然痘、結核、コレラなど、今では何でもない感染症や虫垂炎などの病気も当時は「死病」であった。そうした当時の「恐ろしさ」をいっしょに共感する。

22　遊び

子どものころ、一番好きだった遊びはどんな遊びでしたか？

「怖い話」「苦しい話」の次には必ず「楽しい話」を持ってくる。話題をいつまでもだらだら話させない。一段落したところで話題を変えて気分を明るくすることが大切。特に「うつ傾向」のレミニンはトートロジー（繰り返し思考）にはまってしまうことも多いので、そうしたときにもレミニンに関する楽しい話題をいくつか用意しておく。

「レミニンの長話をどう切るか」という質問をよく受けるが、レミニンには時間がたっぷりあるのだから、ゆっくりおしゃべりするのは当然。話の始めに時間を区切ることの承諾をとっておくことが礼儀となる。

9-4　児童期のインタビュー項目

　児童期は、小学校時代のこと。まだ男女の関係などには興味が出てこない時期にあたる。そうなると必然的に食べものや両親、きょうだい、友人などの話が中心となり「無邪気な気持ち」というところを基本ラインとする。実際のところ「懐かしい時代、とは自分が何歳くらいのころですか」という調査を行ったところ約80%が小学校時代と答えているデータもある。そうした「懐かしさ」をうまく引き出し心の楽しさを味わうことができれば最高のインタビューとなる。戦争という時代の影響もあるので時系列にこだわらずにポイントポイントのエピソードを楽しむ。

23　小学校
　○○さんの通った小学校は、どんな学校でしたか？　学校名は覚えていますか？　ご自宅から△△小学校までどれくらいの時間歩きましたか？

　年齢によって尋常小学校、高等小学校、国民学校などいろいろな呼称があるので、そのような名称についても正確に表現する。そうすることで、その時代をしっかり認識させることができる。また、幼稚舎、幼年学校、初等学校など個人によっては、それぞれに特別な呼び名があるので、そうした呼び名も間違わずに表現する。小学校の場所や雰囲気、先生のことなど内容についてはレミニンのイメージに任せる。出てこなかったら学校で食べたお弁当のことなどを話題にしてみる。
　都会の学校だと徒歩30分以内のことが多いが、地方の場合には1時間歩くこともあった。子どもの足での1時間はかなりつらい。そうしたつらさを軽減させる楽しみなどが思い出せたらすばらしい。そして、なるべく「誰」といっしょに登校したかを思い出させるようにする。人間関係の記憶をしっかりさせることは、認知症の予防に大きな効果がある。顔と名前がちゃんとしていれば認知症は軽い。重症の認知症患者が自分の息子を他人と間違うことがあるが、それは、意識が過去にもどって息子の顔が子ども時代の顔で認識されているので、今の顔と子ども時代の顔が一致しないからだ。

24　勉強
　小学校での勉強の方はどんなでしたか？
　得意な科目は何でしたか？

　ここでは、学校の成績をインタビューしているのではない。聴かれたレミニンはつい勉強の結果としての成績を聞かれたと思って話しづらい表情をすることもあるが、「どんな子どもであったのか」といった切り口から勉強のことについて引き出す。勉強よりもお弁当や、いたずらの方がはっきりと覚えているレミニンも多いが、それはそれで楽しむ。ここの目的は、何か得意なことを見つけて「褒める」ことにある。それと、いろいろな体験をしたという事実の確認をすることが目的。「勉強しなくても成績はよかった」と語ったとしても、どこかで勉強しているわけで、その勉強への努力を評価する。また、学校教科以外の勉強をがんばったというのであれば、それはそれで「すばらしい」と高く評価する。

25　友だちの名前
　小学校のときのお友だちの名前を覚えていますか？　覚えているお名前を教えてください。

　顔は思い出せるが、名前が出ない。ということが多い。顔と名前を一致させる。あまり追求しない。

26　修学旅行
小学校時代の修学旅行、遠足、学芸会などの思い出を聞かせてください。

ここで気をつけることは、レミニンのおしゃべりが観光案内にならないようにしなければならない。たとえば「京都の金閣寺は何々で……」と自分のことではなく、金閣寺の歴史的な背景や史実などの説明にならないように話題をコントロールする。なるべく自分のことに限定してインタビューを進める。この落とし穴は大きい。自分のことを聞かれているのに自分以外のことを話し出すケースはちょくちょく出現するので注意したい。

27　山川の遊び
小学校のころ、子どもたちだけで行った山や川の冒険の思い出を聞かせてください。よく大人に「行ってはいけない」と言われていたところなどはありましたか？

ここでの話題は「水」。広い海での思い出はのびのびとした回想を導くので、ゆっくり時間をかける。おぼれかけた経験などは鮮明に記憶していることも多いので、そうした記憶もひもときたい。

28　先生
小学校で好きだった先生は、どんな先生でしたか？　その先生のお名前を覚えておられますか？

小学生の当時、好きだった先生がおられることが多い。淡い恋心と言えるかもしれない。そうした「やさしい感情」を思い起こすことが狙い。そして「名前」。記憶イメージは「映像」によって蓄積されているので、そのイメージは比較的すぐに思い起こされるが、名前となると「言語記憶」なので時間がかかる。しかし、その先生についての話を進めていくうちに、ひょっこり名前を思い出す。こうした大脳機能への繰り返しの刺激が大脳の血液量を増加させ、循環させ、結果的に大脳細胞を活性化させることになる。

29　学校生活
小学校はとっても楽しいことが一杯ですね。○○さんは、学校ではどんなことで褒められましたか？

レミニシャンが、レミニンといっしょに喜んだり楽しんだりするインタビュー項目。精勤賞、優秀賞、運動会の一等賞など、社会的な賞賛であることに注目する。先生と生徒、クラスメイトとの関係などそれぞれに思い出があり、一つのエピソードが見つかったら、それをフォーカシング（焦点）し、話題をあまり動かさずにディテール（細かい具体的なところ）を聞き出す。そして、必ず「かっこいい！」といっしょに喜びの感情を共有する。これが1H話法となる。

30　叱られたこと
反対に、叱られたことはどんなことでしょう。

叱られたことはない、親の言うことをよく守った。と答えるレミニンもいるが、自分に都合の悪いことは忘れているのでOK。逆に今でも親を恨んでいるようであれば精神疾患の可能性がある。

31　親友
小学生のころ、親友とはどんなことをしましたか？

楽しかったことをプロンプトし、笑顔にさせる。親友はいなかった、と口にするレミニンの場合は素通りする。

32　子どもの秘密
小学校のころ、親に秘密にしていたことはどんなことだったですか？

床下で子犬を飼ったり、オタマジャクシを手洗い水に入れたり、きょうだいでのいざこざなど小さなことにこだわって聴く。

33　手伝い
家のことで、いつもやっていた手伝いはどんなものですか？　柱時計のネジ巻きとか、井戸の水汲みなんかはどうですか？

家族の中での役割について注目する。子どもが自分の手伝いをまっとうすることで、家族の中での位置づけや価値を自覚していくプロセスを聞き出す。もし自覚されていないときは、そうした役目が「家族的価値」の形成であったことを意識させる。そうすることで自分が孤独ではなく、しっかりとした家族の中で生きてきた、という充実感をプロンプトできる。これが認知症予防に繋がる。

34　家族の躾
家庭で褒められたことは、どんなことですか？

家の手伝いをすることについて、褒める家庭と、褒めない家庭とがある。昔の家風を重んじる家庭では、ほとんど褒めることをしない。そうした褒めることのない家庭で育ったレミニンは、あまり褒めすぎるとしらけた感じになってしまうこともあるので、褒めると同時に共感をしっかりと示さねばならない。それでも子どものころに親に褒められた思い出は、心を和ませるもっとも効果的な記憶の一つと言える。

35　習い事
子どものころには、習い事など何かしておられましたか？　エピソードなどがあれば教えてください。

習い事をしていれば、発表会や認定級位や段位などを持っている可能性がある。そうすれば楽しい思い出の話題となる。ずいぶんとそうした習い事とは遠ざかっているかもしれないが「読み書き算盤」などは一生涯を通じて身についていることも多く、また楽しみと努力がそこにあり、子どもながらにがんばった！といっしょに喜びを共有できる。

ときには「2位だから大したことないね」などと謙遜することがある。しかし、2位となれば準優勝であり、決して価値のないことなどあるわけがない。とってもすごい価値だ。本人の意識の中では低いものであっても客観的に見れば価値があることを気づかせる。

36　きょうだい
きょうだい（兄弟姉妹）がたくさんいる家庭も多いようですが、○○さんにはごきょうだいはおられますか？　よろしかったらお名前を教えてください。

エピソードの前に名前を思い出していただき、これから聞く状況を整理する。ここで兄弟に対するイメージを引き出す。きょうだいがいなければあまり深追いせず、話したがらないようなら、それはきょうだい仲があまりよくないことを意味している。きょうだいだから仲がよいとは限らない。また、ここでは家族の人間関係を軽くとらえることを主眼とする。名前がすぐに出てきたら認知症傾向は低い。

37　きょうだい

○○さんには、ごきょうだい（兄弟姉妹）がおられたと思いますが、きょうだいゲンカは、どんなことが原因でされましたか？

ささいなことだと答えるレミニンが多く、その原因などをしっかり覚えていることは少ない。もし、詳細に覚えているようであれば、逆に何か心理的なトラウマがそこにあると疑う。きょうだいの他に、いとこ、叔父、叔母、親戚の子ども、同居人など対象を拡大してもよい。

きょうだいゲンカは、ストレス耐性を形成する大切な経験で、きょうだいゲンカをしているとその解決法を聞くことができる。肉親との関係も理解でき、現在はどうなのかと一気に現代へ話を動かしたときに、ついてくることができれば、認知症傾向は低いと考えてよい。しかし、しばし留まっているようであれば認知症傾向を考える。

38　家族の遊び

家族みんなで行く海や山などへの行楽は、楽しかったですか？　どんなところへ行かれましたか？

海水浴という習慣がない地方もあるので、なければ海に関する項目はすべて削除する。家族いっしょに海水浴に行くことは家族円満であり、両親が子どもに対してきちんと対応している象徴であり、そうした海での経験を現在どう感じているかを聞いてもよい。自分が母親（父親）になって、自分の子どもを海に連れて行ったときのことを重ねてインタビューしてもよい。

39　食べもの

思い出のおやつはありますか？
甘いものや果物はどうですか？

子どもにとって食べものの記憶が一番強い。しかし、そうした食べものの記憶は、それに付随するエピソードを導くことが多い。たとえば「誰々さんが来たときだけ食べられるもの」「病気のときだけ食べられるもの」など記憶刺激となる。味覚と嗅覚を同時に刺激できるので可能であればその当時にあり、今はなくなってしまったものを「再現しよう」という話の流れになってもよい。特に女性であれば「自分で作りたい」という意欲につながれば次の展開に進むことができる。

40　いたずら

○○さんはいたずらっ子でしたか？
どんないたずらをしたのでしょう？
覚えていますか？　見つかって叱られましたか？

自分はいたずらっ子ではないと主張するレミニンもいる。それは「いたずらをしてはいけないと躾られたからだ」と語る。しかし、自分なりに「おもしろいこと」はだいたいにおいていたずらの類に入っており、いたずらの意味にこだわらずに「おもしろいこと」を聴きだすのがコツ。特に、叱られたときのようすがあれば、よい思い出ポイントとなる。「思い出ポイント」とは、その時代を象徴するエピソードになる。

41　恋心

子ども心ながらに、憧れていた人はいましたか？　その人はどんな方でしたか？

多くのレミニンが小学校の先生を挙げる。映画

俳優や芝居の役者を挙げるのは少数であろう。好きだった人の面影がレミニンの頭の中にイメージが浮かんでくるとドーパミン（脳内快感物質）が放出され、笑顔がやさしくなる。そうしたやさしさを「すてきな笑顔ですね。きっとすばらしい思い出があるのですね」といっしょに共感する。

42　中学校
○○さんが通った中学校の名前を教えてください。それは、どんなところにありましたか？

正確に答えられれば認知症傾向は低い。昭和21年〜24年に学制が大きく変わったので、そのことをインタビューしてもよい。

9-5　青年期のインタビュー項目

青年期はすべての高齢者にとって「輝いていた時代」と考えてよい。自分にとってもそうであるように高齢者にとっては、それこそ自分の心の「拠り所」でもある。たとえ戦争などにより食料難や怪我などがあったとしても、そのエピソードの一つひとつが輝いている。

そうした心の輝きをプロンプトするのがポイント。「ひとつの成功の陰には千の失敗がある」と言われているように、失敗をどう自分なりに消化しているのかをチェックする。まだまだ失敗を引きずっているようであれば、そこに話題をフォーカシングせず、楽しい話題を発見する。

インタビュー項目には、服装などの性差項目もあるので適宜に言葉を言い換えてインタビューする。いっしょに「感じ、喜び、笑う」ことを忘れないように。どきどきしながら青春時代を歩むので、あまりストーリーやインタビュー項目にはこだわらず、頭に浮かんだイメージ（右脳）を言語化する（左脳）ことを支援する。

43　制服
学校の制服は、どんな制服でしたか？

どの学校（小中高校）か指定せずインタビューする。女性であれば自分が気に入っている制服、嫌いだった制服などいろいろなエピソードが出てくる。スカート丈が短いとか長いとか、そうしたちょっとしたイメージを明確にさせていく。女性の場合、服装への関心が強いので記憶もしっかりしていることが多い。

男性の場合は、あまり覚えていないこともある。詰襟の黒い学生服が一般的。しかし、軍学校の白い制服やジャバラ付きの制服など特徴あるものであれば、自分のプライドとして記憶に深く残って

いる。

　服装に関するインタビューは、あまり人格に接しない話題なので乗りやすい。国民服やもんぺなどにも「ある種」のオシャレがあったことなどが引き出せればすばらしい。

44　友人
　そのころの友人の名前を憶えていますか？
覚えていたら教えてください。

　人の名前を繰り返すのは、名前と顔が一番つながっているから。顔と名前が一致するとそのときのエピソードが出やすい。

45　服装
　学校以外ではどんな服を着ていましたか？
自分で縫ったりしましたか？

　時代背景がよく見えてくる。「もんぺ」という世代は戦争が色濃く出てくるので、戦争の話題を中心として展開されるかもしれない。それと、「内と外意識」がはっきりあらわれるインタビューでもある。外へ出るときは綺麗にしても、自宅では「つぎはぎ」の服であることも多い。こうした意識は女性に強く、「内と外」がしっかりしていれば社会性が残っているので認知症症状を抑えることができる。つまり、「外意識」を利用してお化粧や服装を美しくすることで、社会性意識が刺激される。

46　服
　そのころ、欲しかった服はどんな服でしたか？
流行したファッションなど覚えていますか？

　時代の流行はどの時代でもある。この質問は女性を意識したインタビュー項目で「過去の欲望」を明確に認識させることに主眼がある。それは社会心理的に欲しいと感じるもので、食料のような生理的なものではない。心理的な欲望を刺激することで抽象意識を維持させる。男性には省略してもよい。

47　得意科目
　中学校では、得意な科目があったと思いますが、得意科目になった原因はどんなことだったのでしょうか？

　思い出すには時間がかかるかもしれない。その後、英語など仕事がらみの科目であれば思い出すことは早いが、そうした関連がなければ思い出そうとしても思い出せないことがある。ただし、ダメだった科目はすぐに言えることが多い。ダメだった科目についてはそれほど話題を振らない。勉強のほかに得意なもの、たとえば水泳などがあればそちらに話題をもっていく。

48　歌
　そのころよく歌った歌は、どんな歌ですか？

　歌は時代によって大きく異なる。それぞれの時代を楽しむ。いっしょに歌ってもよい。

49　先生
　中学校といえば名物先生ですが、どんな先生がいましたか？　先生の思い出を聞かせてください。

　中学時代の先生の思い出話をすることが多い。これは思春期であり異性への関心や進路に関するつながりから先生のことを記憶しているからかもしれない。このエピソードはしっかりディテールまで深くインタビューしてよい。時間（朝、夕方など）や場所（学校の中、遠足など）をゆっくり

絵を描く情報を得るようにインタビューを重ねていく。記憶は映像の断片で浮かんでくるので、それをつなぎ合わせる手伝いをする。

50 遊び
遊びはあまりなされなかったかもしれませんが、あえて今、思い出せる学生時代の遊びはどんな遊びでしたか？

遊びを広くとらえて、時間の過ごし方、というように言い直してもよい。遊びに対して「よくないもの」という躾を受けた世代であれば「遊び」という単語に過剰反応することもある。しかし、家の手伝いの合間にしたちょっとしたいたずらなどの思い出は半世紀ぶりに引き出される貴重な情報でもある。
「遊びは罪悪である」という感性があるとすれば、たとえば「墓参り」は重要な大義名分であり、大義名分があるからこそその帰りにちょっとだけおいしいものを食べたり、素敵な服を買ったりすることが許される。言い換えると、大義は気持ちの免罪符であったことも理解しておく。

51 小遣い
そのころ、お金（小遣い）はどのようにしていましたか？ 小遣いは、どのように使っていたのですか？

学生時代のアルバイトなどはほとんどない時代もあったので、その場合は親からもらうこととなる。お年玉や、子守の駄賃だったりする。そうした行動の記憶が金銭記憶に関する刺激となる。10銭とか30円とか時代によって金額が違っているので、記録しておくとその時代のだいたいの相場が理解でき、他のエピソードで金額が出てきたときに理解が深まる。

だいたいのレミニンが「食べもの」と答える。もしくは「どうしても欲しかった○○」などと特定のものを挙げる。遊びや自分を楽しませることに対しての罪悪感がある世代において、小遣いの使い方はその人の考え方を知る大きな手がかりとなる。また、自分では「貧乏だった」などと感想を語っていても、小遣いの使い方から「大金持ち」であったことがわかることもある。

52 食べもの
お腹がすくと、よく食べたものはどんなものでしたか？

「お腹がすくと」というところにポイントがある。与えられたものではなく、自分から求めた食べもので、地域性が強く出てくる。地域特有の食べものであればその内容を詳しく聞く。特に自分で作ったものであれば、その作り方などを聞き出すことで記憶がよい刺激を受ける。また、そうした「思い出の食べもの」であれば、次回実際に作ったり、食べたりすることへ発展させることができる。

53 おしゃべり
中学生時代に、仲間とよくおしゃべりした話題はどんなことでしたか？

他愛もない内容だとはわかっていても当時流行していたファッションや歌手などを思い出すきっかけとなる。

54 将来像
そのころ、どのような将来の夢を語り合っていましたか？

将来の夢は、若いときの特権だと言われている

が、そうした「夢多き若者」であったかどうか。夢とか憧れとか、そうした「未来志向」であるのか。その夢が現在から振り返ってどの程度実現したのか。そうしたインタビューを重ねてみる。ひょっとするとその希望が挫折したことが原因で新しい自分が生まれてきている可能性もある。

55　憧れの人
○○さんにとって憧れのヒーロー（ヒロイン）は誰でしたか？　有名人でも近くに住んでいるお兄さん（お姉さん）でもOKです。

これは「銀幕のスター」とは違って、漫画の主人公や隣のお兄さんまで広い範囲になる。当時は生活範囲が狭く、人との出会いも限られていた。特に山村などでは出会いそのものが少なく、近くの異性があこがれの対象となることが多い。女性の場合、こうした「憧れ意識」が強くなることで健全な異性意識が形成されると言われる。そうした意識が現在でも継続されていれば社会性意識が機能しているので認知症になりにくい。

56　受験
受験はどうでしたか？　高校受験や大学受験、就職試験など、いろいろな受験がありますが、どのような受験を覚えていますか？

「受験」とだけインタビューして、中学とも高校とも規定していない。また、就職試験とも聞いていない。どの受験が一番印象に残っているかを確認する。受験は当時ごく一部の子弟のためのものであったので、こうした学校名を聞きだすには好都合だ。

57　受験
受験生時代の思い出を教えてください。

年齢が高くなればなるほど大学などの受験は少なくなるが、戦後生まれは受験経験者が多くなる。

58　受験と家族
受験について家族はどのような応援をしてくれましたか？

親への感謝の気持ちをプロンプトさせる。応援してくれなかった場合、話題をさっと切り上げる。

59　青春時代
○○さんの青年（乙女）時代はどんな時代でしたか？

社会的事象を直接経験したということや、記憶に残る経験など。クラブ仲間などのことをプロンプトする。

60　憧れのスター
○○さんにとって憧れの映画スターは、誰でしたか？　いまでもファンですか？

嵐寛寿郎、東千代之介、近衛十四郎、長谷川一夫など歌舞伎役者のほかに新進の人気者として若い女性の心をウキウキさせていた。そうした気持ちのよい青春を彷彿とさせる話題が好ましい。「自分は団十郎でした」などそれぞれの気持ちを大切にする。当時ファンレターなどはほとんど出すことはなく、もし出した経験があるとすればかなり熱烈なファンであったはずで、その俳優についての話題をぐっと掘り下げることも有効。

戦後の石原裕次郎などでもかまわない。胸がドキドキするような話題でおしゃべりすることが目

的。今と違って情報が限られていた時代なので、いろいろ面白いエピソードが出てくる。たとえば、後からわかったこととして「美空ひばり」と思っていたのに「美空小ひばり」だったとか、そんなエピソードが見つかれば話がはずんでくる。

61　初恋
誰でも初恋の人を忘れられないといいますが、○○さんの場合、初恋の人はどんな人でしたか？

青春時代の恋のことで小学校時代ではない。淡い憧れ、片思い、そんなポジティブな気持ちをプロンプトする。

開かれた質問で記憶にあるもっとも印象的な事柄を引き出すことができる。印象的だから覚えているわけで、そうした印象は当初ぼんやりしていたり、顔だけが思い出されエピソードが出てこないこともある。そうしたときは記憶に出てきた部分だけを言語化させ、あせらないように時代背景を織り交ぜ、記憶の糸を切らないようにする。

また、恋愛についてネガティブな感情を持っている高齢者もいるので、強く否定されても反論は控える。なぜネガティブかというと戦前は「男女七歳にして席を同じうせず」といった国家教育が徹底していた時代でもあったからかもしれない。

62　ラブレター
ラブレターの思い出はありますか？　ラブレターとは言えない可愛い思い出でもかまいません。

電話などがあまり使えない時代は手紙が基本。字の形や美しさなどを気にするドキドキ感がプロンプトできたら大成功だ。

9-6　結婚についてのインタビュー項目

結婚についてのインタビューは、結婚経験者に限ることは言うまでもない。結婚されていない方に「なぜ結婚されなかったのですか？」というインタビューは絶対にしてはいけない。当時の時代を考えると、女性にとって結婚とは、ある意味では「正常な生活」を意味していると意識され、結婚していない、もしくは結婚していても子どもがいないことで、自分が「普通じゃない」と感じているレミニンがいる可能性もあるので注意する。

63　出会い
結婚したお相手☆☆さんとは、どんな出会いでしたか？　最初の印象は、どのようなものだったのでしょうか。お名前は？

出会いのエピソードを聞く。人物像を描くつもりで聞きたい。特に出会いは胸がドキドキするような思い出が詰まっていることが多く、顔を赤らめて話す姿を笑顔で見守る。開かれた質問なので、性格を言うかもしれないし、肩書きや特技を言うかもしれない。どういった表現をしてもよいが、それがポジティブイメージか、ネガティブイメージかを観察する。出自（出身地）などはこちらからは聞き出さない。

内面的な答えや外面的な答えもあるので、そうした答えにユーモアを込めて反応すると以後よいコミュニケーションができる。

64　デートの場所
☆☆さんとのデートの場所はどこあたりが多かったですか？

場所は、時代背景を色濃く反映する。戦争中はデートの場所などは少なかった。上流階級では

デートの経験もなく結婚することもあり、デートそのものが珍しい時代であった。だからこそデートにこだわり淡い恋心を回想していただく。特にエピソードを引き出す重要な項目。エピソードが出てきたら、ちゃかさずにしっかりと笑顔で感動する。

65　料理
☆☆さんといっしょに食べた思い出の料理は、どのようなものですか？

デートといっても食事をするだけのことも多かったかもしれない。恥ずかしくて味などもわからなかった、などというエピソードが引き出せれば大成功。その料理を覚えていればそれを後日作ってみたか、食べてみたかなどインタビューを重ねることができる。食べものは、できるだけ詳しくインタビューする。相手がどうしたかよりも、あなたはどうしたのか、という視点を持つようにする。

66　結婚の言葉
プロポーズの言葉は、ありましたか？
どんな言葉だったでしょうか。

ありきたりのインタビュー項目だが、女性の場合は嬉しい内容。はじめから見合いだったので……などと語る場合は実際的に結婚生活に慣れてきたときの様子をインタビューしてもよい。

67　結婚式
結婚式を挙げたときはおいくつでしたか？
挙式の場所は？　結婚式で印象に残っているようなことがありますか？

式を挙げていないレミニンには省略する。結婚式場の様子などを聞く。結婚式は晴れがましい瞬間であり、いつの時代にもよい思い出として記憶されている。結婚式がよい思い出（ポジティブ）として感じられていないときは、配偶者以外に好意を持った異性が存在した可能性があるのであまり深くインタビューしない。

68　新婚旅行
新婚旅行はどこでしたか？
エピソードがあれば教えてください。

経験がない場合は省略項目。新婚旅行先は国内で、それも2泊3日くらいが一般的な時代。お土産をたくさん買ってみんなに配るのも今と同じ。費用は通常両家の親が出すことが多いが、自分たちで費用を出したということであれば、自分たちの結婚に熱心であることがわかる。恋愛結婚とは言わなくてもそうした気持ちであったことが類推される。結婚は人生の第2の出発点なので、そうした原点を認識することで認知症予防となる。

69　新婚時代
新婚時代の話を聞かせてください。
いろいろ失敗もあったかもしれませんね。

「ご飯がうまく炊けなかった」などという失敗談が笑いを誘う。姑の指導がきつくて毎日泣いてしまった、などという辛い思い出もあるだろう。いつもは厳しい夫がやさしい言葉をかけてくれたなどはポジティブイメージとして価値が高い。ポ

ジティブイメージがたくさん出てくると認知症予防になる。

70 仕事と家庭
新婚時代、仕事と家庭のバランスをどのようにしていましたか？
（女性の場合）主婦になったときの気持ちを聞かせてください。

仕事と家庭の関係はいろいろあるので、それぞれに対応する。自分から整理して話し始めるのを待つことができればよい。

71 子ども
お子さんが生まれたときの気持ちを聞かせてください。
（男性の場合）出産のときは何をしていましたか？
（女性の場合）出産のときの思い出を聞かせてください。

子どもがいない場合は省略項目。難産であったときはその様子を聞く。通常であれば通過する。産婆さんによる自然分娩は時間がかかり苦しみも長い。それだけに子どもへの愛情が強くなり、そうした親としての気概を確認する。

男親と女親では、子どもに対する気持ちに違いがあるが、ポジティブであれば幸せな気持ちを得ることができる。気持ちが若くなって若いころのイメージが引き出しやすくなる。自分の子どもの話から当時の仕事の話に展開してもそれはそれで進めたい。気持ちを若い時代に移行させることでイメージが引き出しやすくなる。

主に父親へのインタビューでは、いっしょにいたのか、仕事で出張中だったのか、第1子の場合と第2子の場合では、かなり意識が違っている可能性もあるが、そうした子どもによる意識の違いも理解する。違いが見つかっても、「なぜ？」とは追求しない。

72 子どもの名前
子どもの名前は、どのようにして決めたのですか？

名前については、こだわる人と、まったく無頓着の人とがいる。無頓着であればさらりと流す。こだわりがあれば、じっくりその「こだわりぶり」を聞く。その願いどおりに子どもが成長してくれたかもインタビューしてみるとよい。

73 子どもへの期待
子どもへの期待は、どのようなものでしたか？家業を継ぐとかはどうですか？

名前とは別に、子どもへの期待をインタビューする。代々家業を行っている家庭だと、子どもに後継ぎになって欲しいと考えたり、家名を絶やさずして欲しいなどそれぞれに期待がある。元気で明るくなど一般的な希望なども気持ちをすがすがしくさせる。

74 子ども
子どもができてから、生活は変わりましたか？

親としての意識をインタビューする。もうすでに孫がいる年代であっても自分が若いころに返ったイメージを持つことには嬉しさがともなう。男性の場合はあまり変化はないかもしれないが、女性の場合、おしめの洗濯や授乳など肉体的にも苦労があったはず。そんな苦労があって今の年代があるということを賞賛する。

75　子ども
子どものことで苦労したことや、楽しんだ思い出を聞かせてください。

本来、ネガティブなインタビューなのだが、現在はその苦労が実って幸せになっていることが前提。現在も子どもに苦労している場合は省略項目。そして、苦労がなければさらりと通過する。非行などで気苦労があった場合はそうした気苦労を話してもらう。現在は社会的にもしっかりしているお子さんだとしても、昔は親に苦労をかけたということを記録に残しておく。

76　子ども
子どものよいところ（子ども自慢）を聞かせてください。

本来であれば、回想法とは言えないかもしれないが、レミニンにとってはおしゃべりしたくてしかたない。自分のことよりも子どもや孫のことがおしゃべりしたければある程度楽しく聴く。

77　夫婦げんか
夫婦ゲンカは犬も食わぬと言いますが、夫婦げんかはしましたか？

夫婦げんかはしなかった、という答えも多い。女性が男性と対等に口をきく時代的な風習がなかったこともあるかもしれないが、そうしたときは「すばらしいご夫婦ですね」と賞賛する。

78　苦しみ
今まで振り返って、家庭生活の中で苦しかったことを聞かせてください。それに耐えてこられた原動力についても。

ネガティブ項目だが、現在が幸せであれば、こうした過去の苦しみは、かえって光り輝く。元気にインタビューするのではなく、しみじみと話を聞くようにする。経済的な苦しみ、戦争の苦しみ、病気の苦しみ、家庭崩壊の苦しみ、などなどその人その人にはそれぞれに必ず人に言えない苦しみがあったはず。そうした苦しみをきちんと整理できていれば、来るべき自分の死についても受容の心がまえができる。

79　楽しみ
今までの家庭生活で、楽しかったことをたくさん聞かせてください。

前問のお口直し。かつての苦しみがあるから今の楽しみがある、という気持ちを言語化させる。

9-7 仕事についてのインタビュー項目

一般的に表現すれば、男性にとって人生の大部分が仕事の時間であったと考えられる。もちろん家庭が人生であった、と答えるレミニンもいると思うが、仕事はそれだけ評価の対象であり、生活の基盤であり、人生そのものであったりするので、仕事の話も自分から離れた話題にならぬよう自分に関する話題で進行させる。

80　仕事
学校を卒業して、初めての仕事はどんなことでしたか？　もしよろしければ会社名も教えてください。仕事の印象はどんなでしたか？

自分から望んだ仕事ができた。親の紹介、すぐに結婚して専業主婦へ、などいろいろな思いがある。アルバイトではなく、就職という意味は特に男性にとって人生の大きな交差点であり人生を振り返る基点となる。いくつも転職をしたり、一つの会社にいたり、その流れで人生への肯定性と否定性が感じられる。

81　仕事
○○さんの若いころのお仕事のエピソードがあれば教えてください。成功談や失敗談など。

「若いころ」という抽象的な表現とし、年齢の限定は避ける。男性の場合には会話の多くが仕事のことが中心となることも多い。それだけ多くの時間とエネルギーを使ってきたのだから、それをじっくりと受け止める。仕事について、わかりやすく、しかも正確に話していれば認知症から遠いと判断してよい。細かいことにこだわりすぎたり、時系列が混乱していたりした場合、一番興味のある仕事を話題として、繰り返しそのことを聴き出してもよい。女性の場合は、専業主婦であった人も多いので、特に面白かったパート仕事の話なども聴き出してよい。しかし、あまり話したくないようだったら話題からはずす。

82　同僚
お仕事の同期の人には、どんな人がいましたか？　お仲間の人などのお名前を憶えていますか？

ほとんど覚えていない人が多数。転職していなければ覚えていることもある。就職は大なり小なり期待と不安が入り混じった心理的な段階を経る。その不安を共有する仲間が同期の仲間であり、大人として人生の違いをはっきりと表明し合うことのできる仲間でもある。もし親友とよべる同期がいれば、その人物についてのインタビューを行う。

83　仕事
仕事に関することで、ちょっと苦労したことはどんなことですか？
転職のことなどはどうですか？

単一の職掌や業種であるケースは少ない。始めに製造業とかサービス業とか公務員など全体的な業種を聞き、次に総務、経理、営業、研究などに進める。細かく覚えているケースと、まったく忘れていることもあるので、忘れている場合、定年退職以後についての記憶を確認する。退職以後についてしっかり覚えていれば認知症傾向は低い。

男性の場合、回想は仕事に関することが多いので、そうしたときも自分以外の内容になったときは、レミニン自身のことに戻るようにうながす。

苦労のない仕事はないだろうが、過去を褒めるためにインタビューする。どのような職種にも達成した実績があり、目に見えるものがなくとも従

事した時間がある。その時間を褒める。すばらしい、努力家だ、我慢強い、しっかり者だ、など賞賛にあたる言葉をふんだんに提供する。

　事前に転職をしているとわかっていれば「どのような職種に転職しましたか？」とインタビューする。始めのうちには転職していないと思っていても話しているうちに転職をしていたことを思い出すこともある。出向、転籍、移籍、再雇用などいろいろな雇用形態があるので、あまりそうした形態にはこだわらないが、人生の幅の広さを認識するためにインタビューする。

　仕事などでがんばったことを褒めるのが狙い。「若いときの苦労は買ってでもせよ」といった体験と話をうまく合わせて、自分の価値を見つけられないようなレミニンに対しては、苦労そのものが人生の価値であり、すばらしいものであることを認識させる。

84　仕事の達成感
　仕事に関することでの楽しみや、達成感を感じたことはどんなことでしたか？

　いっしょに嬉しい気持ちを共感することが狙い。仕事は苦しみだけではないはずで、どんなに苦しい仕事であっても、その中に楽しみや喜びを見つけたはず。そうしたちょっとした楽しみを共有する。いわゆる「密やかな楽しみ」といったなかなか人に言えないような、もう時効になっているようなイタズラ話であればベスト。もちろん、仕事上で大成功を達成した場合は、それをじっくり聞く。

85　退職後
　今○○さんは、○○歳ですね。もう定年退職してからどれくらいですか？　定年退職後はどんなことをしていましたか？

　仕事をしなくなって、自分なりに自分の状況をどう整理しているのかを理解する。ネガティブな答えであると、それだけ回想に時間がかかる。完全に忘れているのであれば、よい思い出を引き出すようにする。仕事をしなくなって人生にネガティブになるタイプとポジティブになるタイプとがいる。

86　学歴と職歴（希望者のみ）
　学歴と職歴の一覧を作ってください。

　任意項目だが、自分の過去に否定的だと言いにくいし、レミニシャンへの信頼感が不足しているときも口にしない。これはレミニンの「時系列記憶」をチェックするもっとも効果的なインタビュー。幼稚園名・小学校名・中学校名・高校名・大学名・大学院名・会社名と具体的な名称を聴く。その学校生活にまつわるエピソードも出てきた場合は、いっしょに楽しむ。覚えていなければ、それでかまわない。しかし、後で出てくるインタビュー項目とリンクしてくるので、そのときに思い出すかもしれない。また、引越などの移動があれば、それを時系列にならべて整理する。

87　宗旨
　ご実家のご宗旨（信仰）は何ですか？
　○○さんご自身のご宗旨（信仰）はどうでしょうか？

　ダイレクトに「ご自身のご信仰は何ですか？」とは聞いてはいけない。レミニンの中には宗教的な話に抵抗感のある人もいるので、まずは「実家」という離れたところの対象で表情を観察し、肯定的な反応であれば、ご自身についても聞いてみる。後で葬儀や遺言のことについてインタビューがあるのでここではどのようにそうした話

題へ進むかを検討する。

　宗旨に関して抵抗感がない場合、インタビューする。実家が仏教でご自身がクリスチャンの場合、大きな問題をはらんでいる可能性があるので触れない。一般的に実家の宗旨を継承する傾向にあるが、最近はそうした風習が薄れ個人の希望が優先される。

　「宗旨」「宗教」「信仰」は意味がまったく違うので、正確に使用すること。「宗旨」は「仏教の中で何宗ですか」という意味。「宗教」は「一定の教えに従う団体」のこと。「信仰」は「自分が信じて大切にしていること」。

　したがって宗教は「入る」と表現し、信仰は「持つ」と表現する。レミニンがごちゃごちゃに使用していても、それをちゃんと分けて理解すること。記録も同じ、レミニンがそうした言葉を使い分けせずに使用しても修正する必要はない。こちらが理解していればそれでよい。

88　家系図（希望者のみ）
　家系図（ジェノグラム）を作ってください。

　家系についての話題も微妙なインタビューであることを認識する必要がある。家系をしっかり自慢したいレミニンもいるが、反対に家系について触れられて欲しくないレミニンもいる。また、家系そのものがわからないケースもあるので、このインタビューは自分の家系に興味があり、かつ「整理しておきたい」といったレミニンに対応する。具体的には「〇〇さんの家系って、どんな感じですか？」と曖昧なインタビューをして、その反応がポジティブであればそのまま進め、ネガティブであればそれ以上触れない。

89　戦争
　戦争についての「思い出」を聞かせてください。

　戦争経験者が少なくなってきているので、省略してもよい。

90　苦しみの乗り越え
　仕事は除いて、人生の中で苦しかったことがあったと思いますが、それをどうやって乗り越えてきたのでしょうか？

　「仕事以外ではない」という答えであれば、仕事の話でもOK。まったくない、という答えもある。そういうときは「すばらしいですね」と賞賛する。「あなたは気づいていないのだ」などとカタルシスを誘導するようなインタビューはしてはいけない。

91　夢
　今の気持ちとして、子どものころの夢は、何か実現しましたか？　どのような意味でもかまいません。

　子どものころの夢がどのようなものであったかなど詳しいことは追求せず「今、どうなのだ」という現在形での言葉をつなぐ。総合評価での感想もあるが、そうした場合は部分部分に分けて「Aは無理だったけれど、Bはやったかもしれないね」というように話を細かく細分化して賞賛すべきところを探す。

92　リセット
　できるならば、人生をもう一度やり直してみたいですか？　何歳くらいから？

　「もうこれでOK」といった肯定的な答えであ

れば、そのまま通過する。「あのとき……」といった後悔や悔しさが残っている場合には、聴くだけにして終わりに「相手の気持ちも本当は○○だったのかもしれませんね」などと肯定的な言葉を使う。

93　感謝の気持ち
人生を振り返って、誰かに感謝の気持ちを伝えたいですか？　それはどんな気持ちですか？

唐突に感謝の気持ちを聞かず、まず「すばらしい体験はありましたか？」などと前置きをしてからインタビューする。感謝の気持ちは必ず「人」となるはずで、「人」以外への感謝となると少々精神的な不適応症状もしくは「夢想家」の可能性もあるので注意する。感謝を伝える「個人名」にこだわる。固有名詞がわからなければ、その人物を特定できるような表現をいっしょに考える。

感謝の内容を確認する。それが自分を家族をどう変化させたのか、もしそれがなかったらもっと違った人生だったのかなど。一般的な感謝の気持ちであれば名前の羅列でもかまわない。思い出せる人の名前でよい。

94　家族
自分の家族に「贈る言葉」はありますか？
遺言の意味も含めて。

独身である場合には、自分の両親への言葉でもよい。感謝の気持ちのところで聞き出している内容をさらに具体的に言語化させることが目的。言語化させることで意識が穏やかになり、明確な自己意識が形成される。

また「贈る言葉」という意味から、自分が人生を卒業するにあたり語っておきたい内容をまとめるインタビューとなる。家族だけでなく一般社会への警句として、また、辞世の句としての位置づけもレミニンが希望すればそれなりに対応する。

配偶者が亡くなっている場合でもインタビューする。ずっと独身者の場合は過去の恋人でもよい。感謝の気持ちと違うところは、感謝以外の感情的な動きをとらえること。短い言葉であってもそこに含まれる意味や価値は本人にとってとても大きな意味があるのでいっしょに言葉を「味わう」。可能であれば、その短い言葉を修辞的に「すてきな表現」に言い換えることもよい。

95　再会
人生でもう一度会いたい人はいますか？
会って、何を言いたいですか？

会って感謝の言葉を伝えたいということであれば賞賛を表明する。しかし、「恨み言」を言いたいということであれば、ここでもじっくりと傾聴する。「何を伝えたいのか」を言語化させることで自己受容に近づく。

96　財産
財産や葬儀など、自分なりの準備はできていますか？

これは微妙なインタビュー項目なのでかなり注意する。財産に関しては神経質になっているレミニンも多いので、聞ける関係であれば聞き、微妙であればさらりと「相続税対策は？」などの表現で通過してもよい。

逆にはっきりと親族の相続争いを避けるためにしっかりとやっておくべきものだと考えているのであれば、かえってすっきりしたインタビューになる。

「死後のことは子どもに任せてある」などと気安い気持ちであればそれ以上聞かない。しかし、

自分の葬儀を考えているレミニンも多くなってきているので、しっかりと聞き、記録に留めておくことの価値を話してもよい。

97　死後の世界
死後の世界はどのような世界だと思いますか？魂の行方はどこでしょう。

この質問は、レミニンから発せられる場合が多い。特にがん末期や病気などで何度も入退院を繰り返すと自然と浮かんでくる。レミニシャンはこの質問から逃げてはならない。この質問の前提は「死への恐怖」であり、自己消滅の恐怖でもあるので、聞かれた場合には「そうですねえ。〇〇さんにとっての死後の世界はどんなふうなのでしょう」などといっしょに考えるスタンスをとる。レミニシャンがインタビューした場合には、深く追求はしない。「信仰観」を持っている人はしっかりと答える。しかし、「わからない」と答えた場合には、わからなくても心配はいらないと対応する。

「魂の行方は、過去のすべての人々が行っているところだから」と言語化してもよいが、レミニンが信仰的な会話を求めたらそれを避けず自分なりの信仰観を話してもよい。しかし、特定の宗教を指定してはいけない。

98　信仰の導き
神や仏の導きをどう感じていますか？

個人の気持ちによってさまざまな表現がある。それを傾聴する。まったく信仰心がない人が突然信仰にめざめることもたまにはあるが、過去半世紀以上そうしたことと無縁の生活を送ってきた人には、信仰よりも過去の人生の満足を肯定させるようにする。

99　自己存在
自分の存在を証明するとしたら、どんなことで証明しますか？

言葉が難しいということであれば、「自分の価値」と言い換えてもよい。最終的な自己肯定のチェックとなる。自分なりの価値を自覚することで、自分の人生を受容し、受容することで来るべき死をも受容することができる。多くのレミニンは「自分の子ども」と答えている。実にシンプルですばらしい答えであろう。この答えが出れば死の受容がある程度できていると判断してよい。子どもがいない場合、いろいろなことで表現するが、レミニンが納得できるものであれば死の受容ができている。意味があまりはっきりしないようであれば、まだ自分の人生を肯定できていない。

100　心の安らぎ
「心の安らぎ」とは、どんなことだと思いますか？

哲学的なインタビュー。納得できる答えが返ってきたら人生を満足している。「家族が安定していること」など生活面での答えであれば、まだ死は遠い先のことと認識しているので、死についての話題は避ける。

■レミニセンスブック（回想録）が
　できあがってから

　レミブック（レミニセンスブック）は、レミニシャンが書いても内容はレミニンのことだから、著者はレミニンであり、レミブックをどうするかの決定はレミニンが行う。完成したレミブックを一番喜ぶのはレミニン自身だが、レミニンが亡くなったときには遺族の多くがレミブックを読んで故人を偲ぶ。つまり、レミブックは遺族や親族、友人たちが読むもので不特定多数の目には触れない。レミニンの視点も大切だが、遺族の方々の視点も考えねばならない。

　インタビューをしているときにメモをとるが、そのときはレミニンが語ることをそのまま受け止め記録する。そうすることでレミニンは気持ちよく自分の過去を語ることができる。その中には恨みつらみ、愚痴や悪口も出てくる。それをすべて書き留める。そのときは話題をポジティブな方向へプロンプトすることはしない。流れるままに聴く。話は繰り返しや前後が逆だったりする。そうしたことも気にせず書きとめる。

　そして、清書するときに内容を吟味する。人の悪口や愚痴などは清書からはずす。話が前後している場合はそれを整理する。そうした修正を加えた文書をレミニンに校正してもらうと、ネガティブな言葉がないことに対するクレームを言うレミニンはいない。ポジティブな内容になっていることに多くのレミニンは感謝してくれる。

9-8　子が親にするインタビュー項目

　もともと回想法の原点は子どもが親、もしくは祖父母の昔話に耳を傾けるというところにある。つまり、素直に親の言葉を受け入れ、それに疑問があれば素直に疑問を親にぶつける。そうしたシンプルなコミュニケーションが回想法の原点。だから正解不正解、快不快、といった感情的側面は少ない。キラキラした好奇心一杯の子どもの瞳が親の話をどんどん引き出す。親の言葉は子どもの心に確実に積み重なりながら親子の心が深く結び合っていく。

1　親子におしゃべりのルールはない

　自分の親に子がインタビューするときのルールというものは原則的にないと考えてよい。かなり辛辣（しんらつ）な言葉の応酬があったとしても、長年（生まれたときから）のかかわりがあるので言い合えばそれで終わり、といった関係が形成されている。もちろん、多くの親子はいたわりの気持ちあふれる親子がほとんどだと思うから「言葉に気をつける」とか「直接的な表現は避ける」といったコミュニケーション上の技術と呼ばれる技法はあまり考えなくてもよいかもしれない。

2　子が親の人生を聴く価値は高い

　昔から「親の心、子知らず」と言われている。子が結婚して子どもを持ち親となってやっとこ自分の親の気持ちがわかるということ。だからこそ年老いた親に改めて親の人生についてじっくりと耳を傾けることに大きな価値がある。それは、聞き手である子（自分）が親の立場になっているということ。だから、子ども時代には理解し得なかった内容を心底共感しながら理解することができる。

　親の立場から見ると自分が生きてきた歴史を子

どもにわかってもらうことが何よりも嬉しく、代えがたいすばらしいことに感じるはず。特に、インタビュアーである子どもが生まれる前の青春時代の思い出、そして子どもが生まれてからの苦労話。子どもは自分一人で成長したような態度を示すことがあるが、そうしたことを乗り越えて親の苦労を子がしっかりと理解することで親の苦労が報われたように感じることもある。

3　精神文化の伝承がなされる

親の人生についてインタビューすることはただ個人の成長記録を知ることに止まらない。個人の生活体験は何らかの形で社会や歴史の動きと結びついている。たとえば「戦争が悪いことだと誰もが考えていることなのに、なぜ当時の日本は戦争をしたのだろう?」そうした疑問を戦争体験者である親にぶつけてみると、歴史の教科書には出ていない本当の気持ちを語ってくれるかもしれない。また、時代に対する考え方や世界観など精神文化を親から子へ伝えることもできる。

小樽のお年寄りから聞いた話。戦争中、小樽には海員学校がありアメリカの爆撃機が小樽に爆弾を落とそうとした。そのとき、小樽では市内の道路や家庭の庭で畳を大量に燃やし、その煙を小樽の空へと充満させた。その結果、アメリカの爆撃機は「小樽は爆撃済み」と思い込み、代りに石狩に爆弾を落とした。という話を聴いた。その真意はともかくも実に愉快でしてやったり!(石狩には申し訳ない)と親子で話に花が咲いたらしい。

4　「回想の旅」で認知症を軽減させる

現在の日本では親の世話を子が行うことを前提にして考えることがほとんど。それを負担と感じるか親孝行と感じるかは人によって分かれるところだが、親の認知症を子が少しでも改善したり進行予防することができたら、これほど双方にとって嬉しいことはない。

初期の認知症が感じられたときには「回想の旅」に出ることをお勧めする。回想の旅とはその言葉の意味するように、親子が思い出を語れる場所に行くこと。その場所で昔やったように楽しむ。夏休みの海岸、お彼岸のお墓参り、秋の芋煮会、冬のゲレンデなどなど。その場所でそのときにタイムスリップして同じように楽しむ。景色を見る、おいしい料理をいただく、一緒に乗った乗り物に乗る、昔と同じ音を聞く、いっしょにやった手芸にトライする。そうした心理的刺激が大脳を活性化させる。遠いところでなくてもかまわない。家の近所、親と子ども時代を過ごした場所でもいい。たとえば北海道は、本州から渡ってきた人も多いので、これを機会に親の故郷を訪問するのもいい。

もちろん、親子という関係で回想の旅をするのも楽しいが、配偶者が認知症状となったときには夫婦で回想の旅をするのも素敵。ちょっとした会話から記憶が戻り、それをきっかけにしてリハビリにつなげることができる可能性もある。

5　子が自分自身の子ども時代を親に聞くことの価値

子が親の人生についてインタビューすることについて述べてきたが、ちょっと視点を変えて「親に自分の子ども時代をインタビューする」ことについて考えてみよう。つまり、親に対して親のことを聴くのではなく、自分のことについて聴く。ちょっと不思議な感じがするが親の記憶が比較的しっかりしている場合にこれができる。

自分が生まれるまでのエピソードや、自分が生まれたときの様子、トイレットトレーニングや初語の様子など、自分の子ども時代の写真を親子で見ながらインタビューする。こうしたインタビューは子が親の立場になっている必要性がないため、年齢に関係なく実施できるところに特徴が

ある。

20代なら20代なりの、40代なら40代なりの感じ方があるのでそれぞれに楽しめるだろう。もちろん、親子の楽しいコミュニケーションなのだが、これも親にとっては「認知症予防」になる。特に母親にとって子育ては生活の中心的な活動だから忘れることなどできない。そして、大なり小なり子育てに苦労はつきもの。苦労話ができるのもこうして子がしっかりと成長してくれたからこそできることであり、親としても嬉しいこと。

戦後間もなくであれば、戦争の苦労に続いて戦後の食料難、大家族としての苦労などなど自分の子ども時代の話がいつの間にか自分以外の同胞の話になったり、いっしょに暮らした親戚の話になったり、思わぬ記憶がポンポン出てくるようになる。そうした話をランダムに話させるのではなく、ストーリーをわかるように話させることができれば最高の回想法になる。

6　子がショックを受けることもある

親子にルールがないとは言え、少々ショックなことがあることは心しておこう。たとえば「お前は避妊に失敗して生まれた子だった」「うちは女の子ばかりだったから弟の子どもを自分の子どもとした」「自分らは再婚だから、お前は相手の連れ子だ」など、高齢になると相手の気持ちを思いやるということよりも、今まで言えなかったことを言って安堵を感じる方が大きかったりする。

今まで何十年という親子関係がしっかりと築かれていれば乗り越えられることだとは思うが、そのときはショックかもしれない。しかし、自分にも子どもがいたりすれば、そうした昔のことも時代のなせること、と受け入れよう。

少々ショックを受けたときは、ちょっと時間をおいてから、気分を切り替えてインタビューを開始する。そのときに感情的になって親を責めてはいけない。親にもそれなりの事情があったはずで、そうしたことも聞いてみるのもまた価値のあるインタビューとなる。

■子が親にするインタビュー項目例

子が親にインタビューすることで子どもが自分についてより深く理解することができる。以下のインタビュー項目例はインタビューするきっかけとして活用できる。

【妊娠期】

1　妊娠がわかったときはどんな気持ちでしたか？
2　私を授かったときの体調はどうでしたか？
3　どんな胎教をしましたか？
4　マタニティーウエアはどうしていましたか？どうやって調達しましたか？
5　出産前に通った病院はどこでしたか？
6　妊婦時代はどんな過ごし方をしましたか？

【出産後】

7　出産の日はどんな日でしたか？
8　出産した病院はどこですか？
9　生まれたときの状態はどうでしたか？
10　私の生まれた日はどんな日でしたか？
11　私が生まれたときどんな気持ちでしたか？
12　私の名前の「いわれ」は何ですか？
13　名付け親は誰ですか？
14　出生届は誰が出しましたか？
15　私が生まれて何が一番変わりましたか？
16　生まれて退院した後はどのように過ごしましたか？
17　マタニティーブルーはありましたか？
18　お食い初めやお宮参りの祝いごとはしましたか？

【乳児期】

19 夜泣きはどうでしたか？
20 母乳でしたか？ 粉ミルクでしたか？
21 オムツはどのようなものを使っていましたか？ それはどうやって調達しましたか？
22 ベビー服はどんなものを着ていましたか？
23 病院では大人しくしていた方ですか？ 検診のときはどうでしたか？
24 予防注射などのときはどうでしたか？
25 乳母車は使いましたか？
26 おすわりをするようになったのはいつごろでしたか？
27 一番最初に発した言葉は何でしたか？
28 だっことおんぶとどちらが好きでしたか？
29 人見知りはする方でしたか？
30 ハイハイはいつごろでしたか？
31 断乳と卒乳のときはどうでしたか？
32 おっぱいから哺乳瓶への移行はどうでしたか？
33 哺乳瓶の後のコップ練習はどうでしたか？
34 離乳食の導入はすんなりいきましたか？
35 健康管理で特に気をつけていたことはありましたか？
36 寝返りはいつするようになりましたか？
37 夜はよく寝る方でしたか？
38 寝かしつけるときにはどうしましたか？
39 トイレットトレーニングはすんなりいきましたか？
40 目立った癖はありましたか？
41 よだれは多かった方ですか？
42 子育て情報はどう入手しましたか？
43 子育てにはどんなストレスがありましたか？ それをどうやって解決しましたか？
44 歩行訓練はどんな物を使っていましたか？
45 歩けたのはいつごろでしたか？
46 お出かけのときはどんなでしたか？

【幼児期】

47 食欲はある方でしたか？
48 食べものの好き嫌いはありましたか？
49 お気に入りの遊びは何でしたか？
50 お気に入りのおもちゃは何でしたか？
51 おしゃべりの方でしたか？
52 お気に入りの歌は何でしたか？
53 おもらしはする方でしたか？
54 おねしょはする方でしたか？
55 いつごろから独り寝ができるようになりましたか？
56 お気に入りの絵本は何でしたか？
57 家族以外で懐いていた人はいましたか？
58 しつけで困ったこと、苦労したことはありましたか？
59 近所のお友だちと仲よくできましたか？
60 なかよしのお友だちはいましたか？
61 かわいいなと思うところはどんなところでしたか？
62 逆に困ったと思うところはどんなところでしたか？
63 どんなことで一番喜びましたか？
64 どんなことを一番嫌がりましたか？
65 いたずらはしましたか？
66 叱るとどんな風でしたか？ 聞き分けはいい方でしたか？
67 何か怖い思いをしましたか？
68 歯が生え出したころのエピソードはありますか？
69 歯磨き訓練は嫌がらずにやりましたか？
70 物を欲しがったり、駄々をこねたりしましたか？
71 お風呂は怖がらずに入っていましたか？
72 お気に入りのおやつは何でしたか？
73 お気に入りの食べものは何でしたか？
74 流行っていたものを買いましたか？

75　よく出かけた場所はどこでしたか？
76　運動は好きでしたか？
77　反抗期のときはどうでしたか？
78　言葉の発達はどうでしたか？
79　お片付けはちゃんとしましたか？
80　おはしの導入はいつごろからしましたか？
81　外出時のマナーはどうでしたか？
82　子供服はどうしていましたか？
83　三輪車などの乗りものはどうしましたか？
84　病気や怪我で心配しましたか？
85　髪の毛はどうしていましたか？

【妹が生まれたころ】
86　お姉さんの自覚はどうでしたか？
87　妹が生まれたときの私はどうでしたか？
88　赤ちゃん返りはありましたか？
89　母親と離れるということに抵抗感がありましたか？
90　妹の面倒はよく見ていましたか？
91　幼稚園はどういう理由から決めましたか？
92　幼稚園に入園したときはどうでしたか？
93　幼稚園登園時の別れはどうでしたか？
94　幼稚園のときのお昼はどんなでしたか？
95　幼稚園のハプニングはありましたか？
96　幼稚園のころの遠足などの団体行動のときはどうでしたか？
97　幼稚園から帰ってきてからの過ごし方はどうでしたか？
98　お手伝いはしましたか？
99　お稽古ごとはどのように決めましたか？
100　家庭で何か特別に教えましたか？

■医療介護側が、親子回想法を指導する

　医療介護者が時間をたっぷりとって心療回想法を個別に実施することが望ましいが、時間が取りにくいのが実情。そこで、面会に来ている家族に回想法をご理解していただき、できる範囲で家族回想法をしていただくこともできる。その際にはあまり効果については言及せず、リラックスできたり笑顔が出てくるかもしれない、というような表現にとどめる。家族が過剰な期待を持ち厳しく回想させようとすると、かえって高齢者が拒否的になる可能性もあるので、家族へのアプローチは慎重に行う。

　家族が親の症状改善に期待を持つことはとてもよいことであることは言うまでもない。家族のために自分は何ができるか、と家族はいつも考えている。一方、まったく反対の家族がいることも否定できない。入居者への対応は施設がやるものと決めつけ、家族としては何もしないというスタンスを取るケースもある。

　だから、家族回想法（親子回想法・夫婦回想法など）を指導するときは、こうした家族が持つ親への気持ちをきちんと判断しなければならない。はっきりと「親のために私は何ができるでしょう？」といった意思表示があってから開始するようにする。

第10章
心療回想法で作成したレミニセンスブック（回想録）の実際例

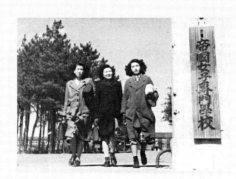

10-1　田山キヌさん（87歳仮名）認知症予防
10-2　友江真智さん（88歳仮名）廃用性認知症対応
10-3　山岡美智子さん（84歳仮名）うつ病対応
10-4　中川アキさん（37歳仮名）心療回想法の症例

10-1　田山キヌさん（87歳仮名）
　　　認知症予防

　実際にインタビューして作成したレミニセンスブック（回想録）を紹介する。回想法スクールでいつも笑顔で楽しくおしゃべりしてくださる田山キヌさん（87歳仮名）。

◇早速ですが、お生まれは千葉県の茂原（もばら）ですか。
田山：はい、父、〇〇喜重、母はみ弥、茂原に「鬼瓦」の工房を開いておりました。そこで昭和5年に産まれました。ですから子どものころから土といっしょに育ちましたんです。
◇めずらしいお仕事ですね。
田山：瓦を焼くための登り窯を作るのによい場所だったらしいです。鬼瓦だけでなく普通の瓦も作っていましたが、父は支那事変以後のモンゴルでの兵役期間を終え昭和15年には帰ってきていましたから瓦の製作は順調でした。太平洋戦争中は金属製品の代用品としても陶器が必要とされていた時代でした。仕事が順調だったこともあり、後継者育成を視野に入れて家庭に事情がある少年たちなどを預かって鬼瓦の製作技術を教えていました。

　瓦づくりは土を選ぶことから始まります。茂原の土も使いますが、瀬戸や岐阜などからも取り寄せます。用途によって土を選び、それを大きな攪拌機（かくはんき）に入れて混ぜます。グルグル回るのを見るのが好きでした。粘土状になったら瓦の型に入れてプレスします。型を抜いてから何日か天日干しです。日中は外で干し夕方には屋根の下に入れるので、そのときは職人さんたちが忙しく動き回ります。硬くなったら「白塗り」です。白塗りは母の仕事で焼き上がると銀色になるのでとてもキレイです。

◇鬼瓦もそうするのですか。
田山：鬼瓦は、お獅子や唐草などのデザインがありますが、これはすべて手彫りです。この手彫り技術を習得することに時間がかかります。父の技術の素晴らしさはここにあったようです。弟子入りしていた方たちは庭にあった宿舎で寝起きを共にしながら仕事に励んでいました。近くに「ガス湯」という茶色い温泉があったのでみなさんでお湯を楽しむこともありました。職人さんの中には赤紙（召集令状）が来て出征された方、満蒙開拓団や軍属として満州に渡った方などもおりました。
◇そうですか。瓦工房は今で言う職業指導もされていたんですね。ご立派です。
田山：ありがとうございます。口は厳しい人でしたが、とても優しくて5人きょうだいを大切に育ててくれました。口癖は「勉強しろ。これからの時代は男も女も学問が必要になる」でした。そうした教育熱心だったせいか私も当時にはめずらしく幼稚園に行きました。

　「朝日の森幼稚園」は園児70名くらい、園長先生は大塚病院の院長でした。院長先生は髭を蓄えて人力車で往診に行かれるようなちょっと素敵な先生でした。
◇幼稚園ですか。昭和10年ごろの幼稚園に通う子どもは少なかったでしょう。
田山：地域では3名だけでした。その他の園児は遠くから通っていたようです。私は家がすぐ近くだったので幼稚園の先生が毎日家まで呼びに来てくれました。とっても楽しかったです。

■「とたん」は「ブリキ」
田山：小学校は「茂原尋常小学校」でした。入学したときは尋常小学校という名称でしたが昭和16年、5年生のときに国民学校という名称に変わりました。突然、皇居遥拝や教育勅語が始まり、軍国少女などという言葉も聞かされました。あま

りはっきりしませんが、軍事教練の指導軍人が怖かったのを覚えています。

そうだ、4年生のころ、国語の時間にクラスのみんなに代用教員が"稲むらの火"という民話の中に出てきた"山に登り切ったとたんに津波が来た"という文章の"とたん"っていう意味を言ってごらんなさい」と生徒に問題を出しました。私はここぞとばかりに手を挙げました。背が小さくて一番前に座っていたものですから「はいキヌちゃん」と指されたので、喜んで立ち上がり「とたんはブリキのことです」と大きな声で答えました。一瞬の間をおいてクラス中大爆笑でした。別にウケを狙ったわけではないのですがそんなおっちょこちょいの私です。

◇ははは。すごいトンチですね。教員もびっくりされたことでしょう。

田山：きっとそうでしょうね。自分でも情けないやら、恥ずかしいやらで。でも今は一番の懐かしい思い出になっています。

■海軍航空兵が家に来た

田山：私が家の近くにあった長生高等女学校に通っていたころですから昭和19年くらいです。家にときどき海軍兵学校や航空隊の若い軍人さんが訪れるようになりました。空母や軍艦の乗組員でしょうか。彼らは我が家に来ることを「上陸する」と言っていました。3人くらいずつやってきてはお土産をくれました。羊羹、ビスケット、缶詰など普段は手に入らない貴重なものを持ってやって来るのです。紺色の制服がカッコよくて姉のキミなんかは、ちょっとお熱になった将校さんもいたんですよ。

ある日「茨城鹿島の実家に帰ったものですから」と大きな貝をいくつもお土産にくださった将校さんがいました。とっても穏やかでゆっくりとお話をされるので、こういう人がきっと偉くなるのかしら。なんて乙女心が揺れましたが後日、その方は特攻隊員として茂原飛行場から鹿児島の知覧航空隊へ行き、そこから南方戦線に出撃されたと聞きました。死に行く方がこんなにも穏やかな表情をなさることができるなんて、すばらしい方だと改めてご冥福を祈りました。

◇毎日が明るいはずの女学校時代が戦争の只中でしたから、そうした出会いになってしまったんでしょう。時代が違っていたら、きっと違う形での出会いだったかもしれませんね。

田山：そうだと思います。海軍航空兵として我が家に訪れた方が戦後外地から帰国され、挨拶に来たんです。とっても嬉しかったです。生きて帰ってきたのですから。お土産は軍隊のパラシュートでした。羽二重でとっても柔らかい絹生地でした。それを姉のキミが牡丹色に染めてワンピースにしたんです。とってもキレイだったので私の分まで作ってくれました。

◇フワッとした感じでかわいいですね。

田山：そうなんですよ。うふふ。

■「チッキ」は「チケット」

田山：女学校を卒業してから「帝国女子専門学校」へ進学しました。キャンパスは文京区の大塚にあったのですが、大学の校舎が戦災に遭い、神奈川県の相模原へ移転しました。大塚までは茂原から何とか通えたのですが、相模原となると通学は無理です。そこで、大学の女子寮「ますみ寮」へ入ることになりました。女子寮ですからそりゃワクワクドキドキの新生活です。まずはお布団を茂原駅から小田急線の相模原駅までチッキで送ります。

◇そのころはチッキでしたね。

田山：チッキの正式名称を知ってますか。

◇わからないなぁ。

田山：正式名称は「託送手荷物」って言うんです。

送ったときに手元に残る「預かり証」のことを英語でチケットと言っていたのですが、それがなまって「チッキ」になったそうですよ。

◇なるほど。

田山：チッキは明治時代からあって駅から駅までを列車が荷物を送る輸送サービスでした。ですから受取人は駅までリアカーで取りに行かねばならないんです。ちなみに1976年にヤマト運輸が「宅急便」を開始してから需要が減少して次第に消えて行ったようです。

◇よくご存じですね。

田山：茂原駅までリアカーで布団を運んでいったとき「不便だな」と感じていましたからね。

■父の教え

◇帝国女子専門学校へ通われたということですが、戦後は「相模女子大学」に名前が変わりましたね。

田山：そうです。元逓信省があったところです。女子大生としてときどき帰省すると父は「学生ぶるな。学生らしくしろ」と言いました。

◇どういうことですか。

田山：当時は地域で女子は3人しか大学に進学しませんでした。1人は医師になって町に戻り医院を開業しました。1人は千葉女子師範学校に進学して教員になり、私は帝女に行ったんです。要するに大学に行かなかった友人などを見くだすな、ということだと思います。

◇当時は女性が大学に行くのがめずらしいという時代でしたから、そういう心がけも大切だったんですね。

田山：はい。そうした中で教育に熱心だった父は「専門バカになるな。潰しのきく人間になれ」とも言っていました。自分が職人の枠を超えて行こうとする気持ちを私にも伝えたかったのでしょう。

■夫はモンゴルの近衛兵

◇ご結婚はいつですか。

田山：昭和30年でした。夫の光男は結婚前に徴兵でモンゴルに派兵されました。実家で馬の世話をしていたこともあって近衛騎兵として従軍していましたが、終戦前に帰国して日本で終戦を迎えました。夫から聞いたのですが夫の母は出征のとき「お前は気が短いから、すぐに腹を切る、などと思うこともあるだろうが、決して死んではいけない。生きて帰ってらっしゃい。自分から死のうなどと決して考えてはいけない」ときつく言われたそうです。それもあって生きて帰ってこられたんだ、と見合いのときに言われました。いい人だなって思いました。

■回想法は心の妙薬

田山：回想法スクールに参加させていただきましたとき、ある参加者が「戦争中にアメリカ軍のパイロットを竹やりで刺殺した」という話をされました。これを聞いて気持ちが悪くなり、体も実際に変調が見られました。気持ちと身体は一体のものだと本当に実感しました。回想法スクールでは「悪口、イヤなこと、愚痴」はご法度です。「楽しいこと、嬉しいこと、ステキなこと」を話題にしておしゃべりしますから、本当に気持ちが清々しくて身体の調子もよくなります。回想法は私にとって「心の妙薬」だと感じています。

◇すてきなお話をいただき、本日はありがとうございました。

10-2　友江真智さん（88歳仮名）
　　　廃用性認知症対応

　友江真智さん（88歳仮名）は、東京で一人暮らしをしていた。東京新宿生まれの都会育ち、何でも自分でできるので子どもたちとは別居していた。周囲の人ともよいコミュニケーションを保ち、高齢者の独居で気ままな一人暮らしだった。子どもは3人、それぞれに独立して孫もいるので、たまに孫たちが訪れるといっしょにはしゃいで楽しむ明るい性格で生活をエンジョイしていた。

　夏の夕方、真智さんがスーパーで買い物をして自宅に帰ろうと自宅の前の道路と歩道の段差を上がろうとしたとき、手に持っていた荷物のバランスが崩れ足を滑らせた。通り雨のようなちょっとした雨が歩道を濡らしていたのでツルッと滑ったとたんドッテーンとお尻からころんだ。両手に荷物を持っていたこともあってころぶときに体勢をくずして、そのままダイレクトに地面に叩きつけられた。よりによって歩道の段差の上に落ちたものだから大腿骨骨折という大怪我になった。

　これほどの大怪我になると痛みというよりはビックリする方が大きい。幸いにして近くの人がすぐに救急車を呼び病院へ。単純骨折だったが切開して骨を修復した。88歳という高齢であり入院のストレスから食欲もなく寝てばかりいた。毎日娘が病院に顔を出すが、寝ていることが多いので娘も気を使いそっとしておこうと静かな静養生活が2カ月間続いた。たった2カ月なので大きな変化はないだろうと軽く考えていたのだが、6週目くらいから「カーテンの向こうに誰かいて私を見ている」とか「私のサイフの中から現金が抜かれている」などと訴えるようになった。始めは認知症などとは夢にも思わなかったが、娘の夫が見舞いにきたとき「誰か知らない人が私にあいさつしたんだよ。気持ち悪いね」と訴えたので、娘はこれは認知症だと確信した。真智さんはあまり病院関係者に言葉をかけるタイプではなかったので、病院内ではものわかりのよいおばあちゃんという状態だった。しかし、実際は自分がどこにいて、どうしてここにいるのかわからず強い緊張感を持っていたのだった。娘さんは「これはきっと認知症だ」と思い医師に相談すると、医師ははっきりと「そうですね。認知症ですからもう治らないでしょう。特別養護老人ホームか老健を探して1カ月以内に退院してください」と簡単に言った。

　（一般病院では入院期間が3カ月になると病院から退院勧告を受けることがある。理由は3カ月以上入院していると保険点数が下がり、病院の経営が減収になるから。だから病院によっては入院時に「次の病院を探しておいてください」と病院から言われるところもあるくらい。また、何年も入院していることができる老人病院も厚生労働省の意向で次第になくなりつつあるので高齢者がゆっくり入院療養できる環境は次第に少なくなってきている。）

　医師からの認知症の不治宣告と退院勧告のダブルパンチを受けて娘さんは途方に暮れた。そのときは認知症に関する知識もなく突然、認知症だと言われてしまうと、それだけで死刑宣告を受けたような大きなショックを受けた。医師の言うように違う病院を探そうにも3カ月ごとに同じことが繰り返されるのであれば、それも母親にとってよくないことだ。さりとて特別養護老人ホームなども3年待ちでなければ入所できないのが実情。そこで思い切って自宅に引き取ることにした。高校生と中学生の子どもがいるが、母親を引き取ることで子どもたちにもいい影響が出ることを期待した。実の親子の方が何かと遠慮がなくて気兼ねないということもあり娘のところに同居した。

■ 歴史民俗資料館で回想する

　自宅に引き取ってから数カ月すると家族に介護疲れがやってきた。大腿骨骨折は回復したものの、歩くのにはやや不自由があり散歩にもいっしょに行かねばならない。リビングルームのとなりの一室を母親の専用居室としていつでも声をかけられる環境を作った。幸いに足の方が治ってくると家の中を自由に動き回れたのでトイレも自分で行けるようになった。しかし、自分がどうしてここにいるのかわからない、いろいろな物の名前が出てこない、自分の過去がわからない、など認知症特有の症状で本人も悩んでいた。真智さんが書棚にあった一冊の本を手にした。それは真智さん自身の「回想録」で娘さんが以前に真智さんにインタビューして記録しておいた回想録（レミブック）だった。

　回想録を手にとってしばらく読んでいたとき「ああ、私ってこんな人だったのぉ」と真智さんは一人合点して笑顔を見せた。本当に明るい気持ちのいい笑顔になった。すべての謎が解けたような、そんな爽やかさがあったと後日話してくれた。これをきっかけとして回想録をじっくり何度も読み返した。そうすることで回想録に足りない部分を自分で書き加えるほどになってきた。自分の回想録を読み始めてからの変化は驚きだった。ボーッとした目つきから、ちゃんと相手を見て話すようになり「自分は○○女子大の卒業です」と自己紹介をするようになってきた。地区の歴史民俗資料館へ行ったときには足踏みミシンに見入り「私、これでスカート縫ったわ」とスカートを縫ったころの話をしてくれた。

　自宅へ戻ってしばらくは車椅子だったが、記憶が戻ってくるとともにADL（日常生活動作）が安定してきた。はっきりと行動が変わったのは、高等小学校や女学校のころのエピソードをはっきりと思い出したころからだった。戦前のことから、甘いものも少ない時代に甘いおはぎが大好きだったこと、運動会の徒競走では誰にも負けず一等賞であったこと、何と言っても自慢は算数がよくできてクラスのみんなの前で黒板に算数の答えを書いたことなどをはっきり思い出してからは1人でお風呂にも入れるようになった。要介護4の判定を受け寝たきり状態から娘宅へ同居して6カ月、入院が嘘のように元気になった。1年後に要介護1にまで判定が軽度になった。担当しているケアマネージャーも「こりゃ奇跡じゃね」と喜んでくれた。ここまで早い回復には娘さんの涙ぐましい努力があった。その様子を語ってくれた。

　病院で母を見たときには表情がなく無口でまるで人形のようでした。「あんた誰？」といった目つきが本当に悲しくて「このまま寿命だ」と医師に言われても納得いかない気持ちだった。何かしなくっちゃ、という気持ちでいっぱいになった。そこで、母が骨折する前にインタビューして書いた回想録をたまたま母が読んでいるのを見て「これだ！」と思った。なるべくいっしょに回想録を読むようにして昔のことを思い出すようにした。散歩のときも昔のことを話した。とにかくいっしょにいるときは私や母が子どものときのことをお互いに話すようにした。こんなに親しく母とおしゃべりしたのは初めて。母がこうして認知症になってくれなければこんなに楽しい時間は過ごせなかったかもしれない。自分が知らないことを母に尋ねると母はニコニコして答えてくれる。まるで自分が子どもになったような気分。後からわかったことだが、母の廃用性認知症が入院当時わかっていなかった状態であのまま何もせず別の病院を探していたらこの状態が固定化してしまっていたかもしれないと想像しただけでも怖くなる。新しいことはほとんど覚えられないので新しい人の顔と名前は覚えられないが、自分の子どものころのことを聞かれると生き生きと語ってくれた。

■友江真智さんのケースを検討する

娘という関係性が上手く効果を引き出したケース。回想録という記録が二人の絆を強めた。具体的に奇跡的な回復を見せた成功のポイントを見てみよう。

1 自宅に引き取った

覚悟を決めて自宅に引き取ったところが大きな決断だった。自宅はバリアフリーではないと考える方もいるかもしれないが、しかし、バリアフリーがよいと手放しで賛成するわけにはいかない。実社会はそれこそバリアだらけ。運動機能も低下する認知症だが少々の生活バリアがあった方が適度な刺激になってよいこともある。ちなみにバリアフリーとはイギリスで生まれた「身体障害者の自宅改造」のことを意味している。

2 早い時期に心療回想法を開始した

大腿骨骨折により入院して2カ月後だから認知症が発生した直後から心療回想法を実施したことになる。特に大脳への刺激は障害が発生してから早ければ早いほどよいと言われている。ほとんど発生直後に大脳への刺激を開始したことが効果を高めた。半年とか1年間病院の転院をして、大脳への刺激を行わなかったら症状がそのまま固定化していただろう。廃用性認知症は、脳内微細血管の損傷が原因だから心療回想法は脳リハビリという位置づけにもなる。

3 散歩コースに記憶プロンプトとなる歴史民俗資料館があった

また、大腿骨骨折のリハビリとして行う散歩コースに歴史民俗資料博物館があったことも非常にラッキーなことだった。そこで、たまたま触れた足踏みミシンや、チャコ台（和裁に使用する筋付け台）を実際に触りながら、これを使った思い出を語るのは本当に懐かしかったらしく、記憶が次から次へと浮かんできた。けん玉やメンコ、福笑いなどもいっしょに楽しむことで意識がどんどん明るくなって、毎日がゆっくり感じられるようになった。こうしたきっかけを「記憶のプロンプト」と呼ぶ。

4 家族全員が認知症を正しく理解していた

娘さんをはじめ同居の家族みなさんが認知症とは「記憶の消失」であり「脳の病気でない」ということをしっかり理解していたことも大きな要因と言える。認知症は精神的な変容ではなく、記憶をなくすことで時系列などが混乱することによる生活障害だから現在持っている記憶を大切にすることで社会生活への適応ができる。

たとえば、

「ここに置いたメガネがない」と訴える親に対して、

「本当にここに置いたの？　別のところに置いたんでしょ」と娘。

「いや、間違いなくここに置いた」と強調する親と口げんか。そこで適切な対応は、

「メガネがないね、それではいっしょに探しましょう」と次の行動を導くようにする。

この場合、メガネを置いたのは2年前かもしれないが置いたのは事実なので「メガネを置いた」「置かない」という言い合いは無意味。事実としてそこにメガネがないことを確認して話を進める。こうした発想で親とおしゃべりすれば感情的なぶつかり合いは避けられ、ネガティブな感情のプロンプトを抑えることができる。だから、過去のことを確認するというよりは、現在の状況を理解させてから次の行動をうながすのがよい。

■友江真智さんへのインタビュー
◇友江さんは、今、おいくつですか？
友江：確か89歳になります。
◇とってもお元気ですが、その秘訣は何ですか？
友江：娘が毎日外へ連れ出してくれるので運動にもいいように感じております。
◇特にどこが楽しいですか？
友江：家のすぐ近くにある博物館（資料館）がおもしろいですね。
◇どんなふうに？
友江：私はもうおばあちゃんだから、話相手がいないけれど、博物館だと結構私と同年輩でおしゃべりができる方がいらっしゃるので楽しいですね。
◇骨折したときのことを覚えていますか？
友江：もう前のことでしょ。ほとんど覚えていません。今は娘のところに遊びにきているので、そのうちに東京の自宅へ戻ろうと思っているんですけれどね。（本当は、東京に家はないのだが、娘のところへ一時的に遊びに来ていると思っている。）
◇ご出身はどちらですか？
友江：はい、東京の新宿です。百人町のところでした。よく千駄ヶ谷の練兵場に遊びに行きましたよ。男の子が練兵場の射撃訓練場に行き、鉄砲の弾や薬莢を拾ってきた話などを聞いたりしましたの。
◇そのころは、新宿に浄水場がありましたね。
友江：あらぁ！　ご存じ？
◇私の父がすぐ横の代々木にもいたんですから。
友江：そうですか。それじゃ新宿あたりでお父さまと会っているかもしれませんね。
◇新宿というと戦後のドサクサは大変でしたでしょう。
友江：はい。子どもを育てることで精一杯であまり社会のことは知りません。それでも古着を仕立て直して子どもに着せたりしていました。家に足踏みミシンがありましてね。それをよく使いましたよ。ブラウスやスカートも作りました。ときどきはね、お隣りから子どものズボンを縫ってくれって頼まれたときは、ちょっとドキッとしましたよ。そりゃ自分の子どものズボンだったら少々の縫いずれがあってもかまわないけれど、人様のでしょ。袷（あわせ）が合わなかったらみっともないですからね。でもね、なーんにもない時代でしょ。がんばって作りましたよ。
◇すてきですね。娘時代はどんなお仕事を？
友江：電話交換手でした、会社の。狭い部屋でしたよ。でも、担当の社員の方がよくしてくれたの。お昼をごちそうしてくれたりね。その社員さん、後でその会社の役員になられたのよ。やっぱり気持ちのいい人って出世するのかしらね。

　現在のことは、あまり掌握できていないようだが、昔のこととなるとはっきりと思い出す。自分から積極的に戦争前の楽しい子どもの遊びや、近くにどんな人がいて、おもしろかったこととかを話してくれた。おしゃべりの初めのときはなかなか言葉が出てこなくても、話し始めるとだんだんと記憶が戻ってきておしゃべりが活き活きする。ゆっくりとイメージ記憶が出てくるようにおしゃべりを楽しむ。

■廃用性認知症への対応

　廃用性認知症は、大腿骨骨折などで2～3カ月入院していると発症しやすい。発症原因は脳へ刺激がなく、ボーッとしている時間が長いと大脳内の血流が鈍化して脳細胞が死滅することにある。だから、毎日家族の誰かが面会に行くことができれば刺激となり防ぐこともできるが、現実的には難しいだろう。看護師もそうしたことがわかっているのだが、目の前の仕事の多さに個別ケアができないでいる。

　ある医師に家族がそのことを言うと「患者さんの骨折は回復したのだからいいでしょ。認知症のことは精神科に相談してみて」と答えたとのこと。実際にそのまま精神科へ行くと「一応入院してください」と言われたので入院。精神科病棟では認知症の治療薬アリセプトだけで、後は病棟で放って置かれたので、認知症はさらに悪化する。

　廃用性認知症は、家族が認知症に対して正しい理解と方法を知っていれば回復できる認知症だと考えられている。それも早期に開始すればそれだけ効果も高い。

　廃用性認知症が回復するメカニズムを説明すると、大脳は人体の中で最も大きな臓器で、酸素と栄養を大量に消費する。しかし、その割には大脳細胞をつなぐ毛細血管が多く、その毛細血管が老化してくると詰まったり切れやすくなる。特に血液ドロドロ状態であると、特にその傾向が強い。東北大学の研究によると高血圧の薬を常用している高齢者はそうでない高齢者に比べて認知症の発症率が7分の1だとしている。つまり、高血圧の薬は血液をサラサラにする効果があるために毛細血管の詰まりやすさが低くなるとのこと。しかし、低血圧の高齢者が高血圧の薬を飲むと血圧低下がさらに進行するので注意が必要。

　廃用性認知症に類似したものに、環境不適応認知症がある。これは、元気に一人暮らししていた高齢者が風邪を引き高熱が出て緊急入院したときなどに発症する。たとえば、自宅では部屋を出て右にトイレがあったが、病院ではトイレが左だった場合、右にばかりトイレを探しておもらしをしてしまうと、病院はオムツをさせてトイレ誘導をしなくなる。「オムツにすればいい」と看護師は言うけれど、高齢者だってオムツに排泄するのは気持ちがいいものではない。

　左を探せないという理由は、新しい情報を処理する海馬体の機能が加齢により低下し、新しい情報（トイレは左）が大脳へ送られず、大脳はしかたなく古い情報（トイレは右）とに基づいた行動を取らざるを得ないからだ。この場合、部屋を移して、部屋を出て右にトイレがあるようにすれば対応改善できる可能性が高い。

　この廃用性認知症はいわゆる「ボケ」という症状で、昔から多くの高齢者が発症していた。自宅生活が基本だった昔はそれほど大きな問題とはならなかったが、病院が普及し自宅外での生活に適応を求められたときに発症が多い。なるべく今まで通りの生活が続くような生活環境を整備することが大切。

　言い換えると環境が認知症を発症させたとも言うことができるだろう。高齢になると環境の変化に適応できにくくなるので、長男が郷里の親を都会に呼び寄せるのは、かなりのリスクをともなう。息子の家で知り合いもなくポツンと時間を過ごすと、廃用性認知症になりやすい。かといって、郷里にはまだ病気になってない高齢者を受け入れる施設はなく、親の独居を遠くで見守るしかない。

　2025年以降戦後生まれの団塊の世代が80歳を迎える。地方では消滅町村が出現し、社会福祉的サービスが機能しなくなってくる。そうした時代だからこそ自分の親には認知症になってもらいたくない。

10-3　山岡美智子さん（84歳仮名）うつ病対応

心療回想法は老人性うつ病に効果を見せている。山岡美智子さん（84歳仮名）。老人性うつ病が医師の指導のもとに医療と心療回想法の併用により回復した。ここでは心療回想法の進行を本人の言葉を適宜入れながら回復していく様子を観察報告形式で解説する。

■経緯と現状

ワンルームマンションに住んでいる。元気なのに昨年6月介護ヘルパーを頼んだ。6月、7月、そのときは比較的元気だったので病院受診の帰りに街で買い物もできた。このような状態で介護ヘルパーを頼んだ。たまたま介護ヘルパーに自分がデパートで買い物をしてきたメモを発見されたので、自分への罪悪感にさいなまれている。「そんな不正をして介護保険を使い、これが区役所に知れると倍返しという処置になるのではないか？そんなことになったらお金も大変、娘にも迷惑をかける」と常にそのことが頭から離れず辛いと感じる。

8月、そうしたことが気になり、食べられず体力も低下し、体重がますます減って悪循環となった。眠気がとれず頭も痛い、食事をするとき15分起きているのが精一杯。薬を減らすと頭が痛くなるし眠れなくなる。今、耳鳴りと眠気が辛い。昼間、眠気で目を閉じていても眠ることができない。内臓の働きも衰え、だんだん動けなくなることが不安、娘に迷惑がかかる、あの子が倒れるとだれも面倒を見てくれる人がいなくなる。近くに親戚もないし心配……。介護保険のことで友人にも昨日電話したの、やっぱりね……。今考えると不正になることがかえって心配になって、メモを出しておいたことが失敗だったの。何であんなことしたかと思って後悔しているの。そして、介護保険は自分が必要もないのに受けたから……。こんなことになったんでしょう。娘に迷惑がかかる、自分のために悪影響するの。結果的にその心配が自分で病気を作っているの、胸のあたりが、心がいつも晴れなくて、今とても悔いているんです。頭がボーッとして歯が合わないから噛めない、足がおぼつかない、手の力が入らない、体全体が働きが悪い。

■セッション1～3　ネガティブ期〈ガス抜き〉

あれができない、これができないという否定的な言葉で眉間に皺を寄せて話す。入れ歯が合わないから食べられない。食事の後は起きて座っていることができない。1人で歩けない。など、今自分が抱えている3つの不安について語った。

今後の問題というより先への不安が大きく、とりあえず体力や気持ちが改善することが先決であり苦痛なこと辛いということを自分で受け入れ、入院時と比較し動けるようになっていること、起きてこうして話す時間が持てていること、よくなっていると思われるところをフィードバックした。

時系列の記憶は鮮明であり、認知症傾向は軽く、うつ傾向によるコミュニケーション不足と思われた。1つのことにこだわる神経質な面があり、うつ気分なので苦痛症状を共感傾聴した。60～70年前の記憶が鮮明に思い出され言語化でき、時系列、場所、そのときの状況、人の名前など記憶がはっきりしており、特に何年何月など正確に記憶していた。懐かしい気持ちが戻ったと表情も穏やかになり、自ら感想を語っていた。その日もやや疲れるが、睡眠薬の追加もなくぐっすり眠れたと自分で述べたので30分間と約束し、体調がよければ延長するということで疲労具合を聞きながら心療回想法を実施した。

■セッション4〜6回〈ニュートラル期〉

　父親に対してのネガティブな感情を表出したが、父親に対する頑固で怖いイメージはこの時代の明治生まれの典型であり厳格な家庭に育った様子がよくわかる。しかし、父が独身最後にと歌舞伎に連れて行ってくれたという愛情など、親子の関係をきちんととらえ、理解されていること、母や姉妹からも生活の中から教育、躾など品格のある家庭であることが伝わってきた。3回目くらいから歯が合わず食べられない、食欲がないという訴えが聞かれなくなった。「前より少し食欲が出てきた、自分の中では食べられている方、食べることで少し元気になったのかな」と話してくれた。

■話題テーマ「映画俳優」でおしゃべり

　臥床がちだった日常に、変化が見られようになった。周囲との接点を持つことや他への関心などうつ気分の改善が期待できる。本人はまだ入れ歯が合わない、耳が遠くて話が聞こえないなどの訴えをするが、表情は明るく笑顔が見られるようになってきている。ただ、実際は会話中、聞き返すことに恐縮しているようです。話が終わってからも昔を思い出して話したいことがたくさん浮かぶようで、映画の話題は思い出すというより、知っていることをたくさん話したい気持ちだった。俳優の名前など次々と出てきたことが本人もびっくりして嬉しがっていた。夫とのエピソードもそのときに若返ったような気持ちだと述べていることからも回想効果が窺える。

■話題テーマ「新婚時代」でおしゃべり

　新婚時代のエピソード、中国での暮らし、戦争の怖さ、そして大変だったことを語り、話がしたいという気持ちがよく伝わってきた。大変な生活は自分だけでなくまわり全部がそういう生活であり、今は平和に暮らし、とっくに忘れた遠い過去のこと、と暗い表情はなく、むしろ手帳に話したいことをメモして持参してきたほどだった。今のことを忘れて昔の自分に戻り、楽しかったことが鮮明に思い出される。こうして話しているときが嬉しい時間と笑顔になった。否定的な言葉（ネガティブ反応）はほとんど聞かれなくなった。

■病状をニュートラルに自己申告する

　眠気はまだ少しありますけど、以前のように15分しか起きていられないなんてことはないです。このごろ少し元気になって、外を歩きたいと思うの、いつまでもこうしていられないじゃない。娘が来たらちょっと行ってみようと思っています。そのあたりを歩くのはいいですか？

■うつ気分の改善

　夜に話をすることで興奮状態が続き、不眠に影響するおそれがあると考え、面談を日中にした。表情がよくなり、歩行時の足どりがしっかりしてきた。起立時にふらつきがあり、ゆっくり動作することを指導した。うつ気分が改善し、前向きな気持ちになっている。否定的な言葉はほとんどなくなった。食事も量が増え全量摂取できた。病室でも立位で、膝の屈伸や手の運動、足踏みなど体を動かし運動している。以前の介護保険について悩んでいたことも「なるようになると思うし、そうなったらそのとき」と気にならなくなった、と話していた。うつ気分がやや改善してきており、言動・行動の変化に注意が必要な状況となった（うつ病の改善期には自殺が発生しやすいため）。

■セッション7〜11回〈ポジティブ期〉

　「足が弱るといけないと思って今歩いているんです。私の足で廊下の片道が90歩です。一階でも私の足で45歩。朝も歩いてきたけど10往復もするといい運動になるでしょう。早く外を歩きた

くて」と回診時にも実際にベッドから降りて膝、腕、腰の屈伸をして見せてくれ、体の柔軟な動きが見られた。雪が解けて歩きやすくなるのが楽しみな様子だった。

気持ちと行動の一致、表情や会話も明るくなった。脳への"快"の刺激の影響と思われる。凱旋門に触れたときってどんな感じ？「う～ん忘れた……」（忘れているとき、言葉に窮するときは無理強いしない）バスの中で姉たちに出会ったときの気持ちや状況など、鮮明な記憶を笑顔と共に表現できている。ときどき困惑の感情表現はあるが、話の傾向として経過を述べることが多く、その状況や気持ち（感情）を言語化することが少ない。言動は著しく改善傾向にあるが、軽度のうつ状態は継続していると思われた。

■話題テーマ「感謝する人」

「昨日は廊下歩行で、片道90歩だったけど今朝は85歩でした。足の筋肉が付いたのかしら。私、退院とかどうでしょうか？」と本人から語り、廊下をしっかり手を振り足を上げ歩き、会話中、声を出して笑った。本日の話は、状況、経過説明だけでなく自分の気持ちの言語化がみられ、日ごとに改善し変化している経過が窺えた。

外出して補聴器を直してきた。聞こえがよくなり会話ができることが嬉しいと笑顔を見せた。外出のとき、杖や手押し車が必要と思ったが、まだ大丈夫と自信がついたと。毎日の運動も廊下片道85～90歩を12往復で1,000歩をめざし、歩いている前向きな努力が外出時の自信となっている。娘さんにも迷惑をかけないよう自分で行動することを心がけ、行動し努力している。あんなに介護保険のことが気になって「娘からもわたしに迷惑をかけて申し訳ないというより、お母さん自身がそんなことを気にせず前を向くこと」と何度も言われていたの。でもすぐ考えがそこにいってしまって離れなかったんです。でも、こうして話（心療回想法）をしてから不思議に気にならなくなったんです。今は楽しいと自ら語る。そうした感情の変化を本人が自覚しており、インタビューによる意識の変化が明確化されたと考えられる。今回、父についてポジティブに語っている。前回の会話で怖いなどネガティブな印象であったが、明治生まれの頑固で厳格な父親、格式高い家ではよく聞かれる反応で時代背景からも家長制度のなごりなど家庭の様子が想像された。しかし、その後に父への想いが回想され、父親と過ごした楽しい部分がプロンプトされ改善したと考えられる。

今まで一番輝いていたと思う時期は？　夫とともに歩んだ50年。仕事も家庭も順調で夫が定年となり、子育てが終了し、夫婦で旅行をしたときと答え、ヨーロッパに行ったときの写真を見せてくれた。昨日外出し自宅から昔の写真をわざわざ持ってきてくれた。本当はパリで夫と腕を組んで撮った写真があったはずだが見つからなかったとガウディのサグラダ寺院の前でのツーショットを見せてくれた。気持ちはすっかりそのときに戻っているようで、素敵な似合いのカップルですねと言うと、ちょっと照れた様子で、口角が上がり、声を出して笑っていた。症状も良くなったことが自覚できており、これからのことを自分で考え決定し、行動できていることをフィードバックした。今、気持ちはアップしているが、気持ちの波は環境やちょっとした心理的なことで変化しやすいことを話した。

■山岡美智子さんのケースを考察する

　山岡さんは入院当初、表情がなく感情鈍麻の状態だった。医師としては認知症かうつ病か迷う状態だ。認知症の初期症状はうつ症状を呈し周囲への関心がなくなる。医師としてもうつ病を認知症と誤診し、アリセプトを処方して興奮状態になることもある。アリセプトは脳内神経にあるシナプス結合の連絡を強化する作用があるので脳内電流が過剰になって興奮状態になることもある。逆に、認知症であるのにうつ病と診断し、抗うつ剤を処方して妄想状態が増加してしまうこともある。

　山岡さんの場合は、ADL記憶（10〜15歳の記憶）が維持されていたので、軽い認知症でもあるがうつ症状の方が大きい、と医師が判断して心療回想法を実施した。病院では心理療法として回想療法を実施したので医療保険で対応した。また、病院に入院中ということもあり薬剤との併用効果と考えられた。

■施設のお風呂に入らなくなったケース

　うつ病を主訴として入院した女性80歳。心療回想法を受けて改善が見られた。退院して老人施設に入所した。数カ月後に「また心療回想法をして欲しい」と再入院した。施設の職員からは「風邪が治ってないからお風呂に入らない、と言い張って困っています。かといって入浴一部介助なので、自分一人では入浴させられません。話を聞くとまた心療回想法をしてほしいとのことだったので病院にきました」とのこと。

　さっそく心療回想法によってお話を聞いてみると、施設の中で風邪を引いてしまい2週間寝込んでしまったという。食欲もなかったために風邪が改善してベッドから起きると自分の乳房がかなり縮んでしまい、みっともない形になってしまったから他の入所者には見られたくない、とポツリと話してくれた。

若いときから豊満なバストが自慢だったらしい。80歳であったとしてもその気持ちは変わらない。施設職員はそうした個人個人の思いを受け止めることができず、機械的な入浴介助をしようとしたらしい。そこで、若い娘時代のバストが自慢で、すれ違う男性が振り返るようなステキなボディスタイルであったころの思い出話をたくさんおしゃべりした。次第に気持ちが明るくなって薬の処方もなくなり、入院もなく施設へ戻って行った。その際、施設職員に「個別にお風呂に誘えば大丈夫ですよ」とアドバイスした。施設職員は「そうですか」とすんなり受け入れたようで「帰ったらお風呂入りましょう」と声をかけていた。

■自宅のお風呂に入らなくなったケース

　要支援1。自宅で家族と生活している女性78歳。あるとき家族からケアマネに「おばあちゃんが風呂に入らなくて臭いんです」という相談を受けた。心療回想法を学んだケアマネがさっそく自宅に行き、清潔好きだった高校生のころの話に花を咲かせた。心が和んでからそっと語ってくれた。「孫娘が私が入った後のお風呂が臭いって言ったのを聞いてしまったんです。本人は気づいていないと思うので私からはとても言えません。それからお風呂がつらくなって入るのが怖いんです。また臭いって言われそうで」と涙ながらに語った。

　このことを孫娘に言いましょうか、と尋ねると「孫娘が傷つくから言わないで」と頼まれた。そこでケアマネは「一番最後の終い風呂に入ったらいかがですか。終わったらついでにお風呂洗いもすれば一石二鳥ですよ」。家族にそのことを伝えて家族の最後に入ることになった。家族はおばあちゃんを大切にして一番先に入ってもらっていたのを修正した。

10-4 中川アキさん（37歳仮名）心療回想法の症例

■経緯　中川アキさん（仮名）
33歳うつ病発症　37歳改善

大学卒業後SEとして入社。10年目にIBS（過敏性腸症候群）発症受診。4カ月後、身体がベッドからまったく起き上がれずに1回目の入院（20XX年7月から6カ月間休職）。カウンセリングを受けても「話させられる感覚」があり疲労感も出て数回で中止し、投薬治療のみとした。休職明け（20XX＋1年2月）6種類の精神薬を飲みながら通勤。疲労感が募りIBSの不安感が強化された。1年6カ月後に2回目の入院（20XX＋2年6月から1年6カ月間休職）。その間、自宅から徒歩15分圏内にて生活を行う。休職中に心療回想法面談75回を経て復職（20XX＋3年1月）。順調に回復した。復職後6カ月目に投薬治療中止。20XX＋5年12月結婚退職。20XX年＋6年男児出産。

■第1ステージ〈ネガティブコントロール期〉
20XX＋1年9月〜12月　（面談16回）

2回目の休職直後から「おしゃべり」の心療回想法が気に入り開始する。自己否定的な感情をぶつけ、自分が「非人間的」であることを繰り返し口にする。会話の中で「うつ病は人格的な障害でなく、大脳の一部（扁桃体）の機能不全である」ことを理解するようになってからは、落ち着いて人生についての考察が行えるようになってきた。1カ月後、精神薬が6種類から4種類へ減少した。

■第2ステージ〈ニュートラルプロンプト期〉
20XX＋2年1月〜6月　（面談24回）

感情的な安定が得られるようになってきたので、「快感情」の過去体験を探した。子どものころの思い出を繰り返し話し合い、小学校から中学にかけてエレクトーンをやっていたことを思い出した。当時は、グレードを上げる競争のために行った記憶だったが、今度は、「楽しむ」ためにエレクトーンを行うようにプロンプトをうながした。環境を整えるため自宅にエレクトーンを購入し帰宅後毎日弾いた。3カ月後、精神薬が4種類から3種類へ減少した。

■第3ステージ〈ポジティブ自己肯定期〉
20XX＋2年7月〜12月　（面談12回）

エレクトーンを弾くことの心理的支援をしていくうちに、「楽しさ」を自己確認できるようになり、6カ月後には、商店街の街頭コンサートに参加できるようになった。2カ月後、精神薬が3種類から2種類へ減少した。

■第4ステージ〈復職ソフトランディング期〉
20XX＋3年1月〜12月　（面談24回）

20XX＋3年1月に復職したが、心療回想法は継続した。最初の3カ月は、まったく仕事がない部署だったので、仕事を見つけるようアドバイス。上司に面談して「できる仕事」を担当するように調整を依頼。4月の人事異動のショックも乗り越え順調にスタートできた。復職6カ月後には、2種類あった精神薬も処方不要に。すべての精神薬がなくなった。6年間飲み続けていた精神薬が切れたことで本人の大きな喜びと自信になった。

■第5ステージ〈メンタルヘルス期〉
20XX＋11年5月（面談185回）

20XX＋3年12月結婚退職。月に1回、メンタルヘルス面談を継続。マタニティ心療回想法を経過して、子どもが8歳となりメンタルヘルスカウンセリングとともに発達相談を継続実施している。

第 11 章

パーム（掌）とパームを触れ合わせて気持ちをつなぐ

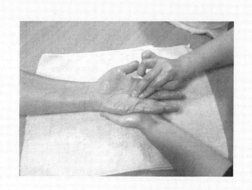

11-1 　回想療法とパーミング
11-2 　パームは親と子をつないでいる
11-3 　パーミングの考え方
11-4 　パーミング図解
11-5 　パーミングの Q&A

11-1　回想療法とパーミング

　回想療法が実施しにくい中程度認知症患者に対して言語的刺激である回想療法と、接触刺激である手を握る方法によって、より効果的な対応ができることがわかってきた。しかし、日本の習慣は「非接触習慣」が多く、西洋のようなキス・握手・ハグ（抱擁）といった「接触習慣」がない。そんな中で高齢者が突然手を握られてもかえって緊張してしまうことも多く、手を握る方法をそのまま実行することには無理がある。しかしながら、そうした接触手技をともない十分な語りかけを行うことで回想療法と相乗効果が期待できる。

　パーミング（掌をやさしくなでること）をしながら回想療法による語りかけを行うことが認知症患者に効果的。パーミングは日本文化の中で修得した「触られることへのネガティブ感情」を回想療法によってやわらげ「触られることへのポジティブ感情」をプロンプトする手技のこと。もっとやわらかく表現するとパーミングとは認知症患者に対して行う回想療法の一つで、回想療法的語りかけをしながらパーム（掌）をしっかりさすりながら接触手技を行い、それにより神経を沈静させ精神的な安定を維持する方法と表現できる。

　パーミングは回想療法における手技の一つで、パーミングだけが独立しているわけではなく、必ず回想療法とセットで実施する。言語性機能が低下してもパーミングを加えることで回想療法が継続して実施できる。もちろん軽度認知症、うつ症においてもパーミングを併用した回想療法的コミュニケーションはとてもよい関係性を成立させる。アロマオイルをうまく活用してよりよい効果が見られる。

11-2　パームは親と子をつないでいる

　新生児の赤ちゃんに「把握反射」がある。自分の体重をぶら下げることができるほどの握力だ。爪が伸びていると自分の手のひらを傷つけてしまうこともあるくらい。この把握反射は人間がまだ猿だったころ、猿は出産直後に移動するため母親から振り落とされないように母親の体毛にしがみつくための機能だとされている。生物的に一体だった赤ちゃんは出生することで生物的一体ではなくなり、今度は心理的な一体感を求める。つまり、子にとってパームは胎児だったとき母親と繋がっていたへその緒の役目をしていると言える。認知症などで理性による社会的思考が低下すると本能的な方法によって安心感を得ようとする。

　また、パーミングを行うと大脳に「オキシトシン」という感情を安定化させる脳内物質が分泌されることがわかっている。オキシトシンは動物の場合、家族形成になくてはならない脳内物質。単独行動を行う動物、たとえば北極シロクマなどは1年に一定期間だけ交尾をして子どもを出産する。しかし、シロクマのオスは自分の子どもが生まれるころにはメスに巣から追い出されてしまう。交尾期にはオキシトシンが分泌され家族意識が生まれるが、オキシトシンの分泌が止まると家族意識がなくなるので、自分の子どもを食べてしまうからだ。ちょっと間違うとメスも食べられてしまうことさえある。食料が極端に少ない北極ではこうしたことで種の保存が行われている。

　人間は生まれながらに言葉を持っているわけではない。言葉は生まれてからの学習により習得する。人生の最後に言葉を失ったとき、母とのコミュニケーション手段であった「ふれあい」がやすらぎを導いてくれる。

11-3 パーミングの考え方

パーミングをしているときにも語りかけを続ける。特に5分間じっとパームを握り続けるときがもっともコミュニケーションしやすいときだ。重度認知症でもかすかな反応がある。中程度認知症であれば視線の移動や笑顔など何らかの反応が見られる。そうした刺激と反応の繰り返しが心理的安定をもたらす。軽度認知症であれば進行抑制効果を高め、中程度認知症では異常行動を軽減させ、重度認知症では不安挙動を安定化させる。それはパーミングに加えて「語りかけ」があるから。沈黙の中でのパーミングは逆に危険。心理的緊張感を高めてしまうこともあるので高齢者が実施者を心理的に受け入れてくれるようになってから実施すること。

パーミングは基本的にはハンドマッサージ風のもっともソフトなタッチを基本としている。凝りほぐしではなく、パームが感じる優しさを共有するようにアロマオイルを使用しながらパーミング（マッサージではない）する。パームはもともと本能的に「母との一体感」を誘発する身体部位にあたるから、理性を超えた本能的な安心感を得ることができる。しかし、この感覚は一般的に理性が強いときは感じることができない。理性が後退し本能感性が敏感になってくると受感できる。だから、突然手をとって揉みはじめても相手を緊張させてしまう。始めは楽しい会話や語りかけを十分にする。この「語りかけ」が回想療法そのもの。楽しい思い出を一つひとつじっくりと表現していく。両手で30分くらいがよい。重度の場合はそれを1日1回行う。最大でも一回60分以内とする。できればパーミング記録をとり、握り返しの反応、笑顔の反応、視線の移動、言語性反応、思い出話など、ちょっとした反応を記録する。

■手を温めるということ

温泉施設には「足湯」がある。体の一部を温めると体全体が温まることを実感されるだろう。赤ちゃんの場合、手が熱くなると眠たい、と言われている。手と足にはこれだけの経験知がある。

パーミングは「手浴」と違い石鹸を使用しない。石鹸を使用すると本当の手浴となり、次のおしゃべりの心の準備ができなくなる。手を握りながらしゃべる、という経験はほとんどの人にとって初めてのこと。握手の経験はあっても5分間の長い握手（みたいなもの）は初めてで、知己の人以外ではなおさら。だとすれば、高齢者にとっても初体験ということになる。

NHKの「ためしてガッテン」でも紹介されたが「体内炎症」が血管を弱くすることがわかってきた。体内炎症とは、通常外部から入ってきた雑菌を殺すために血液内に形成される抗体が雑菌をやっつけた後は体外へ排出される。しかし、高齢になると抗体はできたものの、体外への排出機能が低下し血管内に留まってしまう。血管内に留まった抗体は血管そのものへ攻撃を始め、結果として血管がボロボロになってしまい、もともと弱かった体の部分から病気が発生しやすくなり寝たきりになる可能性もある。

抗体排出には「他者とのつながり」が最も効果的だと東京大学の飯島勝矢教授（老年学）も語っておられたが、肝心の「どうやって他者とうまくつながるか」という部分にはまったく触れていなかった。回想法は、まさに他者と歓びをもってつながるコミュニケーション技法でもあるので、認知症予防のみならず、寝たきり予防にダイレクトに効果が期待できるパーミングは、他者とのつながりを深めるツールでもある。

11-4　パーミング図解

1　ウォーミング（2分）

①手を洗う
- お湯の温度は暖かめに
- 石鹸は使わない
- やさしくなでるように

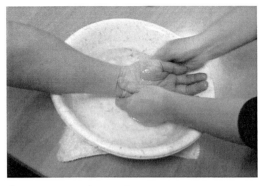

②指先までていねいに洗う
- 指先から指元へなでる
- 指の間も洗う
- 手首からひじ前まで洗う

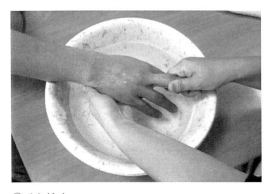

③手を拭く
- タオルで包むようにする
- 指の間もしっかりと
- 左手、右手それぞれ1分
- 合計2分
- 累計2分

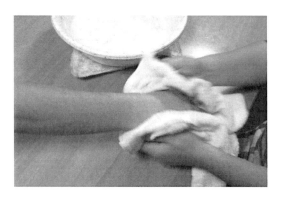

2　オイリング（1分）

　ここから左手について解説する。左手が終わったら右手を行う。

①自分の手にオイルを塗る
- アロマボディオイルを使用する
- アロマボディオイル以外は不可
- 下にタオルを敷く

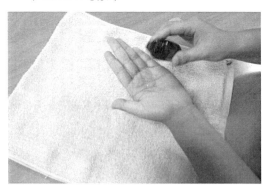

- 指輪はずしを確認

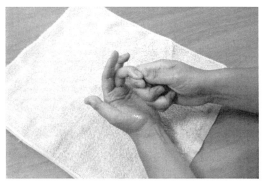

②爪の間もオイリングする

③十分なオイリング

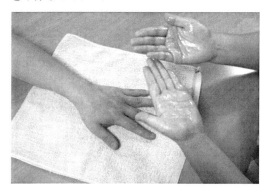

④手の甲からはじめる

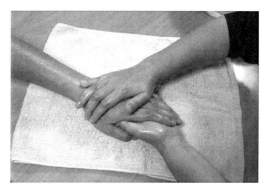

⑤しっかりなじませる

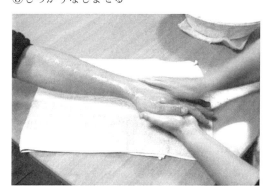

⑥ひじ下まで、なで上げる

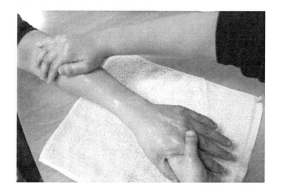

⑦手を返して裏側もなじませる

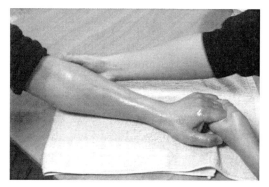

⑧手のひらを右回しにさする

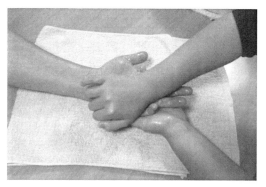

⑨手のひら全体を合わせる

・手のひらを密着させながら軽くこする
・なでる感じ
・左手1分
・累計3分

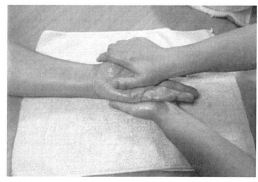

3 フィンガリング（1分）

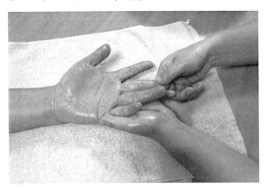

①指の左右を根元から指先へ
- マッサージしない
- 指先から指元へ
- 指元で90度回す

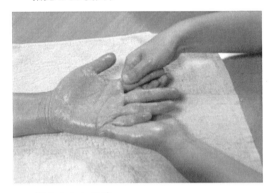

- 指の向きに注意

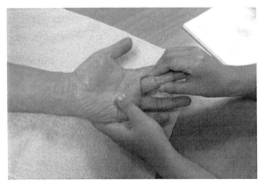

②指先も回しながらなでる
- ゆっくり回す
- 左手1分
- 累計4分

4 ポイントフィンガリング（1分）

①2本の指の先で手のひらの指と指の間を優しく押す

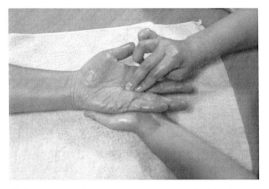

②小指の方から手首にかけて、3点を4秒ずつやさしく押す

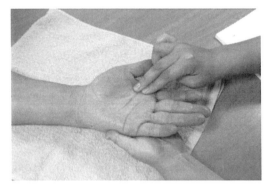

③手の甲は、親指で軽く押す
- 4点を4秒ずつ軽く押す
- 反応を観察する
- 左手1分
- 累計5分

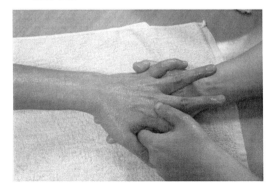

5 パーミング（4分）

①拇指丘を動かしてやさしくこすり合わせ、右に回しながらなでる
- 右回りに2分・累計7分

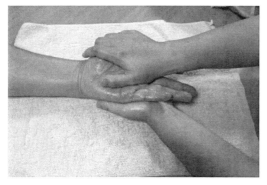

②小指側は、左手のひらで実施
- 左手の拇指丘で左まわり
- 左手2分・累計9分

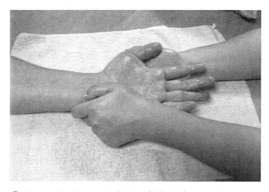

③パームとパームを合わせ親指を包み込む
- 両手でパームを包み込み、小さく動かす
- 左手5分
- 累計14分　※このパーミングが一番大切。

しっかりとレミニンの目を見て語りかける。

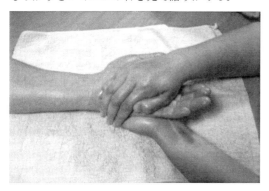

6 ドライニング（1分）

①タオルで包む
- オイルをぬぐい取る

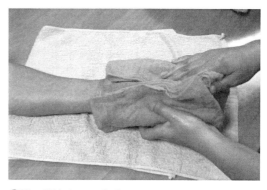

②指の間もしっかりと

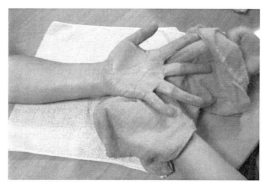

③腕もふき取る

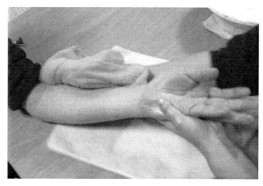

- 左手1分・累計15分

※右手に移行する。

11-5 パーミングの Q＆A

■手技をしているとどうしても口が止まってしまい、マッサージが中心となってしまう。

一番の原因は、手技の順番や方法などを覚えていないことがある。無意識的に手技が進んで行くようにすれば、おしゃべりの方もスムーズに進む。手技は「流れ」が大切。マニュアルなどを見ながらやるのはレミニンを不安にさせることもあるので手技そのものをしっかりと覚えておきたい。また、レミニンの人生の背景を知っておくと手の「ほめ方」にも違いが出てくる。

■石鹸を使ってもっと清潔にしたらどうか。

石鹸を使ってゴシゴシやると、すすぎが必要となり、パーミングタブにもう一杯のお湯が必要となるので効率がよくないし、これで終わった感覚が生まれてしまう。また、石鹸を使わないでゴシゴシやると手から垢が出て、レミニンがちょっと恥ずかしい表情をみせることがある。だから「手を温める」という感覚でやさしく手をほぐす。手が温まると気分が落ち着くのでそうした側面を大切にする。

■大きい手や小さな手の場合、フィンガリングなどがうまくできないのですが。

小さな高齢者の場合、手も小さく中指骨の間に指が入りにくくなることがある。その場合は、無理をせず中指骨の間をなでるようにすればよい。無理はしない。また、男性の場合、手が大きなことがあり、手を包み込むパーミングがうまくできないことがある。この場合はレミニンの親指をしっかり手のひらにしっかり合わせて包み込む。

■レミニンが無口だと黙ってやる手技になりがちです。

中程度認知症の場合、文節が整った会話が難しい場合がある。そのときにインタビューばかりをしていると答えられないことも多くなって黙ってしまうことがある。はい、いいえ、好き、嫌い、わからない、などしか答えられない場合は、レミニンの人生についてレミニシャンが話を進める。そうしたケースはあらかじめ分かっているので、レミニンの介護カルテなどを見させてもらい、氏名、出身地、仕事、趣味、家族などのことを頭に入れておき、たとえば、青森だとすればリンゴのことなどをイメージして「子どものころにリンゴは食べたの」「リンゴはおいしいね。リンゴは白い花で、日当たりがいいと赤くなるね」などと映像イメージがプロンプトされやすいように言葉をつないでいく。

■中程度認知症レミニンの場合、同じ会話になってしまいます。

認知症の場合、同じ言葉の繰り返しが多くなる傾向にある。抽象的で感情をあらわす言葉の羅列が多い場合は、精神疾患の可能性もあるので、同じ言葉をレミニシャンも繰り返して感情の共感を心がける。レミニンの言葉が具体的な場合、たとえば「階段をあがるとね。階段をあがるとね。階段をあがるとね」など具体的な映像イメージを語る場合は、その映像イメージをいっしょに経験するような言葉を選ぶ。「そうだね、階段が石でできていたよね」などレミニンが頭に浮かんでいる映像イメージがより鮮明になるようにおしゃべりする。

第12章
死の受容に寄り添う心療回想法
デスレミニセンス

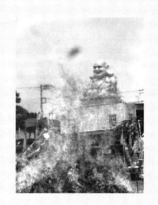

- 12-1　マインドケアとしての心療回想法
- 12-2　死を受容した生き方
- 12-3　回想療法のインタビュースキル
- 12-4　SDD：医学的延命措置を拒否する意思表明書（Self Dignity Declare）の保管
- 12-5　SDD の解説
- 12-6　看護介護のための宗教観

12-1　マインドケアとしての心療回想法

　スピリチュアルケアは、がんなどで余命告知を受け、心静かに人生の終末を受け入れるためのケアとされており、ホスピスや在宅ケアで行われている。もともとはキリスト教のチャプレン（病院付き牧師）がクリスチャンの魂を天国に送り出すことを意味したのだが、今では宗教的な意味が薄れ、マインドケアの一つとされている。たとえば、がんなどの「痛み」は医療で除去できるが、自分がなくなる「自己消滅の恐怖」を医学で除去することはできない。人はいつか必ず死ぬことはわかっているが、いざそのときが近づいてくると人は、そうした自己消滅の恐怖と向き合わねばならないことになる。

　反対に、脊椎損傷などで首から下がまったく動かない人にとっての残された人生の苦しみは想像を絶する。そうしたときも「魂のあり方」でその苦しみが軽減することも少なからずある。心療回想法では死の受容をうながす効果によって魂の癒しを行うことも可能である。

　医師からがんの告知を受けた患者は、今までとはまったく違った考え方をする。たとえば、あと6カ月という人生のタイムリミットまでどのように生きていくのか。これだけの情報化社会であっても、死についての正しい教育や情報がほとんど入手できない現状では、患者自身が死と直接向かい合わねばならない。

1　モルヒネの使用量はアメリカの15分の1

　アメリカでは、がんの告知は医師の義務となっており、患者自身も自分についての医療情報を医師に求めることが普通となっている。心理的ケアを担当する人がいて、がん告知のタイミング、患者家族への根回しを行う。日本では「死は医療の敗北」という医師側の感情があり、このことはモルヒネの使用量が日本はアメリカの15分の1と少ないことからも推察される。最近は医療保険に「看取り加算」ができたので使用量が増えてきたが、最高裁判所が「延命は医療の義務」と判断してからは鈍くなっている。

　患者がまったくの無防備な姿で医師からのインフォームドコンセントにさらされてしまった場合、配偶者に言えない、ましてや子どもにも言えない患者自身の気持ちがある。これを何とか安らかな死を迎える気持ちになれるよう支援していきたい。死を受容して亡くなると死後硬直がゆるやかになり、焼き場に入るまでヒゲが生えたり、ほおも弾力性を失わないケースが見られ、逆に死を受容できなかった人は死後硬直が早いとも言われる。

2　well-beingと心療回想法

　現在、ターミナルケアとして終末期医療病棟があり、医療としての死について各種の学会や研究会が活動しているが、それはQOL（生活の質）という面からのアプローチでwell-beingという視点が欠けているように感じる。死をとらえるときにもっとも大切なことは「精神」「魂」「心」と呼ばれる存在をしっかりと見据えることにある。

　医療の立場から死をとらえるのではなく、患者の立場から死を考えるのが「デスレミニセンス」である。「自分が死ぬときはこうありたい」という素朴な希望を達成するためには自らが努力をしなければならない。特筆すべきは日本人の精神文化が仏教・神道・キリスト教・道教・儒教など多岐にわたっていることで、死生観となると、チャプレンのようなキリスト教的導きだけでは対応できない。「宗教的な色彩」を嫌がる日本人であっても、いざ死を目の前にするとどうしてもこの問題は避けては通れない。

3　患者の死は医療の終わり？

　ターミナルは、そのまま終着駅という意味で使われている。人生の終着駅でもあり、医療の終着駅でもあるからだろう。最近では意識不明になった状態以降のことをターミナルと表現するようになってきた。医療においては延命治療が基本であり、生命が維持できなくなるまでが医療の範囲だった。ところが21世紀に入ってそうした流れに疑問を持つ患者が増え、延命措置を拒否する患者も多く出始めた。一部の先進的な医師は熱心な患者の希望を受け入れ、延命措置をせずペインコントロールを行いながら天寿（余命）を迎えることに同意している。

4　生と死を繋ぐ延命措置

　がん患者であり、延命措置を拒否した有名人は鳳啓助、ジャイアント馬場などたくさんおられたが、自分が死ぬ日を知りつつ生活する精神的なプレッシャーは察することもできないほど。延命治療が当たり前の時代であれば延命措置を続けている間中、患者は医師の管理下に置かれ、励まされ、苦しみに耐える。その結果、死が訪れるとすぐに僧侶などの宗教者の管轄下に移っていく。

　巷にはこんな小話がある。道に落ちていた百円玉。通りがかった医者が拾おうとしたが、人の目もあるので触っただけで通り越した。そこへ通りがかった僧侶が「おや百円玉だ！」と拾い上げたとき、医者が振り返って叫んだ。「それは私が先に見つけた百円玉だぞ」すると僧侶はにっこり笑って答えた。「いやいや、医者が見捨てたものは僧侶のものでござるよ」と。

　かつては、医師と僧侶は時間的につながっていたが、延命措置を拒否する患者があらわれて医師と僧侶の距離は縮まってきた。

5　「ないない探し」と「あるある探し」

　アメリカには延命措置を拒否した患者を精神的にケアするチャプレンがいる。日本にあるキリスト教系病院にもチャプレンがいる。仏教系僧侶も病院ではビハーラとかチャプレンと呼ぶことがある。チャプレンはキリスト教の導きによりクリスチャンの魂をイエスの許へ送り届けることを使命として、第1次世界大戦のころから病院などで活躍している。

　確かにチャプレンもビハーラもすばらしい使命で、死を受容することに心を決めた患者の心の拠り所となっている。しかし、クリスチャンでもないし、仏教徒でもない患者にとって、突然に近い形で死後の世界の話を聞くことは死の恐怖を助長する可能性もあり、それを乗り越えることも難しい。

　筆者はかつて「死にたくない」と語るがん患者に「どうして死にたくないのですか」とダイレクトに質問したことがあった。その答えは「〇〇をしていない」「〇〇へ行っていない」「〇〇を食べていない」などすべて「ないない」というネガティブな答えだったので、これを「ないない探し」と呼んだ。

　反対にすでに死を受容している患者に「どうして死を受容しているのですか」と質問すると「〇〇をやった」「〇〇があった」「〇〇を食べた」などすべて「あるある」というポジティブな答えだった。この答えがすべてを示しているように、自分の人生の「あるある探し」をすることが死を受容することにつながっていることに気づいた。「〇〇屋の羊羹は食べていないけれど△△店のケーキは食べた」などと自分の人生の中の「あるある探し」をするようになればいつかは訪れる死を「生の満足」として受け入れるようになる。自分の人生を振り返り、「あるある探し」の旅をすることが自己肯定になる。

12-2 死を受容した生き方

■お寺巡礼に出かけたTさん
61歳・男性・肺がん

医師から余命告知を受け、お寺巡りや家族旅行、友人との心ゆくまでのおしゃべりを楽しまれたTさん。定年退職をしたばかりで次の仕事も決まっていたが、そうしたことを綺麗に整理されゆったりと旅立たれた。

Tさんは根っからの営業マンでトラックを愛し、トラックの販売に情熱を傾けていた。入社の動機が「トラックを扱いたい」というのだから本当の「トラック野郎」だった。JR（旧国鉄）に60台のトラックを納入した喜びを話されるときの満足気な笑顔が光った。しかし、人生の中で一番充実したことは何か、とたずねると「そりゃ、明治村（愛知県）の消防車だね」と答えてくれた。
「ポンプ会社とタンク会社の仲が悪くて困ったもんだ」
「え!?　トラックという完成された商品を販売するのではないのですか」
「うちはシャーシ（車台）を作る会社だから、上に何を載せるかが勝負なんだ」
「それにしても、ポンプとタンクは同じものだと思っていましたが……」
「それが違うんだな。ポンプ車とタンク車があってもいっしょにはできない、という業界常識の壁があって、これをどう打ち破るかが大変だった。結果的には両社の仲をとりもつのが本当の営業魂だったというわけだ。これで火災の初期消火の6分間を有効に使えるので文化財をかかえる地区でこのポンプタンク車に人気が出たことも嬉しいね」

語るTさんは本当に充実した人生であったという笑顔を見せた。愛知県犬山市の明治村を訪れたら、Tさんが造られた消防車にも注目されたい。

Tさんは亡くなる2カ月前まで大好きな日本酒を楽しみ、大いにおしゃべりし小旅行にも出かけ、病院のベッドについてほぼ1カ月で息を引き取った。

■ご主人の話題で死を受容されたYさん
80歳・女性・肝臓がん

在宅療養中、心の準備もなく医師から突然「あとよくて6カ月ですね」と言われたときは本当に目の前が真っ暗になった、とYさん。告知を受けてから心療回想法を行ったが、はじめのうちはうつ状態で、家族もどうしてよいかわからず途方に暮れていた。最初はうつむいてただ黙っている女性の傍らで声をかけることもできなかった。何回目かの訪問でやっとおしゃべりの糸口を掴み、ぽつりぽつりと10年前に亡くなったご主人の話をされた。「ご主人とはどこで出会ったのですか？」そんな昔の些細なことから始まって、極力ご自身のことには触れずにいた。ご主人の話題が一段落するころにはやっと心も落ち着いてきたように見えたので「こんどはYさんのことを聞かせてください」と心療回想法を本格的に開始した。女学校時代の運動会でボール投げで一等賞をとったこと。寮の役職で食事担当となったとき甘いものが出るとみんなで大騒ぎをしたことなど、だんだんと思い出して50年以上忘れていた友人の名前が出てくるようにもなった。そのころになると現実の状況を冷静に認識することができるようになり、自分の死を見つめる心のゆとりも見えてきた。これからの数カ月をどう過ごしてよいかわからないと話されたとき「ご自身の人生を回想録にしてみましょう。そして、多くの方々への感謝の気持ちを記していかれてはいかがですか？」と尋ねた。「自分にできることはそれくらいね」と気持ちの整理がつかれたようで、それからは回想録のインタビュー項目に従ってご主人の人生を振り

返った。と同時に自分がいつまで外出できるかを気にされ、外出できるときは〇〇へ行きたいなど、残された時間を自分なりに有効に使いたいと前向きな気持ちになり、自分の死期について前向きにとらえることができるようになった。

■おいしい話題で楽しんだＳさん
74歳・女性・胃がん

　余命告知をされ、死ぬのがどうしても納得できないというＳさん。「どうして自分だけが……」と日々暗い気持ちでいたとき、わかりきった質問をした。「どうして死ぬのがいやなのですか？」すると、「そりゃ〇〇もしていない。〇〇ができない。〇〇へも行けない。〇〇を食べてない」など「ないないない」が延々と続いた。考えてみればその通りだ。自分の「ないない探し」を続けていたのでは心の瞳が後ろ向きになってしまうのは当然。

　そこで「〇〇の羊羹が食べたい」という言葉をつかまえて、
「虎屋の羊羹をいつごろ食べたのですか？」
と尋ねると、
「そうさねぇ、初めて食べたのが娘時代だから50年くらい前かねぇ」
とちょっと年代にはズレはあるものの、
「そのころの甘いもの、といったらコレぐらいだったねぇ」との答え。次に、
「羊羹の次に好きなものは何ですか？」
と言葉をつないだ。
「そうねぇ。〇〇のあんみつに決まってるでしょ」
　と今度は自分の方から、なぜそのあんみつがおいしいのかを話し始めた。それをきっかけに心療回想法のインタビューを重ねると、
「〇〇のおせんべいは食べていないけれど、△△のおせんべいはあるわね」
と発想が変化してきた。つまり、以前であれば「〇〇のおせんべいが食べられないのが悲しい」という「ないない探し」をしていたのが「△△のおせんべいを食べたことがある」というように「あるある探し」に移行した。

　そのようになってからは自分の回想録を完成させる意欲がわいてきて、写真や表彰状や資格証などを出してきては、それをまとめて自費出版する意欲へ発展した。

　死の意識をとらえるときに漠然と死を考えていたり、死の受容ができていないときに死の受容をうながしても意味はない。しっかり寄り添い、チャンスを見つけて気づきを待つことが大切。

12-3　回想療法のインタビュースキル

1　レミニンの言葉に耳を傾ける

日本回想療法学会の前身だった「日本デスカウンセリング協会」という名称も死の受容を癒すことができる人材の育成を目的して命名された。かつて、カウンセリングにおいて死についての語りはタブーだった。カウンセリングはあくまでも自己成長を支援するものであり、死を受容させるべきものではないと考えられてきた。なぜなら、かつては医療と宗教に挟間（延命措置の拒否）がない時代だったからだ。

はっきりと自分が死ぬ時期を理解している患者の言葉に耳を傾けるには従来のカウンセリングでは無理があった。「あんたは1年後も生きているでしょ。自分はそのときこの世にいない」というレミニンの言葉にカウンセラーは答えることができなかった。しかし、レミニシャンならば答えることができる。その答えはレミニンの人生そのものにあるから。レミニンの人生をじっくりと聴くことで自然に自分への肯定感が熟成され、その自己肯定感が与えられた宿命の肯定へとつながっていくことになる。

2　せかさない・急がない

尋問にならないインタビュー技術のコツはどのようなものだろうか。まず一番に大切なことは「せかさない」ということ。「その次は？　それでどうしたの？　だから結局は？　なんで？　どうして？」というように、次々と質問が重なってしまうと思い出を味わうことができない。やはり、回想は楽しく嬉しい気持ちが基本。

3　否定しない・さえぎらない

余命告知後は精神的に不安定になっているときに「それは違う」と他者から否定されると、それをひっくり返すほどのパワーはない。それがきっかけで結果的にレミニンとの関係性が切れてしまうこともある。

4　要約して繰り返す

心理的に安定していないときは事柄の説明が前後したり、話の辻褄が合わなくなっていたりすることもある。そうしたときは、わかりやすく要約してレミニンに返す。「それは〇〇ということですか？」と言い換えてみるのもよい。治療のための薬などの影響で言葉が不十分な状態であったりするから、こちらから「〇〇ってことですか？」などとフォローするのもよい。ただし、これは介護者がいない場合だけにする。というのも、こうしたコミュニケーションは家族的なムードになり、家族よりも親しげに見えやすいからだ。介護する家族がそれに対してよい印象を持つとは限らない。

5　笑顔で顔をよく見る

笑顔はもちろん「癒しの笑顔」。笑顔には「ゲラゲラ笑い」と「癒しの笑顔」がある。ゲラゲラ笑いは漫才などを聞いて笑う笑いで、癒しの笑顔はレミニンの気持ちに落ち着きを与えることができる笑顔。回想法セミナーではこの癒しの笑顔のトレーニングを毎回実施している。こちら側の気持ちがどうであれレミニンが求めるところは「安らぎ」なのだから。

6　近づいて話す

がん患者の場合、余命6カ月と診断されても5カ月間くらいは何とか外出することができる。そうしたときでも、あまり大きな声を出すことができないから、近づいて話せば大きな声を出さずにすむ。それに、物理的に近づくことで心理的にも近づくことができる。

7 ストーリーではなく感情に注目する

回想録という作品を完成させることを目的としてはいけない。回想法インタビューの目的は、気持ちの整理をうながすこと。つまり、「ないない探し」の気持ちを「あるある探し」に切り替えることだからネガティブ感情を避けポジティブ感情が生まれやすい場面にこだわる。せっかくいい気分で話しはじめたところで「他にそういったことはありますか？」などと話を別なところへ移動させることは避ける。気持ちがいい場面は細かくその状況をインタビューする。

8 笑顔で迎える人生店じまいへの支援

太古の昔、古墳時代の日本では死を「人が神になるお祭り」と考えていた。それは「葬る・ほふる」と「祝る・はふる」の語源が同じということからも言える。そうした古代人の意識が今も続いており、明治神宮や東郷神社など実在した人物を神として祀る風習にもなっている。こうした日本人の死生観は形を変え言葉を変えて今も生きている。一見わかりにくいことのようだが、実際に死について語ることが人生を語ることと同義語であることを理解したとき、人の心は「どう長生きするか」という時間的視点から「どう価値ある時間を過ごすか」という価値的視点へと移行していく。この視点の移行をうながすことが、人生の店じまいを笑顔で迎えるために必要なこと。自分一人でそれを実施できる人もおられるが、やはり自分に寄り添ってそれを支援してくれる人物がいた方がいい。

9 癒しのインタビュー

心療回想法は心の明るい部分に気持ちが向くようにプロンプトしながら、楽しくおしゃべりしていく。「死を前にして不謹慎だ」と眉を吊り上げる人もいるかもしれないが、死を前にしているからこそ笑顔が必要であり、その笑顔こそ「癒しの笑顔」となり、限られた時間への意欲をもたらす原動力となる。心療回想法の基本は適切なインタビューにある。このインタビューの善し悪しが単なるおしゃべり（世間話）と心療回想法とを分ける重要なポイントだ。インタビューである以上、その目的や聞き出すポイントや進行方向へのプロンプト方法などが整備されていなければならない。

10 会話がはずむ回想録の作成

心療回想法で回想録を作るときには、レミニンだけの場合と、レミニンの子どもや家族といった介護者を交えて実施することがある。介護者が子どもの場合、子どもは元気な親を知っているからこそ、病気となった親を元気なころの姿と重ねて「情けない」と感じてしまう。そうした子どもの気持ちを癒すためにも親が元気だったころの楽しい話題を選ぶ。遊園地でのできごと、海水浴での思い出など、親子ならではの話題を誘導しながら「あるある探し」をする。過去の思い出を共有することで人生への「肯定と納得」が得られやすい。

11 看護的・介護的コミュニケーション

「看護的・介護的」という呼び方をすることがあるが「介護的」という意味は、生活に最小限必要なケアということで、告知後患者とのコミュニケーションに置き換えてみると、死の受容ができず苦しんでおられる状態を少しでも緩和するように寄り添うこと。意見を求められたときには自分の気持ちを伝えてよい。

「看護的」という意味は、生活の継続をするにあたり生活全般に関する医療看護的なケアを行うことで、告知後患者とのコミュニケーションについていえば、告知のショックをやわらげ、こちらからの働きかけを通じて残された時間の充実を図ることと言える。つまり、「待ちの姿勢」ではな

く「働きかけの姿勢」で接することが大切。同じ症状でも気持ちのあり方でその後の療養が大きく違っていくように、レミニンとのプロンプト的なコミュニケーション（心療回想法）で明るい「その後」を形成することができる。

12　回想録をインタビューで作成するときの注意

回想録はインタビュー項目が印刷してあり、それに答えて行くもので、日本回想療法学会が発行している。同じような回想録は自分で作ることもできる。あらかじめインタビューしたいことをノートに書いておけばよい。自分史というジャンルで自分の半生を記述するタイプの日記帳もあるが、どれも「自分で記述する」のはかなりの困難がともなう。しかしながらインタビューを受けると意外とすらすら自分の昔を回想できる。これは会話という刺激があるからで、自分で無理やり思い出そうとしても、なかなか出てこない事柄であってもツボをうまく突いたインタビューであればあっさり思い出すことができる。自分で思いついたインタビュー項目を回想録に書いておき、それをインタビューする。どんなに年齢を重ねても青春時代のほろずっぱい思い出には、誰もにこやかに答えてくれる。そのとき聞き手であるレミニシャンも精一杯の笑顔で相手の気持ちに共感する。そうした心の共感がないインタビューは「尋問」となってしまい、逆に相手を苦しめてしまうことになるから注意したい。

13　レミニンの生活情報をあらかじめ知っておく

インタビューするレミニンのことをあらかじめ知っておくことはとても大切。氏名・年齢・既婚未婚・お子さんのこと・出身地・学校のこと・仕事のことなどは最小限知っておきたい情報。同じ郷里だったとしたら、それを話題として心が打ち解けていくこともある。また、お子さんのおられない方であれば、子どもについてのインタビューはしない。一番いけないインタビューは「なぜお子さんがいないのですか？」という問いだ。余計なお世話と言うべきだろう。

生活環境を知る上で、介護者にレミニンについてのインタビューを行うことはとても効果的。介護者がレミニンをどう感じているかを直接聞いても介護者は本音をなかなか言えないものだが、レミニンの生活や生育歴を話題としていくときに肯定的（よいところを中心とした話題）に語ってくださる場合は、レミニンにポジティブ感情を持っており、そうでない場合にはあまりポジティブとは言えない気持ちを持っていることがわかる。

14　回想録の最終取り扱いに注意する

完成した回想録にはプライバシー情報が一杯。だから原則としてレミニン本人に渡す。そして、本人がその最終処分方法を指示すればそれに従う。もし、家族に渡して欲しいということであれば、家族が読むとネガティブ感情が生まれそうなところは削除してから家族に渡す。それが最後の言葉になるのでプロセスはどうであれ残された回想録は感謝と喜びで満たされたものとしたい。

15　在宅死への医療支援

在宅ホスピス医がいる（在宅の末期がん患者へ医師が訪問診療する。健康保険点数では1カ月約4万点くらい）。読売新聞に掲載された「さくさべ坂通り診療所」の大岩孝司医師は「在宅往診はほとんど2週間と短いですね」と語っている。末期の2週間という期間は、病状が悪化してもうほとんど動きがとれない状態になっている。心療回想法を効果的に活用するには意識がはっきりしているときにインタビューすることが理想的だが、最後の最後までレミニンの言葉を聴く姿勢を保つことで気持ちが伝わる。

そうした時代を反映して平成20年度（2008年度）医療保険点数に「後期高齢者終末期相談支援料200点」が設定された。これはがんなどで余命告知された場合、以後の医療方針、たとえば、延命治療するか、それともしないかといった相談をすること。

日本の医療の特徴は、医療保険が充実しているために医療保険が適応されない医療行為をしない傾向にある。しかし、人生の最後に近づくと医療保険が適用されない医療もある。そうした1つに精神的なケアがあるのだが、医療保険が適応されないために多くの人々が苦しみを背負ってしまうこともある。

すべてを医療保険のせいにするつもりは毛頭ないが、医療保険を超えた医療の世界を広げていきたいと思う。

12-4 SDD：医学的延命措置を拒否する意思表明書（Self Dignity Declare）の保管

　大阪に住む83歳のご婦人が内臓疾患で病院に救急入院したが、延命拒否を表明する文書を持っていなかったために延命治療が開始されてしまった。生前の本人の意思に基づき家族が生命維持装置をはずしてくれと病院に頼んだところ、
「生命維持装置をはずすなら別のところへ転院してくれ」と言われた。それは、
「生命維持装置をつけているなら1カ月ごとに病院は転院するので、その病院を紹介する」というものだった。

　これは、明らかに病院の売上に規定される要求と思われる。つまり、生命維持装置の使用に多額の費用が病院に入るが、1カ月ごとに保険点数が下がるので転院を繰り返すということを意味する。これは延命拒否の証書がない場合、生命維持装置をはずした患者が死に至ることで、殺人罪となる可能性を配慮した判断でもあるとともに、最高裁の判断に従った措置だと言える。つまり、「延命拒否の意思表明書」を医師に示さない限り延命治療が開始されてしまうということだ。

　そこで、日本回想療法協会ではSDD（医学的延命措置を拒否する意思表明書）の作成を勧めている。「余命告知を受ける」というが、大切なのはそれだけではなく、自分の病状を自分でしっかり理解し、その上で自己決定するということ。患者の意思の表明がない限り医師は延命措置をしなければならない。そうしたことを踏まえてSDDが作られた。

　SDDは自分の人生は自分で決めるという自己決定の原則を実行するために必要な書類なのでぜひ作成しておきたい。

1　医学的延命措置を拒否する意思表明書（SDD）について

　本人が「自然死」を求めても親族がそれを許さないケースがある。生きていれば家族が高額な年金を受け取れることがその理由になるケースもある。このような本人の意思を無視した親族の勝手な行動を阻止するために、自己防衛しなければならない時代を悲しく思うが、現実的にそうなってしまう以上それに対応していかねばならないのも現実。

　「医学的延命措置を拒否する意思表明書　Self Dignity Declare」の保管依頼をされた方は、日ごろから周囲の人に「自分は自然死を求めている」と言明し、保管番号を記したSDD表明書を広く伝えていく努力をしなければならない。

2　医学的延命措置を拒否する意思表明書（SDD）の記入方法

　「患者の側」から考える自然死を基本としている。医療側からはインフォームドコンセントの大切さが叫ばれているのにもかかわらず、まだまだ実践されていないのが現実。本当に大切なことは自然死を語る前の「病状告知の充実」。終末期に至るまでの時間を充実するために医師に対して正確な病状告知を求めることが人間としての権利だと考える。

　また、医療的延命措置の意味も知らず観念的に主張する患者もいる。つまり、原則として延命措置と臓器移植は連携しているので、延命措置の拒否者からは基本的に臓器移植ができない。特別な状態を除いて臓器移植を希望する患者であれば、医療的延命措置を受けることが望ましい。延命措置をすることで移植準備の時間的ゆとりをつくることが可能となる。

3 医学的延命措置を拒否する意思表明書（SDD）の登録方法

最高裁判所の判決（2013年）により、医師に患者の医療的延命措置が義務付けられた。つまり、医師は患者に必ず医療的延命措置をしなければならないということ。具体的には人工呼吸器、人工心肺装置、人工栄養などがこれにあたる。これを一度装着すると、どんなに家族が取り外しを依頼しても医師は殺人罪の可能性があるため取り外すことができない。しかし、例外規定として患者本人が生前にはっきりと延命拒否を表明していれば、医師は医療的延命措置を中止することができる。SDDはこうした本人の意思を明確に医師に伝えることを目的としたものである。

内閣総理大臣認証特定非営利活動法人日本回想療法学会では、本人の意思表明を第三者証明している。だから、万が一の場合、たとえば、家族から離れていたり、自分の意識がはっきりしないときであってもSDDを医師に提出しておくか、もしくは所持していれば医療的延命措置を拒否できる。

1 登録方法
　当会のホームページのフォーマットからSDDを申し込む。
2 費用：5,000円（税込）一人あたりの保管登録手数料（年会費などはありません。）
3 送金先
　郵便振替口座　00190-3-427891
　名称　日本回想療法学会
4 SDD保管登録証明書の発行
　登録手数料を入金された方には「SDD保管登録証明書」と「SDDカード」を郵送します。
5 必要に応じてSDDカードを医師に提出してください。
6 医師からの問い合わせには登録人に代わって当会が対応します。

内閣総理大臣認証 特定非営利活動法人
日本回想療法学会 事務局
〒300-15　茨城県取手市宮和田2832-2
☎ 0297-83-0556　FAX　0297-83-0530

SDDカード

医学的延命措置を拒否する意思表明書（SDD：Self Dignity Declare）

　この『医学的延命措置を拒否する意思表明書』は、私の精神状態が健全な状態にある時に署名捺印したものであることを宣言します。また本書は「内閣総理大臣認証特定非営利活動法人日本回想療法学会」へ第三者証明として保管を依頼したものです。

　この『医学的延命措置を拒否する意思表明書』は、私の病気が現代の医療により回復不可能な状態であり、また死が避けられない場合に備えて、私の家族、そして私の医療に関係しているすべての方々に私の意思を表明するものです。ですから、私の精神状態が健全な状態にある時に私自身が撤回する書面を作成しない限り、私の意思は変わりません。

私の意思の表明

1. 私の病気が現代の医療により回復不可能な状態であり、死期がせまっているときは、すみやかに私に直接告知をしてください。
2. 手術、投薬を含めていたずらに死期を引き延ばすための延命措置は拒否します。
3. ただしこの場合、私の苦痛をやわらげるための処置は最大限としてください。そのために副作用が生じたり、死期が早まったとしても、それは私の意思です。
4. 私が、いわゆる植物状態となり、数カ月を経過したときは一切の生命維持装置を取り外してください。それによって死に至ることがあっても、それは私の意思です。

　以上、私の意思の確認のためにこの文書を作成し、2名の署名人とともに署名しました。この要望を実行してくださるすべての方々に心からの感謝の気持ちを表明させていただくとともに、私の要望を実行してくださる行為のすべての責任は、私自身にあることを確認します。

署名日　　　　　　　年　　月　　日

氏　名　　　　　　印　　　生年月日　　　　年　　月　　日生

住　所

確認者氏名　　　　　　　　確認者氏名

内閣総理大臣認証 特定非営利活動法人 日本回想療法学会 指定文書70128号

12-5 SDDの解説

北海道医療新聞社が発行している専門雑誌「ベストナース」誌上で、小林会長がSDD（医学的延命措置を拒否する意思表明書）について語った内容を紹介する。

◇そもそも「医学的延命措置を拒否する意思表明書」とはどういうものなのですか。

小林：そうですね。初めて目にする表明書かもしれません。要するに医療的な延命をしないで欲しいという医師へのお願い文書なのですが、こうした文書の保管を日本回想療法学会で行っています。これがこの数年で急激に増えてきています。全国の保健所で当学会のことを紹介していただいているからなのかもしれません。

◇もう少し社会的背景から教えてください。

小林：はい。延命治療（措置）を中止するのは、本人の意思確認が必要であると最高裁判所が明示しています。それがなくて延命措置をしなかった医師が殺人罪で有罪とされたことが直接のきっかけです。

◇最高裁の判決ですか。もう少し詳しく教えてください。

小林：はい。最高裁にまでいくには、それ以前にもいくつかの裁判で延命中止に関する裁判所判断が示されていました。医師が延命中止を行ったことで裁判となったのは1991年1月に発生した東海大学病院事件でした。

昏睡状態が続く患者の妻と長男から延命中止の依頼を受けた医師が延命治療を停止し患者を死亡させたとして起訴され、1995年横浜地方裁判所は医師を有罪としました。そのおり裁判所は医師による安楽死の条件を4つ示しました。

①患者が耐えがたい激しい肉体的苦痛に苦しんでいること。
②患者の死が避けられず、その死期がせまっていること。
③患者の肉体的苦痛を除去・緩和するために方法を尽くし、ほかに代替手段がないこと。
④生命の短縮を承諾する患者の明示した意思表明があること。

こうした医療における延命中止のガイドラインが裁判所から初めて示されたのですが、このことから「④生命の短縮を承諾する患者の明示した意思表明があること。」が注目され、自分自身で延命を拒否することを示す必要があるとの認識が広がりました。

◇なるほど、最初は裁判所が示したガイドラインだったのですね。

小林：そうなんです。もともと延命措置は医師としての義務であり、それを怠ることは医師法違反だという考え方があったのですが、近年、患者の自己意識が高まり、自分の命のあり方は自分が判断する、という患者の意思を尊重して医師が延命措置を停止するようになったのです。ですから延命措置の中止判断は医師の専権事項であり、裁判所が判断すべきことではない、と考えられていたのですが、殺人罪との兼ね合いもあり裁判所の判断が求められていました。

■SDDの有無が殺人罪成立の条件

小林：SDDがあった人となかった人では、殺人罪の成立条件に差が出た事例を紹介しましょう。2006年3月、富山県射水市民病院で2000年〜2005年の間に7名の患者が人工呼吸器を外されて死亡した事件です。1名はSDDを持っていたのですが、残りの6名は持っていませんでした。その結果、富山県警はSDDを持っていなかった6名について殺人罪の嫌疑をかけたのです。もちろん7名全員の家族が延命措置の中止を医師に希

望し、医師がその意見を尊重したのでした。もし、7名が全員SDDを持っていればこうした殺人罪の嫌疑をかけられることもなかったかもしれません。

■最高裁の判決は有罪

さて、こうした延命中止の裁判例の中でも2009年12月に最高裁判所が示した判断が大きくSDDの所持拡大に影響を与えました。事件は川崎協同病院で1998年11月に発生しています。

58歳男性が気管支喘息の重積発作による心肺停止状態で運び込まれ人工呼吸器と気管チューブが装着されました。後日、妻や子、孫の見守る中、医師が延命措置を中止しました。後日、横浜地方検察庁は延命措置中止（人工呼吸器をはずした）に反対する医師からの内部告発により情報を入手して医師を殺人罪で起訴しました。

2005年3月、横浜地裁一審判決は、殺人罪の成立を認め懲役3年（執行猶予5年）としました。2007年2月、東京高裁二審判決では、殺人罪の成立は認めたものの家族の要請により実行したという状況を勘案して懲役1年6カ月（執行猶予3年）と減刑しました。

2009年12月、最高裁第三法廷は「患者の意思に基づいた行為とは言えない」として東京高裁判断を支持して有罪が確定しました。

◇そうした裁判の歴史があったのですか。ここでもやはり「患者の意思」というところが判断の分かれ目になっていますね。

小林：その通りです。SDDを持っている場合には殺人罪にならず、持っていない場合、医師は延命措置を中止すると殺人罪になってしまうので、延命措置を続けるということが法的に確定したのです。

◇びっくりしました。延命措置をするのが原則、それを中止するのは患者の意思の表明、つまりSDDが必要条件となってしまったのですね。

小林：はい。SDDがない場合、家族がどんなに懇願しても医師は延命措置を中止することはできません。これは最高裁が示した法的な措置なので医師は従うしかありません。

◇となるとSDDはますます重要な文書ということになりますね。

■SDDをWEBと書類で保管

小林：そうなんです。生前に「延命措置は必要ない」と家族にいくら口頭で言っていても、死後、法定相続人すべてが希望しても、本人の意思をあらわす文書がないかぎり、延命措置を中止することができない、という現実が高齢者の目の前にあらわれてきたのです。

◇なるほど、延命措置を拒否するための書類について保健所へ問い合わせると日本回想療法学会を紹介されるんですが。それはどうしてでしょうか。

小林：当学会ではSDDをインターネットで「保管サービス」をしているからではないでしょうか。インターネットで登録していただければ、それが第三者証明となります。Yahooなどの検索エンジンで日本回想療法学会を探してサイトに入ればすぐに見つかります。

◇その「第三者証明」って何ですか。

小林：前述しましたように、延命措置の中止（拒否）を行うためには、SDDが必須書類なので、家族の方が代筆（偽造）して医師に提出する可能性があります。もし、それが後日発覚すると医師が法律に触れることになりますから医師も不安なのです。ですから、患者が元気なうちに医師へSDDを渡せば心配いらないのですが、そうではない場合、医師はより慎重にならざるを得ないわけです。

◇うーむ。だから第三者証明なんですね。

小林：はい。ある時点ではっきりと第三者へ自分

の意思を伝えたという証明です。ですから、その証明を提出すれば意思の確認が明確にでき、文書としても万全となるわけです。

■余命期間の過ごし方
◇「延命措置の拒否」ともに「余命期間ケア」という活動をしているようですがこれについて教えてください。

小林：「余命期間」とは、がんなどで医師から余命を告知され、がん治療からペインコントロールへ切り替わってから、人生の最後までの期間をあらわします。もちろん、がんだけでなく高齢者で自分の余命を感じている方も含まれます。この期間に関しては高齢者もがん患者も同じなのですが、自分の死を受容するのには、かなり前から自分の人生に肯定的（ポジティブ）になっていなければなりません。

　人生の中で嫌なこと、不満なこと（ネガティブ）ばかりを見たり口にしてきた高齢者は、いざというときに自分の死に向けてポジティブな発想を持つことができにくいのです。自分の死の受容のためには、早くから自分の過去をポジティブにとらえ、十分な自己肯定が求められます。そのための方法が回想法というわけです。

12-6 看護介護のための宗教観

■看護介護職がなぜ宗教を学ばねばならないか

　一般的に日本においては宗教に関してきちんと学ぶ機会が少ないように思う。学校では宗教家名と宗派名を組み合わせるようなことは学ぶが教祖の教えを学ぶことは多いとは言えない。その理由の一つには1945年（昭和20年）まで徹底的な宗教教育を行ってきたことへの反動意識がある。特に1940年～45年までは軍国教育という名の下に天皇を国家の中心とし天皇を神として崇める宗教観があった。しかしGHQ（連合国軍最高司令部）がそれを否定する教育を実施したことにより宗教全般に対しての「宗教アレルギー」が広まった。

　もともと宗教には「入る」、信仰は「持つ」と言われるように宗教は団体への参加や教えをあらわすもので、英語でも信仰はbelief、宗教はreligionと区別されている。信仰は個人がパーソナルに考え感じるものという違いもきちんと理解しておきたい。とはいえ現在、約18万団体に上る日本の宗教法人の登録信者数の総計は2億人を上回る。つまり、大半の日本人が複数の宗教法人に登録していることになる。これだけで「日本人の宗教観って何？」といった疑問も生まれる。実際のところ12月25日にはキリストの誕生を祝い、12月31日になると寺院で除夜の鐘をついて煩悩を払い、1月1日になると神社へ参詣して新年の寿ぎを願う。こうした行動を「日本の宗教は宗教ではなく文化だ」という単純な切り口の精神文化論で片づけることはできない。私たちはどこまで宗教というものを知っているのだろうか。

　看護介護における「死の看取り」は日常的なものとなってきている。確かに死後処置などの技術的な学びはできているかもしれないが、死を迎える本人の気持ちに本当に寄り添うことができているのだろうか。寄り添う私たちは高齢者といっしょに死を迎えるわけではない。一定の距離感を持ちながら、しかも心の深いところで共感しなければならない。そのためには死をまともに語る宗教をしっかりと理解しておく必要がある。

■東日本大震災で活躍した宗教家

　2011年3月11日、マグニチュード9.0、震度7の地震と高さ20メートルの津波が発生し、死者行方不明約2万名となる大震災が東日本を襲った。破壊された家や街並みへの対応も重要だが、まずは医療の充実、そして愛する肉親を失った家族への心理的な対応が求められた。被災直後から軽トラックに食料とコーヒーを載せて被災地に青空カフェを開いた宗教家がいた。移動喫茶店「カフェ・デ・モンク」。お客さんをもてなすのは宗派を問わず集まったお坊さんたち。モンクとは英語でお坊さんのこと。さまざまな文句を聴きながら一緒に「悶苦」します。という活動だ。彼らは突然肉親を失った遺族の気持ちをそのままストレートに受け止めていった。話題は「死」そのもの。死を語れるのは宗教者だという自己意識を持って死に関する思いを語り合っていった。

　東日本大震災のような緊急のときは特別だが、逆にゆっくりと死を待つ患者にとって死はときには肉体的痛みよりも大きな心の痛みを感じやすい。これは遺族ではなく死にゆく本人だから、より一層切実な心の問題。

　「死」とは何か、パーソナルなケアだからこそ死について多くを語る宗教について一つひとつ学び進めていこう。

■契約の宗教（キリスト教など）

　キリスト教やイスラム教などはそれぞれの神と自分との契約が基本教理。具体的に言えば「自分が死んだら魂が神の元へ行くことで救われる」こと。洗礼はその契約の儀式で戦場や病院にいる

チャプレン（牧師・神父）は魂を神に届ける役割を持っている。信者自身も自分が死んだら魂が神の元へ行くと信じ、そしてチャプレンがそれを実行応援してくれるので心安らかに昇天（死ぬこと）できる。結果として死に対する恐怖心や不安などが軽減していく。ホスピスはこうしたクリスチャンのためのもので神の元へ旅立つ準備をする場所とされている。

看護介護職はクリスチャンに対しては「神から十分に魂の保護を受けている」という気持ちを理解し大切にする。

■子孫繁栄の宗教（神道など）

神道葬儀は全葬儀120万件の内で約5％（6万件）にあたる。葬儀数は多くないが天皇家も神道であり、神道はそうした一定の人口に定着している。現在の喪服は黒色だが、それは1897年2月の英照皇太后（孝明天皇女御）の大喪から始まった。それ以前の喪服は白色だった。

1940年に大日本帝国が国民学校において天皇を中心とする軍国主義と神道を結びつけたことで神道への大きな誤解が生まれた。神道はもともと「惟神の道・かむながらのみち」と呼ばれ、子孫繁栄を基本とする宗教で「子どもがたくさん生まれますように」と祈る、そんなシンプルでおおらかなものだった。だから神社には墓がない。すべての魂は大神様（おおかみさま）の元へ戻るので墓が不要と考える。

人は「神様から魂を分けてもらって生きている」と考え一人ひとりが「分霊・わけみたま」と呼ばれる。人は神様の分身だから「人＝神様」ということになる。人が神様だからお互いに尊敬し合い大切に生きていくという八百万思想（やおよろずしそう・万民が仲良く和を持って暮らすこと）が生まれた。

高齢者の中には「自分には子どもや孫たちがいるから安心して旅立てる」と口にする人がいる。自分の子孫を残すことでこの世での役割をきちんと果たした、という考え方だ。こうした思いを持った高齢者に対してはお子さんが立派に成長したことをいっしょになって歓び、充実感をうながす。高齢者自身が旅立っても子どもが次代を引き継いでいくという確信が死への不安を軽減させる。しかし子どもとの折り合いがよくない高齢者はより強く死への不安が募りやすく精神的な不安定さを見せることがあるので注意したい。

■鎌倉仏教

仏教は鎌倉時代に大きく変化したので仏教発祥の地インドや中国とは違った日本独特の仏教が普及している。もともと仏教はインドのお釈迦様（ゴータマ・シッダールダ）が開かれ、中国を経由して奈良時代に日本へもたらされた。奈良平安時代には「鎮護国家」という位置づけで霊的に国を守ることが仏教の役割だった。それゆえ平安時代末期には死体が河原に置き去りにされることもあった。

そうした現状を嘆き改善しようと鎌倉時代に大きな変化が起きた。寺院に属さない僧侶が道端にある遺体を一カ所に集め埋葬していった。このことから鎌倉仏教を「葬式仏教」などと呼ぶこともあったが、貴族のものだった仏教を庶民のための仏教として普及していったという意義は深い。

鎌倉仏教には3つの大きな流れがある。「ご宗旨は何ですか？」という質問は以下の仏教を問うことがほとんど。

■念仏宗（浄土宗・浄土真宗・時宗など）

当時文字が読めない庶民がいつでも仏を感じることができるように「南無阿弥陀仏」と念仏を唱えるだけで浄土に渡れる、と教えた。浄土は川の向こうにあり、三途の川を船で渡るために念仏を

唱えなければならないとする。この教えはわかりやすく、すぐに実行できて来世を明るいものにしたことで多くの庶民の心をとらえた。

　念仏宗の高齢者には「仏のお救いがありますね」と仏からの救いの手をいっしょに待っているスタンスで対応する。仏様が手を引いてお浄土に連れて行ってくださることを信じているので、それに寄り添う。ちょっとキリスト教にも似ているが、キリスト教的な契約関係はない。ただ「南無阿弥陀仏」と口にすればそれだけで善人も悪人もすべての人の魂が救われるとしている。もっともわかりやすい教えである。念仏を声に出して唱えるのでそれなりの環境にも気を配る。

■禅宗（曹洞宗・臨済宗など）

　座禅をすることで極楽を疑似体験し、自分の仏性を修養する。当時の武家の多くが学び、自己鍛錬に禅を取り入れた。浄土は禅の中にあり「禅即浄土」という思いで精神を鍛える。鎌倉仏教の中でもっとも本来の仏教に近い形を守っている。自分のことは自分で修業して涅槃（ねはん・浄土）へ行くことが目的。唱え言葉は「南無釈迦牟尼仏（なむしゃかむにむう）」。念仏宗のようには唱えないが、心の中で仏への感謝の気持ちで唱える。座禅によってすでに浄土を体験しているわけだから死への不安を自分でコントロールしようとする気持ちが強く、禅の時間がとれるような配慮が必要。

■日蓮宗

　日蓮宗の目標は「この世を浄土にする」というもの。「南無妙法蓮華経」というお題目を繰り返し唱え飢饉のときは人々が互いに助け合うような仕組みを作り「死後のこと」というよりは今生きていくことを大切に考える傾向が強い。

　宗教について説明してきたが、こうした「教え」にこだわる高齢者は現実的にはそれほど多くはない。現実はもっとおおらかで、精神的なこだわりよりも外見的なこだわりが強いかもしれない。たとえば「自分は浄土宗だから法然さんの掛軸が欲しい」「私は浄土真宗だから親鸞さんの掛軸が欲しい」などというもの。それぞれの教理はよくわからなくても自分が所属している「宗教の形」にはこだわる高齢者がいるので、それを理解し寄り添うことも看護介護の心理的ケアの一つだと言える。

第13章
自治体委託の認知症予防事業

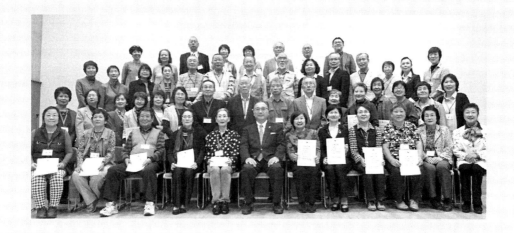

- 13-1　取手市委託の認知症予防事業
- 13-2　新しい認知症予防事業 "回想法スクール"
- 13-3　回想法スクール：レミニンの平均年齢は76歳。レミニシャンは70歳
- 13-4　レミニンカフェ：元気な高齢者が、元気の出ない高齢者を、元気づける活動
- 13-5　レミニンフレンド事業で訪問回想法
- 13-6　ボーダーシニアを救う
- 13-7　回想法おしゃべりトレーニング

13-1 取手市委託の認知症予防事業

■介護予防・認知症予防

　自治体が行う介護予防は4つの分野で構成されている。重要なことはそれぞれの分野のスペシャリストは存在しているが、統合的な教育普及ができる人材が決定的に不足していること。茨城県取手市では「介護予防・認知症予防セミナー」を4～6回シリーズで開催するときの1回目は必ず回想法から始まる。その理由は4つの分野の関連やそれぞれを楽しく生活に取り入れる方法などを解説するからだ。つまり、1分野だけのバラバラ理解では行動変容にまでつながらないということ。行動へつなげるためには「楽しさ」というファクターを明確に意識化させる必要があり、その「楽しさ」をもたらすのが回想法である。今後さらに回想法は認知症予防の必須内容となっていくだろう。

■介護予防の4つの分野

　介護予防事業を推進する地域包括支援センターでは、現実に介護を必要とする高齢者で手一杯なことも多く、予防にまでは手が回りにくいのが現状。しかし、介護予防・認知症予防としては4つの相談を受け付けている。

1　栄養指導

　お肉を食べなさい、栄養のバランスを取りなさい。と情報を発信していても実施は個人任せ。お弁当配布も要支援認定者を中心としているので認定を受けていない高齢者には届かないことも多い。

2　口腔指導

　虫歯や入歯のケアを推奨しているが、いざ治療となると医療保険適用外のことが多く、個人負担が大きいため躊躇する高齢者も多い。

3　運動指導

　身体を動かすことはとてもよいことだが、運動の実施場所へ出かけて行かねばならず、車の運転ができない高齢者などは実施場所へ行くことができない。また、運動内容が充実しているということは、それだけ体力の負担も大きくなる。健康運動は健康成人を対象としているため高齢者には負担が大きい場合もある。

4　認知症予防

　健康麻雀、囲碁将棋、フラダンス、日本舞踊、料理教室、ゲートボール、陶芸など一見すると趣味に溢れているように見える。が、どれもまったくの初めてだと楽しむまでのハードルが高く、さらに技術差が大きいので仲間に入るのにも努力が必要となる。また中心となるボランティアリーダーの個性もいろいろ（使命感が強いリーダーは参加にプレッシャーを与えてしまう）あって、人間関係によって参加者が限られてしまうことも多い。さらに、ボランティア活動の平均年齢が高くなって活動そのものが停滞しがち。

■総合事業の縦割り行政

　平成29年度（2017年度）、厚労省は各自治体に介護予防・認知症予防の地域活動として「総合事業」の実施を指示した。総合事業は介護認定を受けている高齢者（要支援1～2）と介護認定を受けていない高齢者（自立）を総合して事業を行うことを目的としているが、役所では「介護認定を受けている高齢者」を担当する部署と「介護認定を受けていない高齢者」を担当する部署が分かれているために機能しにくくなっている。

　役所の部署もそうだが、介護保険で介護サービスを提供する業者には運営規定や資格者の充足などの条件が厳しく、そのチェックもある。しかし、介護保険以外のサービス（基本的にはボランティ

ア）にはそうした条件がほとんどないので、役所としては介護保険以外のサービスの充実まで手が回らず、ボランティア任せとなるのが現状。高齢者が相談に行くと「まず介護保険認定の調査を受けましょう」（担当部署がこれで決まる）という役所やサービス提供業者の姿勢もあるので、高齢者は早く介護認定をもらいたいという気持ちを感じているかもしれない。一方で「介護保険のお世話になりたくない」という高齢者が多いにもかかわらず、介護状態にならないための適切な情報や機会を与える環境は不足している。

■介護予防と生活支援

　平成29年度（2017年度）からの新しい総合事業は「介護予防」と「生活支援」を分けている。これは大きな進歩だと言える。つまり、これまでの介護保険で介護予防とは「生活支援」そのものを意味していた。生活支援をすることで要介護状態にならないようにする、という発想だったが、要支援高齢者の生活支援を行っても認知症の発症や進行を遅らせることができず、実際の効果は疑問だった。つまり、「生活支援イコール介護予防ではない」とはっきりと認識された。

　自治体で実施しているお弁当配布などの生活支援は確かに高齢者の生活をサポートしているが、これが介護予防になるかどうか、という側面でとらえれば、はなはだ疑問。このように介護予防は実際的なものとして見えにくい性質を持っている。また、自治体が行う介護予防事業、たとえば体操教室などは、そこへ出かけて行かねばならず、外出が苦手（歩けるのだが、おっくうがる性格）で他者とのコミュニケーションも苦手な高齢者は無視され、対象外にされてしまう傾向にある。

　さらに、市区町村が認定する総合事業の対象高齢者は要支援高齢者の他に「基本チェックリストで必要とされた高齢者」とされているが、項目数25項目中、認知症関連は3項目しかなく身体的な側面に偏ったチェックリストになっており、認知症高齢者は対象になりにくい構造的な問題も含んでいる。そのため要支援高齢者にもっとも必要な認知症予防活動が受けられなくなってしまう。

　認知症予防指導を受けることは保険適用外だということを考え合わせると、認知症予防事業そのものが介護保険制度に存在していなかった、とも考えることができるだろう。

　平成30年度（2018年度）、介護保険制度が大きく変わり、市区町村で独自に認知症予防・介護予防事業を展開することができるようになった。これにより身体的介護予防・生活支援・認知症予防という3つの柱が機能する。しかしながら「市区町村独自で」ということは同時に市区町村格差がさらに大きくなってしまうことを意味し、経済的な問題から介護予防・認知症予防を行わず、生活支援だけを継続する市区町村も多数発生している。

■対象高齢者の規模拡大への懸念

　介護保険認定者を要支援と要介護に分けると、全国平均で要介護74％、要支援26％（平成21年厚労省）。取手市の場合、要介護81％、要支援19％（平成26年）と差が出ている。第6期取手市介護保険事業計画では、介護保険事業の展望として「介護予防事業をさらに充実させ高齢者の健康維持とともに、介護給付費の抑制に取り組んでまいります」と明記されているのだから、要支援者と総合事業対象者の規模を拡大させる必要があるが、要支援認定者の介護予防サービス提供率はかなり低いので、今後さらに認知症予防・介護予防サービスが求められる。

13-2 新しい認知症予防
"回想法スクール"

新しい認知症予防事業"回想法スクール"第1回の参加受付が平成28年（2016年）5月1日9時から取手市で開始された。市担当者からは「応募が少なかったときのためにあらかじめ候補者の根回しをしておいてください」と言われていたのだが蓋を開けてみたらすごい反響で電話受付も驚愕の対応だった。こんな嬉しい悲鳴が聞こえた受付の様子をレポートする。

■それは午前9時の時報から始まった……

8時59分までは「電話はくるだろうか」「定員は満たされるだろうか」「参加者が少なかった場合、来年につながらないな」など不安な気持ちが心に渦巻いて電話の前でスタンバイする職員のドキドキが部屋を満たしていた。

古い柱時計で9時のボンボンの音の一回目が鳴ろうとしていたときに電話が鳴った。
「はい、回想療法センターです」
「広報を見たんですが、参加申し込みをお願いします」
「はい、わかりました。それではお名前からお願いします」

電話を切ると同時に次のコールが鳴る。「はい、回想療法センターです」この状態が2時間にわたって続いた。

9時20分には定員いっぱいになってしまったが、午後になっても電話は続いていた。「何？まだ10時前じゃないか、もう定員いっぱいに！まだ開始して1時間にもなってないじゃないか」
「はい。誠に申し訳ありません」
「こういうの初めてですよね。体操と回想法というのはとってもいいと思って電話したけど、すごい人気だね」

「ありがとうございます。来年も開催できるように努力します」

こんな会話が1日中続き、3日目になり電話はやっとおさまった。問い合わせ総件数は100件以上で、参加者25名、ボランティアアシスタント17名が決まった。

■回想法スクール第1回

レミニン25名、レミニシャン17名、指導スタッフ5名、市役所職員3名、他の自治体視察団3名の総計53名が会場である福祉交流センター大ホールに揃った。最初は体操指導者が参加者を指導する。1時間経過していよいよ回想法に移る。事前にネームプレートを色分けしている。グリーンは指導スタッフ、ブルーはアシスタント（レミニシャン）、レッドが参加者（レミニン）。それぞれにグループに分かれ、レミニシャンがレミニンに声をかけていっしょに椅子に座る。

第1回のテーマは「紙芝居」。各グループで自転車に載せた紙芝居に見入る子どもたちが映っている写真を見ながらおしゃべり。
「水あめを買った子どもが前になるんだ」
「真っ赤な梅ジャムをつけたソースせんべいがあったな」
「あれ、坊主頭におかっぱ頭だ」

などと声を上げてはしゃぐ。あっと言う間におしゃべりタイムが終了となる。

レミニンが帰った後はレミニシャンが振り返りを開始する。まず、5人のグループに分かれてレミニン一人ひとりの「Dチェック」（5-4参照）を記入する。Dチェックでレミニンの認知症傾向やおしゃべりの満足度などを評価する。それから今日の自分のおしゃべりなどへの反省点をシェアする。5人グループのシェアが終わったら、次に全体ミーティングを行い、全体的な注意点や次回のおしゃべりポイントなどを確認する。第1回の

注意点は「レミニンの目を見る」「さしすせそ言葉をしっかり使用する」だった。

■**回想法スクール第2回**

体操の後に回想法を実施した。今回のテーマは「家族のだんらん」。火鉢を囲んでお父さんは新聞を読み、お母さんは編み物を手にして、子どもたちはお母さんのそばで編み物を見ている。こんな写真を手におしゃべりを開始する。

「ちゃぶ台が懐かしいな」

「この新聞、回覧だ」

「火鉢の五徳の上に鉄瓶がチンチンと鳴っている」

そんな言葉が続く。実際は写真を見ているのだが、本当は自分自身が経験した思い出1シーンを語っている。自分のイメージを言葉にすることで大脳が活性化する。

「あっ。脳が動いた!」

と語ったレミニンの言葉にレミニシャンも大喜び。つまり、大脳の活性化を実感したということ。あっという間のおしゃべりタイムが終わってレミニンの送り出し、そしてレミニシャン5人グループのシェアリング。

「今日はさしすせそ言葉がちゃんと言えました」

「話題があっちゃこっちゃ行って、ついていくのが難しかった」

など回想法についてのそれぞれの疑問や自慢を語る。レミニンよりもレミニシャンの方が活き活きした表情だった。

■**ボランティアの育成方法にも注目**

今回の回想法スクールはレミニン2名とレミニシャン2名の4名での実施が基本。これを「4人式回想法」と呼ぶ。グループ式回想法と個別式回想法の中間的な手法で、この方法はレミニンが話しやすく、レミニシャンの指導技術の習得も向上するのが特徴。

認知症予防活動を地域に定着させるためには地域で活動できるレミニシャン(ボランティア)を育成する必要がある。回想法のプロフェショナルが毎回イベントとしてレミニンを指導するよりも、地域のボランティアレミニシャンをたくさん育成した方がより地域社会に効果的な活動であり、レミニシャン自身にとっても高品質な認知症予防となる。こうしたボランティアの育成プログラムに興味を示した複数の自治体が視察団を送り込んできた。

ボランティアの育成は自治体が取り組む大きな課題であり、また、それなくしてこれからの超々高齢社会を乗り切ることはできない。先日出席したある社協のボランティア育成セミナーで講師が「向こう三軒両隣みなさんで助け合いましょう。かつてのように」と大きな声で語りかけた。たぶん30歳代。「かつて」とは講師が生まれる前の50年くらい前の時代のことを言っているのだろう。

確かに50年前は行政の力も弱く、地域での住民移動が少ない時代だったし、近所の名前はもちろんのこと、家族構成や職業もお互いに知っていたので、家の鍵が不要の時代だったからこそ「向こう三軒両隣」ということが実現したのだと思う。が、しかし、現在はマンションなど隣にどんな人が住んでいるか知っている人の方が圧倒的に少ない。こうした時代に昔のような「向こう三軒両隣」と声を上げても住民はまったく動くことができないのが現状。つまり「ボランティアを育成するプロフェッショナルが、適切な育成プログラムで、意欲のある地域住民を育成していかなければならない時代となった」と言える。そうした意味で回想法を通じて地域活動を継続するボランティアの育成は新たな時代を迎えている。

■セカンドボランティア誕生

　回想法スクールで育成した地域ボランティアはレミニシャンとして2017年に開始した「レミニンカフェ」という総合事業で活動している。また、2018年から老人施設などに訪問して回想法おしゃべりをしながら認知症進行予防を行う「レミニンフレンド事業」でも活躍している。

　現行の「介護保険サービス」で訪問した場合、訪問先の敷地から外へ出てはいけないことになっている。しかし、高齢者の閉じこもりはよくない、と指摘されているのだから制度とのスキマが生じている。このスキマを埋めるのがレミニンカフェ事業とレミニンフレンド事業。

　自治体で実施する総合事業はボランティア活動を前提とした事業だと言えるが、ボランティアが集まらないのが現実。ボランティアと言えば3.11や鬼怒川水害などでも活躍した。彼らの背中には自分用の食料が背負われている。食料がなければ支援物資を食べてしまうわけだからボランティアとは言えない。つまり、衣食住の一切を自腹で応援に駆けつけるのがボランティアだ。

　こうしたボランティア活動は比較的短期間をイメージするが、総合事業のような「制度」や「システム」として動くとなると長期間継続する。長期期間をすべて自腹で、ということになると、それを実行できる人はかなり少なくなる。そこで「セカンドボランティア」という考え方が生まれた。2017年の取手市地域福祉計画の中にも記載されているように、セカンドボランティアには交通費や食事代が支給され、労働力を無償提供していただくという考え方。現在でも「有償ボランティア」という言葉があるが、厚労省が定めた最低賃金を下回るので好ましくないと指摘されている。もっとも有償ボランティアという呼称はボランティア精神と反する概念を含んでいるように感じる。

13-3　回想法スクール：レミニンの平均年齢は76歳。レミニシャンは70歳

　取手市委託事業の認知症予防事業は2年目に入り「おしゃべりトレーニング」という大脳へ効率よく酸素を供給する手指運動を取り入れ、回想法の効果をより高めている。

■会場いっぱいの回想法スクール

　広報で「回想法スクール・参加者募集」と掲載したところ、定員25名のところ38名の応募があり、急遽大きな会場を用意して応募者全員を受け入れることにした。昨年は高齢者が比較的興味のある「脳活スクール」という名称で募集したが、今年は「回想法スクール」という単独名称での募集となった。にもかかわらず定員をオーバーする参加者を得てスタッフと市職員はしっかりと自信を深めた。

　参加者の平均年齢は76歳で、最高齢は92歳。80歳代も7名おり、みなさん要介護認定を受けていない。しっかりとおしゃべりを楽しんでいる。ちなみにアシスタントレミニシャンの平均年齢は70歳。この6歳の年の差がおしゃべりにいい感じになっている。

　88歳の参加者は「現在一人暮らしをしているので一日中何もしゃべらない日もあります。一日中何もしゃべらないと言葉を忘れそうになってしまい、ちょっと怖い感じがします。でも、毎週この回想法スクールに参加しておしゃべりを楽しむと、その日はぐっすり眠れます。やっぱりおしゃべりは健康にいいみたいね。ほほほ」と笑顔で語ってくれた。

　回想法スクールでは全12回をすべて出席すると卒業証書が授与される。また、回想法アシスタントを同時募集したところ25名の応募があった。アシスタントには回想法スクール終了後に振り返

りの時間を作り、回想法おしゃべりの質を高める指導を行う。

　回想法スクール終了後の振り返りはレミニシャン全員が感想や意見を述べる。「レミニンとレミニシャンの発言の割合は？」といったコミュニケーションに関する質問には「持ち時間が60分だとして、4人だから単純に1人15分。でもレミニンがメインだからレミニン一人あたり20分。となるとレミニシャンは10分くらい。全体時間の1〜2割ってところですかねぇ」と話し合いが続く。

　「レミニシャン自身がノリノリになってしまった」という反省の声には「それは決して悪いことではないと思いますが、レミニシャンがノリノリで話すとレミニンの言葉がよく聞けなくなる可能性がありますよね。つまり、自分がおしゃべりしているときは、相手がしゃべったということはわかるけど、何をしゃべったか内容は理解できません。そうなると、レミニンがしゃべりたいチャンスをレミニシャンがつぶしてしまうことにもなりかねません。やはりノリノリというよりは"さしすせそ言葉"をしっかり使った方がいいのでは」といった意見がさらに続く。

　「今回はすばらしいお話が聞けた。人生の起承転結をこの短い時間で聞き出せたことに満足しています」という男性レミニシャンには「それって回想法かな？　回想法は思い出の1場面をしっかり言語化することですよね。10分で語れる人生80年って、そんな軽いものだとは思わないし、ストーリーはあっても場面がないのでちょっとどうなのかなあ」と鋭い突っ込みが入る。

　こうした振り返りがとても大切。やりっ放しだと同じ間違いを何度も繰り返すが、こうして毎回の振り返りは間違いを振り返り、行動を修正し、回想法の技術を高めることになる。

13-4　レミニンカフェ：元気な高齢者が、元気の出ない高齢者を、元気づける活動

　平成29年（2017年）6月6日（火）に回想療法センター主催による認知症予防カフェ第1回「レミニンカフェ」が開始された。開催された場所は、市内の福祉レストラン。レミニンカフェでは歌や体操はしない。テーブルごとに4人に分かれ、そのうち1人が回想法のレミニシャン。1人のレミニシャンが3人の参加者とコーヒーなどを飲みながらおしゃべりを楽しむ。おしゃべりのテーマは特に決めず、各テーブルごとに参加者とレミニシャンが自由におしゃべり。90分という時間があっという間に進みおしゃべりが終わったときには100分を過ぎていた。

■1人でいると何もしゃべらない

レミニシャン◇今日はレミニンカフェにご参加いただきありがとうございました。おいくつになられましたか？

レミニン◇はい。今年で82歳になります。昨年の回想法スクールに参加していたのですが、途中で転んで怪我をして入院していました。現在は大丈夫ですが、こうした楽しいおしゃべりができて本当に嬉しいです。一人暮らしなので家にいると何もしゃべることがないので、一日中家の中が静まり返っています。寂しいですよ。ここでたくさんおしゃべりできました。それに何よりもレミニシャンの方々とのおしゃべりが楽しいですね。何と言うか聞き上手なんです。いつの間にかたくさんしゃべっちゃいますよ。

レミニシャン◇ありがとうございます。そう言っていただくと気持ちも軽くなりますね。もうすぐ梅雨ですが、何か思い出はありますか？

レミニン◇そうですね。でんでん虫のことかな。

レミニシャン◇でんでん虫、かたつむりのことですね。
レミニン◇私の子どものころにはでんでん虫でしたよ。
レミニシャン◇そうですね。歌にも♪でんでんむしむし、かたつむり♪ってありますからね（笑）
レミニン◇あら、お歌お上手ね。
レミニシャン◇まぁ嬉しい。褒められちゃった（大笑）。
とでんでん虫の思い出話で大いに盛り上がった。

■元気と病気のエアポケット

　前述の82歳の女性は、自宅内での生活には支障がないので、介護保険は自立判定。
　「おしゃべりがしたい」と思えば自費負担でデイサービスにも参加することができるが、参加したくないと言う。というのも、
　「複数のデイサービスを見学しましたが、デイサービスにはおしゃべり相手があまりいないんです。介護が必要な高齢者が多いので自分みたいに手のかからない高齢者はただそこでじっとしているだけで、自宅と変わらない。その点、レミニンカフェはたくさんおしゃべりができて楽しい」
　行政担当者の中には「自立判定でもデイサービスをたくさん使ってください」などと現実を知らないで公言する方もいる。元気であれば老人クラブなどのアクティブイベントに参加できるが、そこまで元気がない高齢者は参加できない。かといって要介護者をケアするデイサービスでは孤立してしまう。こうしたエアポケットに入ってしまっている自立判定高齢者をそのままにしておくと時間が経てば要介護状態になってしまう。行政においても要介護認定を受けると福祉部、認定がなければ健康部という区割りとなっている。健康部の対象には高齢者だけでなく若者も含まれるため、高齢者への行政サービスは不足がち。それをカバーしようとして福祉部管轄で総合事業が開始されたのだが、実際のところは要支援高齢者を対象としており、自立高齢者までは手が回らないのが現状。

■元気な高齢者が……

　過日、福祉関係者と認知症オレンジカフェについての会議の席で「レミニンカフェは、元気な高齢者が、元気が出ない高齢者を、元気づける、ことを目標にしています」と発言すると、福祉担当者がメモ板書として「元気な高齢者が、そうでない高齢者を、ケアする」と板書した。そこで「その文章は福祉目線での理解を示したもので、ボランティアを基軸にした目的とは意味が違う」と指摘すると担当者はキョトンとした表情をした。
　「元気な高齢者が、そうでない高齢者を、ケアする」という表現は福祉関係者にはごくごく普通の表現だと感じられるかもしれない。しかし、ボランティアに「ケア」はできない。「できないことをして欲しい」と求めることになる。ボランティアの基本は「できること」をする。行政がボランティア活動を基軸とした認知症予防施策を考えるとき、「労働力の無償提供」という発想があるとすれば視点に大きなズレがある。
　「元気な高齢者が」という意味は「誰か人のために動くことが自分のためになる」と感じている高齢者という意味。実際的にレミニンカフェの場合、レミニンと楽しくおしゃべりするレミニシャンのスキルが向上するので、自分自身の認知症予防に一番効果的な環境にいることになる。そうした自覚を育成することもレミニンカフェの目的の一つ。

■元気が出ない高齢者を…

「元気な高齢者が、そうでない高齢者を」という文脈で解釈すると「そうでない高齢者」とは「病気がちな高齢者」というイメージが漂う。つまり、「健康か病気か」という２者としてのとらえ方になる。しかし、実際は「健康でもなく、病気でもなく」という中間的な高齢者が多い。こうした中間的な多くの高齢者は、仲間に元気づけられるとだんだんと元気を取り戻していく。高齢者はもともと元気だったが、ただ、今は元気が出ない生活環境にいるだけ、と考える。高齢者を元気づけることが高齢者ボランティアの一番の活躍場所だと思う。

レミニンカフェでは元気な高齢者ボランティア（レミニシャン）が、今は元気が出にくくなってしまった高齢者をおしゃべりで元気づけている。

■元気づける……

レミニンカフェでは「サービス」「ケア」「キュア」「フォロー」「カウンセリング」「アテンド」「相談」といったことはやらない。参加者から求められたときはもちろんすぐに専門職につなぐが、レミニンカフェは「楽しみの場」。スポーツを楽しむ、散歩を楽しむ、景色を見て楽しむ、こうした楽しみと同じで「おしゃべりを楽しむ」がレミニンカフェ。

高齢者になるとポジティブ感情が鈍化する。最初に鈍化する感情は快感情（脳内物質ドーパミン）。ドーパミンは心の底から楽しむ感情を生起（プロンプト）させる。ティーンエイジャーのときは豊富に分泌されるが、歳を重ねるにつれて分泌が少なくなり感動することも少なくなる。

次に鈍化する感情は幸福感情（脳内物質セロトニン）。セロトニンは他者と比較して自分がよいときにプロンプトする感情で、たとえば「今日はいい天気で幸せ」という感情は「雨の日に比べて」という比較対象がある場合にプロンプトする。これも高齢者になって社会や国家や世界といった分野への興味が低くなると、身近にいる知り合いとの比較によってプロンプトされ、知人の悪口を言うことでセロトニンを分泌させようとする傾向にある。誰かの悪口を口に出して「自分はそうでない」という幸福感を得るというちょっと複雑な心理構造を持っている。

最後まで残るポジティブ感情は、安心感（脳内物質オキシトシン）。オキシトシンは仲間といっしょにいる安心感をプロンプトさせる。人間が社会的な存在であるという意味での根拠と言われている。この「安心感」を維持させることが老人性うつ病や認知症の予防になる。そのためにはおしゃべり仲間との楽しいおしゃべりが一番効果的。

元気づける、元気づけられる、笑顔でおしゃべりできる、その空間がレミニンカフェ。

■レミニンカフェの活動

レミニンカフェは、厚労省が進める認知症施策「認知症カフェ」に位置付けられ、認知症患者やその家族を社会の中で孤立化させないことを目的としている。基本的には「認知症患者」、つまり認知症が発症した高齢者とその家族を対象としているため、行政の管轄部署は福祉部であり要支援認定高齢者をイメージした活動内容となっている。

回想療法センターも介護予防訪問介護指定事業所の認可を受けているので、こうした流れに沿って要支援認定高齢者も視野に入れた活動をしている。

13-5 レミニンフレンド事業で訪問回想法

■認とも事業とは

厚労省は介護関連事業を①介護保険給付事業、②地域総合事業、③地域支援事業の3本の柱として設定している。

1 介護保険給付事業

要介護1～5の高齢者が介護サービスを受けたときに支払われる保険金給付で、介護サービスメニューと価格が規定されており、介護サービス提供者は介護福祉士や初任者研修修了者（ヘルパー2級）などの資格が義務付けられている。保険給付事業は給付金受給率が12％を超えると国民が支払う介護保険金を値上げせざるを得ない制度構造になっており、現在、受給率が12％を上回っている。これに対応するため介護段階の査定を厳しくしたり、自己負担を2割にしたり、要支援者を総合事業（地方自治体）に移管したりしている。こうした大きな流れの中で地方自治体の役割がさらに大きくなってきており介護事業における自治体間格差も大きくなってきた。

2 地域総合事業

要支援1～2および特定高齢者と呼ばれる高齢者を対象として市区町村が独自に内容を工夫して介護サービスや介助サービスを行うとされている事業。しかしながら現状を見ると、介護保険給付で規定された介護サービスとほぼ同じ内容を無料で働くボランティア（無資格者）に代替させようと狙う自治体もあり、ボランティア頼みのコストカットになっているとの指摘もある。言い換えれば「ヘルパー資格がない人に介護サービスを提供してもらう」ことにもなりかねず、介護サービスの質の低下が懸念される。さらに、要介護1～2もこちらに移管されるようになると事態はさらに深刻にならざるを得ない。介護を必要とする高齢者への対応がボランティア頼みとなることも現実化しそうだ。

3 地域支援事業

地域の社会資源（場所や人）を活用して介護予防や認知症予防を行うことを柱としている。この事業には「認知症サポーター」の育成や「認知症カフェ」の開設など認知症地域支援推進員をキーパーソンとしての活動をイメージしている。この地域支援事業の中に「認とも事業」がある。

認知症カフェで「顔見知りになったボランティアが認知症の人の居宅へ訪問していっしょに過ごす」と内容を規定しているが、実際には認知症カフェそのものの数が少なく、さらにその回数も年間4～6回というのが現状。家族が認知症介護の方法を学ぶ場所となっているケースもあり、地域支援事業には「家族向け介護教室」という活動もある。それだけボランティア頼みの傾向が強くなっているが、行政側としては「ボランティアは無料」という意識からまだ脱却できないようだ。

認とも事業は認知症カフェというボランティア活動を前提基礎として、さらにその上に「認とも」というボランティア活動を重ねることになる。ということは、ボランティア活動の重ね構造になってしまうので活動自体そのものが脆弱なものとなっていると言わざるを得ない。せめて認カフェが安定した事業（十分な予算措置がなされているということ）として認められれば「認とも」事業も順調に機能していくと思われる。

■「認とも」と「レミニシャン」

厚労省は「地域支援事業」として孤立しやすい高齢者を個別にケアする事業を「認とも事業」と呼んでいる。基本的には「認知症カフェ」に来られた認知症高齢者を対象としたボランティアによ

る個別ケアを指す。

　回想療法センターでは毎月1回「レミニンカフェ」という名称で認知症カフェを開催している。対象となるのは、
①認知症が心配な高齢者とその家族
②認知症の可能性のある高齢者とその家族
③認知症に興味のある市民

　ということなので、実際にはどなたでも大歓迎。レミニシャンとレミニンがいるところが「レミニンカフェ」。そこで回想法を行う。

　取手市では平成30年度（2018年度）から「認とも事業」を「レミニンフレンド事業」と正式に呼んでいる。

■セカンドボランティアとは

　取手市では平成28年（2016年）・第2期取手市地域福祉計画の中で無償ボランティアとは別に「セカンドボランティア」という新しいボランティアの形を規定し、市主導で行う継続的な地域事業にセカンドボランティアとしての参加をうながしている。日本でのボランティアイメージは「無償労働力の提供」と考えられてきたが、その問題点として大災害のときは別として行政事業システムの中での「定常的な業務」をボランティア主体で担うことに対して「継続性・安定性・責任性」に不安があると指摘されている。実際に活動が行き詰まっている事業がいくつもある。

　もともとボランティアとは自由意思で自分の信条にのっとり参加されるべきもので、自ずとその活動に限界があり、定常的な活動にはなじまない体質を持っている。問題点を具体的な例にとれば、たとえば、行政が主導する高齢者向け体操の場合、ボランティア指導者が当日体調不良などで欠席だったときは「代替指導者が手当されておらず開催できない」ということも見られる。また、当日直前になって行けなくなったボランティア指導者に対して上位のボランティアから「なぜ休んだ！活動を軽く見るな！」などの叱責があったときなどは、それを言われたボランティア指導者は「ボランティアなのになぜそこまで言われるの？」と疑問を感じて活動から遠ざかることも現実に起きている。

　また、病院ボランティアの場合、庭の草抜きだけが与えられ「それ以外はダメ」というところもあり、当然参加ボランティアは減少し、活動そのものも停滞していく。言い換えると「個人としてのボランティア」と「組織行動としてのボランティア活動」は同じではないと言える。ボランティア活動の縮小を少しでも改善しようとしたのがセカンドボランティアで「労働の無料奉仕」でありながら継続性と安定性を高めるために必要経費が支払われる。

　セカンドボランティアは「有償ボランティア」と勘違いされやすいが、有償ボランティアは「労働対価」として賃金が支払われ、その賃金が最低労働賃金を下回っているケースも多く労働法違反の指摘もある。その点、交通費や食事代は必要経費として経理処理されるのでこうした指摘を受けることはない。

■回想法が取手市の行政に定着するまで

　平成25年（2013年）に回想法を実際的な活動にしていこうと取手市を拠点として介護保険指定介護予防専門訪問介護事業所・回想療法センター取手の認定を県から受けた。その特徴は「介護予防」に特化した指定だった。介護予防専門訪問介護とは、要支援者だけを対象とした介護サービス提供だったので県の担当者から何度も「介護予防だけですか？　本当に介護予防だけでいいんですね？」と確認された。あと2枚の書類を添付すれば「訪問介護事業所」として要介護者も対象とできたのに、あえて要支援だけだったので驚いてい

た。

介護予防専門訪問介護事業所としての活動が開始されたが、回想法を提供サービスのメニューに加えようとしたところ県の担当者から「おしゃべりは身体介護をしながらしてください」との指導を受け「おしゃべりだけでは介護予防サービスにはならない」との考えを示され、さらに「訪問先の敷地から出てはいけない」とも言われた。

平成27年（2015年）に、総合事業の実施準備に入った。介護保険給付では「訪問先の敷地から出てはいけない」としておきながら、一方で「閉じこもりはよくない」という介護施策の矛盾を何とか乗り越えたいと「高齢者の外連れ出し」を目指して総合事業への参加を希望したが、平成28年になると総合事業のサービス提供メニューに「敷地外連れ出し禁止」が盛り込まれた。またしても介護矛盾に巻き込まれている状態だ。

回想療法センターは、平成28年（2016年）になって介護保険制度から離れ、地域支援事業として「回想法スクール」、平成29年（2017年）に「レミニンカフェ」、平成30年（2018年）に「レミニンフレンド」の3事業を展開している。

13-6　ボーダーシニアを救う

厚労省は総合事業の中に要介護1と2を含めることを検討している。介護保険制度の「壁」や「行政の狭間」と呼ばれる事態に置かれた「ボーダーシニア」について事例を紹介する。

■ケース〈1〉　87歳女性

回想法スクールに毎回参加されおしゃべりを楽しみに生活している。回想法スクールは「人生の妙薬」と表現するほど生活のリズムとなっている。全12回の4回目が終わったとき転倒によって骨折入院。3週間後に退院したのだが病院の介護判定により要支援2となり回想法スクールへの参加資格を失った。回想法スクールへの参加資格は介護認定を受けていないことが条件だったからだ。毎週のおしゃべりが認知症予防になると実感していただけに回想法スクールへの継続参加を希望している。このままだと閉じこもりになり認知症を発症する可能性も高い。

■ケース〈2〉　82歳女性

回想法スクールに毎回参加されおしゃべりを楽しんでいるのだが、話の繰り返しが多くてコミュニケーションが取りにくい。客観的に見ると要支援1もしくは2相当ではあるが介護保険申請はしていない。申請して介護判定が要支援となってしまうと、回想法スクールへの参加資格がなくなってしまうからだ。

■ケース〈3〉　78歳女性

要介護1の判定。デイサービスで実施する運動や回想法の効果もあって元気になり介護判定が自立となった。本人と家族は大いに喜び、生きる気力へとつながっていた。しかし、それにともなって介護保険サービスであるデイサービスへの参加

ができなくなった。その結果、家から出ることもなくなり食欲が低下し気持ちも落ち込んだ。このままだと要介護状態へと戻る可能性が高いと思われた。半年後、要介護1の判定を受けデイサービスに来たときはニコニコしていた。

■介護保険制度と行政の区割り

介護保険制度から見ると介護保険サービスの提供を受けるには福祉部から要支援1以上の認定が必要であり、介護保険サービスを提供する業者も福祉部が担当部署となっている。また、リハビリをがんばって要支援1から自立に改善すると介護保険対象からはずれ「健康高齢者」という位置づけになる。

デイサービスでは「送迎サービス」もあったのに、自立になると介護予防の体操会場へ自力で行かねばならず、行くことが難しい場合など閉じこもり傾向もみられる。そうなると「やっぱり介護保険がいい」と思う。

そうした「ボーダーシニア」へのアプローチを行うことが総合事業の大きな目標だったが、その実行機関として既存の介護保険サービス提供事業者をイメージしているところに少々無理があった。前述の要介護1から自立へ改善した事業者は利用者を1人失ったことになり、それだけ売上も減ったということになる。こうしたマイナス売上になるケアに事業者はどうしても及び腰にならざるを得ないので、結果的に介護サービス提供事業者を基幹とした総合事業の進みは遅くなりやすい。

そこで、介護保険制度にかかわらない活動主体のあり方が総合事業の方向性を決めることになり、ボランティアという存在が重要になる。

■特定高齢者事業の失敗

厚労省は介護保険規模拡大の抑制をめざして「特定高齢者」を規定した。これは「現在介護保険を受給していないが、このままだと介護保険受給者になる可能性がある」という高齢者の洗い出しだった。でもこれは失敗。理由は3つ。

①特定高齢者を規定するチェックリストが身体的分野に重きを置いている内容だった。
②特定高齢者を選定しても彼らに提供するサービスがほとんどなかった。
③介護予防事業を介護サービス提供者にさせようとした。

このままだと介護認定になるという高齢者のもっとも重要なポイントは「認知症」。身体的な問題がある特定高齢者はすでに介護認定されているケースが多く、軽い認知症であるけれども身体的な問題がなければ対象とはならなかった。また、家事援助が介護予防であるという方法論も問題。さらに、介護サービス提供者は経営的マイナスになる可能性がある介護予防事業への参画を渋った。とはいえ、一度認知症を発症すると回復は難しく確実に介護受給者に進んでいくから認知症を発症させない活動がどうしても重要になる。

■要介護認定を受けない高齢者

高齢者自身が介護保険の申請をしていないけれど社会的な判断であれば「要支援状態」と思える高齢者もいる。特定高齢者の判断においては身体的な要支援状態であればわかりやすいが、社会生活や精神面での要支援状態はよくわからないのが実情。世間体などを気にしたり、自身の判断が間違いないと頑強に主張したりして介護認定を申請しない高齢者がいる。こうしたボーダーシニアには2つのタイプがある。

1　認知症傾向ボーダーシニア

・同じ内容を繰り返す。
・話の内容に具体的な固有名詞が出ない。
・抽象的な話題を継続する。
・先週のことを思い出せない。
・人や物事の名前が出てこない。

2　社会的不適応傾向シニア
　　（コミュニケーション障害傾向）

・他者の話を聞かず自分のことばかりを言う。
　だから友人ができない。
・攻撃的な言葉を多用する。
　だから孤独になる。
・約束を忘れ、指摘すると思い出す。
　だから友人が離れていく。
・言葉（単語）が正しく使用できない。
　だから他者から誤解を受ける。
・他者を否定する。自分が正しいと主張する。
　だから生活環境が改善しない。

■ボーダーシニアへの対応

　高齢者は介護認定を受けて要支援と認定されることで介護サービスなどのケアを受けることができるが、ボーダーシニアの場合、現実的に要支援状態であっても申請しない場合、介護サービスを受けることができない。こうしたボーダーシニアは介護予防への取り組み意識が高いとは言えず、行政においても「要支援認定者は福祉部担当」「要支援認定を受けていないすべての高齢者は健康推進部担当」と分かれているためボーダーシニアは両者のボーダー（狭間）にあるように思われる。

　そこで、レミニシャンはこうしたボーダーシニアに対して要支援状態に進まないように回想法による支援活動を行う。ボーダーシニアは「介護予防・認知症予防」といった健康高齢者を対象とした活動への心理的抵抗は低いので、そうした空間環境で認知症状態へ進まないように支援する。回想法スクールでは実際にボーダーシニアの回復に成功した事例があり、こうした事例を参考として認知症予防活動を充実させている。

■介護予防は、
　　行政と市民がいっしょになって取り組む

　「介護のお世話にならない」という歓びを一番享受するのは高齢者本人とその家族。介護は行政の範囲であっても介護予防は自己責任という考え方がある。たとえば、1人の高齢者が80歳で要介護1になった場合、介護保険サービスを使うと15万円／月×12カ月＝180万円が地域市民の納めた保険金などで使われる。そして地域での消費活動がなくなるので4万円／月×12カ月＝48万円がマイナス。さらに介護のために子どもがパート労働をやめたりすれば社会的ネガティブコストがさらに増大する。これを1年延ばすことができて、81歳で要介護1になった場合、上記の年間ネガティブコストは発生せず、また地域での消費活動を継続することにもなるので、地域経済にも貢献する。

　こう考えると介護予防は単に弱者救済だけではなく、地域経済維持のために必要な「社会的インフラ」とも考えられる。高齢者が32%の取手市は、高齢者であっても元気であれば消費者として活動できることを実証すべく、行政が介護予防に取り組むようになった。結果として介護保険掛金の暴騰（現在の5,000円程度が20,000円くらいにまで上昇すると予測されている）を抑えることができれば、市民にとっても大きなメリットがあるし、介護者人手不足による介護体制の崩壊も防ぐことができる。介護予防活動は介護保険制度を維持させるとともに地域経済を維持するという意味を持っている。

■介護保険制度は介護の「効果と収益」が反比例

　介護保険は介護度が重症化するほど、多くの保険金が介護サービス提供事業者に与えられる制度になっている。しかし、介護度に関係なく必要なヘルパーの人員数は同じになっているので「介護度が重症化すればするほど収益が向上する」という制度的構造になっている。民間事業者は当然のこととして収益の向上をめざしており、皮肉なことに要介護者の重症化が収益の向上に寄与する。言い換えると速く介護度が重症化するような介護サービス提供事業者ほど収益性が高く、介護度を重症化させない努力をしている介護サービス提供事業者の収益性は低くなる。

　質のよい介護をして介護度が改善されれば収益が減少するので、結果として自分の首を絞めることになる。このような現状で"介護予防"事業を介護サービス提供事業者に実施させてきたのだから、介護サービス提供事業者は"介護予防"に対して本気で取り組む気持ちにはなりにくい。それゆえ介護予防事業を、介護サービス提供事業者から切り離す必要がある。行政は介護予防活動を介護サービス提供事業者に任せず、社会的インフラとして新しい業態を形成する必要があるだろう。

13-7　回想法おしゃべりトレーニング

「回想法スクール」で毎回実施している「おしゃべり指運動」を紹介する。

■2人が向かい合って座り、左右の指のタッピングの同時性を見る。

・自分のおしゃべりに合わせて左右同時にタッピングする。
・一定のリズムに合わせるのではなく、自分のおしゃべりタイミングに合わせる。
・2人が向い合って相手のインタビューに答える。
・インタビューアーは相手の指のタイミングが左右同時かどうかを見る。

■インタビューをはじめます。

　準備はいいですか？
①生年月日はいつですか？
・昭和〇〇年〇月〇日。〇〇歳です。
②今日の日付は何日ですか？
・平成〇〇年〇〇月〇〇日です。

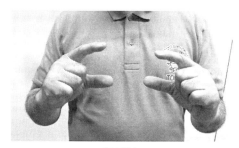

指を開く

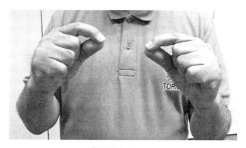

指を閉じる

③正午と言えば何時ですか？
・お昼の12時です。

■インタビューを続けます。
④野菜の名前を5つ言いましょう。
・○○と○○と○○と○○と○○です。
⑤昆虫の名前を5つ言いましょう。
・○○と○○と○○と○○と○○です。
⑥うなぎの日と言えば何の日ですか？
・土用の丑の日です。

■インタビューを続けます。
⑦小学校の校庭にあったものを3つ言いましょう。
・○○と○○と○○です。
⑧小学校時代の友だちを3人言いましょう。
・○○さん、○○君、○○君です。
⑨小学校時代の先生のお名前は何ですか？
・○○先生です。

■インタビューを続けます。
⑩動物の名前を5つ言いましょう。
・○○と○○と○○と○○と○○です。
⑪魚の名前を5つ言いましょう。
・○○と○○と○○と○○と○○です。
⑫ワタアメの材料は何ですか？
・砂糖です。

■インタビューを続けます。
⑬くだものの名前を5つ言いましょう。
・○○と○○と○○と○○と○○です。
⑭麺類の名前を5つ言いましょう。
・ラーメン・そば・うどん・スパゲティ・ビーフン・ソーメン・ひやむぎ・ほうとう・きしめん・フォー（など）。
⑮雨が降ったら手にするものは何でしょう？
・傘です。

■インタビューを続けます。
⑯1から10までをさかさまから言いましょう。
・10・9・8・7・6・5・4・3・2・1。
⑰七の段の九九を言いましょう。
・七一が七、七二十四、七三二十一、七四二十八、七五三十五、七六四十二、七七四十九、七八五十六、七九六十三。

■おしゃべりトレーニングは大脳チェック
　指のおしゃべりは「左右の同時性」がポイント。左右同時におしゃべりのタイミングでタッピングする。これは、左右の脳の電流スピードをチェックするもので、左右の脳内電流スピードに差が出ると左右のタッピングにズレが生じる。左右の脳内電流に差があるとすれば、どちらかの脳に問題があることも考えられるので、医師の検査を受けるように勧める。初めに若干の差があっても繰り返していくことでだんだんと改善してくるので、きちんと指を動かすトレーニングが大脳の活性化につながる。

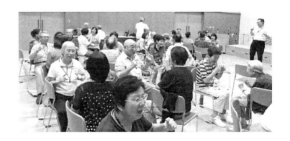

第14章
地域や施設での実践展開

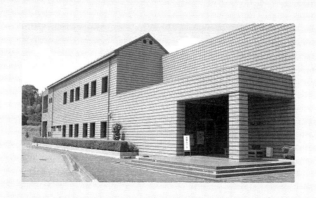

14-1 「施設病」の危機：なぜ高齢者施設で回想法が必要なのか

14-2 老健に回想法を導入する意味

14-3 龍ケ崎市立歴史民俗資料館で回想法

14-4 回想療法センター鳥取の活動

14-5 回想療法センター杉並の活動

14-1 「施設病」の危機：
なぜ高齢者施設で回想法が必要なのか

　平成24年（2012年）の施設内虐待報告736件、平成25年（2013年）の施設内虐待962件（厚労省調査）。こうした施設内虐待が年々増加傾向にある。何をもって虐待と呼ぶか、という議論もあるが、YouTubeにアップされた映像などを見る限りでは人格の尊厳が守られているとは言えない対応が感じられる。

　厚労省の補助を受けてNPO全国抑制廃止研究会が2014年に8,988施設の情報を得て集計したところ461施設が「虐待があった」、1,049施設が「あったと思う」と答えていた。実に16.8%に及んでいる。どうしても一時的に必要とされたこともあったかもしれないが、やってはいけないことであることには変わりない。

　平成17年（2005年）11月、高齢者の虐待防止や早期発見、養護者の支援などを定めた「高齢者虐待防止、高齢者の養護者に対する支援等に関する法律」が成立したが、現実はなかなかよい方向へとは進んでいないようだ。

■施設病は関係性の変容が原因

　1990年代の福祉行政は「箱物行政」と呼ばれ、老人施設をはじめ福祉施設が多数開設された。福祉施設はおおむね建設費用の90%が補助金で賄われるので、バブル崩壊の余勢がこうした箱物へと向かった。2000年の介護保険導入以前のこともあり、生活丸抱えの老人施設は大盛況を見せた。その時期に言われたのが「施設病」。もともとは精神科病院における入院患者の行動変容をあらわす意味だったが、それが老人施設にも波及してきた。つまり、介護保険以前の老人施設は、たとえば「頭髪衛生管理」のもとに男性は坊主頭、女性はオカッパ頭（特養刈りと言われた）に統一され、個人の個性などは管理福祉の名のもとに無視されていた。これが象徴しているように施設のルールを厳格にすべての入居者に平等に適用することにより没個性化が進み、没自己意識が醸造され、生活環境に適応することで、主体性のないロボットのような入居者ができあがった。ロボットという意味は感情がないという意味で、入居者からは喜びや悲しみさえも消失してしまい、生きていることの歓びを得られない生活となっていた。

　さらに大きな問題は、施設職員の意識が入居者を人格のある人間であると感じなくなってきたこと。時間ごとに決められた介護労働を機械のようにこなすだけで、人間への尊敬の意識や人生の先輩への敬意などがなくなり、施設職員も感情のないロボットになってしまった。

■心理実験での検証

　こうした介護職員の非人間的な行動パターンの発生は「スタンフォード監獄実験」と呼ばれる事例にも見られる。

　1971年8月14日～20日、アメリカ・スタンフォード大学心理学部で心理学者フィリップ・ジンバルドーの指導の下に刑務所を舞台にして、普通の人が特殊な肩書きや地位を与えられると、その役割に合わせて行動することを証明しようとした実験が行われた。

　模型の刑務所（実験監獄）はスタンフォード大学地下実験室を改造したもので、実験期間は2週間の予定だったが、看守役の暴力行為が発生して、6日間で中止された。

　内容は、新聞広告などで集めた普通の大学生などの70人から選ばれた被験者21人の内、11人を看守役に、10人を囚人役にグループ分けし、それぞれの役割を実際の刑務所に近い設備を作って演じさせ、その結果、時間が経つに連れ看守役

の被験者はより看守らしく、囚人役の被験者はより囚人らしい行動をとるようになるということが証明された。この実験で看守役と囚人役の関係性が遮断されたことによって看守役が囚人役を人間扱いしないことに抵抗感がなくなり暴力行為へとエスカレートしていった。

実験に際し、より刑務所に近づけるためにさまざまな"工夫"を凝らした。たとえば囚人役の人々にはそれぞれ囚人番号が与えられ、実験期間中、互いに番号で呼び合うことが義務づけられ、囚人役に与えられた衣服も質素なもので、着心地の悪い綿の囚人服にゴム草履、そして頭にかぶるためのストッキング（かぶることで頭を剃髪したように見せるため）といったものだった。また一部の囚人役には、さらに手足を鎖でつながれた者もいた。一方、暴力はもちろん禁止であったが看守役にはカーキ色の制服と木製の警棒が与えられ、囚人役を威嚇することが許可されていた。暴力はもちろん禁止であった。看守役には大きなミラーサングラスをかけることで匿名性を確保し、囚人役と目が合わないようにするといった工夫もなされていた。この実験は2002年に「es【エス】」、2012年に「エクスペリメント」という題名で2度映画化された。

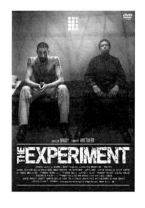

■ 関係性の遮断がロボット人間を作る

施設内の高齢者と職員という両者の関係性（コミュニケーション）が途絶えてくると両者の感情が消失していくロボット化が進み結果的に「老人施設の監獄化」が発生してしまう。こうした入居者と介護者がロボット化してしまうことを「施設病」と言う。

施設病の原因は職員と入居者のコミュニケーション不足だといわれているが、人手不足を理由にそうした施設病を許容することは許されない。しかし、現実的には若い職員の場合、高齢の入居者とのおしゃべりに話題が見つからず、あいさつ程度の会話だけがコミュニケーションということになってしまうかもしれない。20人から30人の入居者が集まる食堂にテレビの音だけが響きわたり、おしゃべりの声がまったく聞こえない施設が、最近の急速な施設増加にともなう職員不足によって急増している。こうした施設環境が施設病を発症させ、施設での虐待を誘発しているのではないだろうか。

■ 施設病予防のために

施設病や虐待の原因を心理学的に分析してみると、個人の匿名性にある。スタンフォード監獄実験にもあったように、囚人を番号で呼び個性をなくし、私的な会話を禁止して指示に従うだけの関係性を形成した。これを高齢者施設に置き換えてみると、○○さんとは呼ぶものの、どこで生まれて、どんな生活をしてきて、特技や好みも知らないでいると、まるで番号の代わりに○○さんと呼んでいるように聞こえる。

相手のことを知らないから非人間的な行為ができてしまうのだとしたら、相手のことをたくさん知ることによって、非人間的な行為はできなくなる。介護の基本として高齢者のことを「理解する」と何度も繰り返されているが、「どのように

理解するか」という具体的な方法に関してはほとんど言及されていない。それは介護の範囲ではなくコミュニケーションの範囲だとされ、介護者の個人的努力に期待されている。しかしながら、年代がまったく違っていたり、現在のことがうまく表現できなかったりする高齢者のことを理解するためにはそれなりの技術と努力が必要。そういった努力なしに施設病の予防はできない。人手不足を理由として施設病がより広く蔓延してしまい、結果として施設内虐待が発生してくるのだろう。

■回想法は施設病を予防する

　入居高齢者を理解する一番適切な方法が回想法。人生80年の歩みを職員が知ることで高齢者を人間として感じ続けることができる。そうすれば介護職員と入居高齢者の関係性が維持され、非人間的な意識の発生が抑止される。

　回想法の目的は、高齢者だけに対するものではなく、職員の意識を変えることにもある。毎日同じような生活介護のパターン労働が続くとどうしても感情が鈍化していき、手のかからない入居者が「よい入居者」となり、よい入居者が基準となって、ちょっと騒いだりする入居者には「基準外」というレッテルを貼り、抑え込もうとして結果的に虐待行為が発生する。

　千葉県のあるグループホームでは、介護職員と入居者がいつでも楽しくおしゃべりしている。介護職員が話しかけることも多く、その結果、入居者の感じた違和感（クレーム）もごく小さな段階で改善してしまうので、大きなクレームが発生したことがない。そこはオーナー施設長で、職員はほぼ10年間入れ替わりがなく、毎週のように勉強会が開催され、施設長が入居者とのおしゃべりの大切さについて説いている。大きな施設から来た職員は「おしゃべりは苦手だ」と思い、初めのうちはおしゃべりもそれほど多くはなかったものの、次第に高齢者とのおしゃべりそのものが楽しくなってきたと言う。今では「おしゃべりができるこの施設が大好き」とまで感じるようになった。現在、このグループホームでは、毎月、お坊さんから法話をいただいており、法話が終わるとお坊さんは一人ひとりとおしゃべりをしていく。内容は子どものころに行ったお寺のことや宗旨のことなどお坊さんにしかできないおしゃべり。

　こんなグループホームであれば施設病などまったく心配いらない。

14-2　老健に回想法を導入する意味

「回想法を実施している」という施設が増えている。しかし、その内容はさまざまで、ボランティアがレクリエーションタイムに行うところや、職員がピアノを弾いて歌を歌う回想法などもある。札幌にある老人施設「イリスもとまち」のように職員が日常的に回想コミュニケーションを行っているところもあるが、施設間の差はさらに大きくなっている。そこで、回想法を施設に導入する意味について解説する。

1　入居者の笑い声

「笑い」の効果は言うまでもないが、高齢者が笑うことで免疫力が向上していくとともに、仲間との感情共有で社会性も維持される。しかし、笑いは1種類ではなく3種類の笑いがある。脳内物質で表現すれば、
①ドーパミン笑い（快感情をともなう笑い）、
②セロトニン笑い（幸福感情による笑い）、
③オキシトシン笑い（安心感と仲間意識による笑い）。

この3種類の笑いは加齢とともに①→②→③の順に減少していく。だからなるべく「ドーパミン笑い」を導くようなおしゃべりを心がける。

2　利用者のストレス軽減

「できていたことができない」というストレスに日々さらされている高齢者は、何もしないでいること自体がストレスになる。そうしたストレスに意識が適応してしまうのが「うつ症状」。それを抑制するため「自分にもできる」という意識を持つことでストレスの軽減となる。つまり、おしゃべりができれば「できること」が意識化される。

3　記憶消滅の抑制（認知症進行抑制）

これが大きな目的でもあるが「10～15歳の記憶」にADLに関する記憶が含まれていることから日常的にこの時期の記憶を刺激することでADLの低下を軽減させる。

4　心理的安寧

利用者の不穏行動の原因の多くは心理的不安だと考えられている。孤独や外的情報の不足、内言によるネガティブスパイラルなど。こうした心理的不安を軽減するためにはおしゃべりして不安要因を特定し、それを軽減することが必要。おしゃべりは利用者の不安要因に対するケアにもなる。

5　利用者とのコミュニケーション促進

職員の業務の多くが身体労働で占められている。そうなれば必然的に黙って業務をこなす雰囲気が出やすく、そんな職員の雰囲気を利用者が察して、あまりおしゃべりしなくなることもある。職員同士の楽しそうな世間話が部屋の音を支配し、それに利用者がじっと耳を傾けている。そんな施設になってはならない。

6　職員の介護労働量の軽減（協力動作）

利用者の記憶がはっきりしていると、着替えなどのときに「協力動作」をしてくれる。協力動作がないと複数の職員が必要になったり、時間がかかったりすることも多く、利用者の協力動作や協力行動は職員の介護労働の軽減になる。

7　職員の観察力の向上

介護は日々同じことを繰り返すことも多くどうしてもマンネリ化しやすくなる。マンネリになると利用者の変化に気づくことにも鈍くなり、利用者からの訴えにも無反応になる可能性がある。利用者とのおしゃべりを継続することで同じ動作で

あっても「いつもと違う」ことが見えてくる。たとえば「立ち上がりに出す"どっこいしょ"という声がいつもより弱く、頻度も多くなった」など大きな変化につながる小さな変化に気づくことで早期の対応ができる。

8　職員のおしゃべり技術の向上

若い職員は、高齢者とのおしゃべり経験が少なく話題をどう選ぶかに迷うことが多い。高齢者とは「現在を見て、過去を語る」と言われるように過去の話題が中心となる。たとえば、アイスクリームを食べているときには「このアイスクリームおいしいですね。〇〇さんが初めてアイスクリームを食べたのはいつですか？」など現在のことから昔の話題を引き出すことなどができる。

9　職員が利用者に興味を持つ

複数の利用者に同じような介護をしていると、利用者が「人」ではなく「モノ」のように感じてしまうことがある。苦情を訴えず、おとなしい利用者であればなおさら人としての感覚が薄れることもある。しかし、介護をしているときに利用者とおしゃべりをしていると、その人の何十年という人としての営みに触れることでモノではなく、人としての存在感を意識することができる。もちろん、モノ感覚を持ってしまう職員は少数だろうが、その少数がクレームを発生させる可能性が一番高い。

10　職員は利用者とのおしゃべりが楽しくなる

「仕事は楽しく」これが介護職の基本であり、対人サービスの基本でもある。感情を持った利用者と感情を持った職員なのだから、楽しい関係性を維持することも重要。そのためにも利用者とのおしゃべりはよい潤滑油となり、利用者とのおしゃべりを職員が楽しむようになれば、施設内の雰囲気も明るくなり、よい心理的環境が生まれる。

11　職員同士の世間話が減少

利用者への効果ばかりではなく職員間の変化として「職員同士の世間話の減少」が見られる。これは職員が利用者とのおしゃべりをせず黙々と仕事をしているとどうしても職員同士の世間話が多くなるが、利用者とのおしゃべりが気軽にできるようになると自然に職員同士の世間話が減っていく傾向がみられる。

12　「さぼり偏見」の是正

職員が利用者とおしゃべりしていると「さぼっている」と感じる職員や管理職がいる施設がある。確かに天気の話など世間話であれば「さぼり」と見られるかもしれないが、利用者の子ども時代のおしゃべりであれば、記憶消滅予防になることなのでキチンとした介護行為になる。「きちんとした」おしゃべりであるか、ないか、こうした判断は難しいことかもしれないが、少なくとも利用者とおしゃべりができる職員は、利用者にとっては気安い仲間になることができる。

■回想法導入の考え方

1　回想法とパーミングの同時習得

老健には、比較的重い認知症高齢者が入所しているので言語的コミュニケーションがしにくいケースの場合、パーミングを併用して回想法を実施するため、回想法とパーミングを同時習得する。

2　軽度認知症フロアでの考え方

ボランティアがフロアで利用者を対象として回想法を実施するだけだと回想法は定着しない。職員が回想おしゃべりコミュニケーションを日常的にできるようにする。

3　重度認知症フロアでの考え方

ボランティアがフロアで利用者を対象としてパーミングを実施しているだけだと回想法は広まらず、相変わらず沈黙が支配する施設になってしまう。職員がパーミング技術を習得し「ケアの一部」として継続実施することで心理的安寧がもたらされる。

4　コアメンバーの育成

回想法・パーミングは「技術」なので習得には時間がかかる。しかし、技術だから他者へ伝えることができる。一定の技術を習得した職員に対して「レミニシャン資格」を認定しコアメンバー（中心的リーダー）とする。技術は個人だけだと我流（自分勝手）になる傾向があり、複数メンバーとの情報交流を通じて技術は向上する。

■回想法導入プラン

1　決めるべき項目
- 実施日、実施時間、実施場所
- レミニンの選定
- 参加職員の希望
- 伝達講習の有無
- 参加職員のローテーション
- 3カ月後、変化測定
- 職員の変化にも気づく
- 前後SV（スーパーバイズ）の時間
- 6回参加者にレミニシャン資格

2　項目事例
- 参加者：軽度認知症棟2名、重度認知症棟1名　合計3名
- 期間：6回、3カ月　4ターム／年間
- 資格認定：6回参加者にレミニシャン資格認定（16名／年間）
- 時間帯：回想法　4：00〜4：30
- パーミング：4：30〜5：00
- 振り返り：5：00〜6：00
- 個別式回想法：3名
- パーミング：3名

3　内容

●個別式回想法
- 1回目：実施見学・自己紹介
- テーマ：好きな食べもの
- 2回目：見学・サブリーダー
- テーマ：楽しかった遊び
- 3回目：リーダー、サブ
- テーマ：お祭り（記録の取り方）
- 4回目：リーダー、サブ
- テーマ：お盆（観察方法）
- 5回目：リーダー、サブ
- テーマ：お正月（進行方法）
- 6回目：リーダー、サブ
- テーマ：川や海の思い出（まとめ）

●パーミング
- 1回目：準備手順・相互実施
- 情報収集
- 2回目：実施見学・観察
- 話題探し
- 3回目：パーミング実施
- おしゃべりと手技
- 4回目：パーミング実施
- 笑顔と手技
- 5回目：パーミング実施
- おしゃべりと観察
- 6回目：パーミング実施
- おしゃべりと全体進行

14-3 龍ケ崎市立歴史民俗資料館で回想法

　茨城県市町村歴史民俗資料館連絡協議会の職員研修会が「高齢者の生涯教育と回想法」をテーマに龍ケ崎市立歴史民俗資料館で開催された。

　歴史民俗資料館は、博物館として位置付けられ、学芸員がその管理と運営を行っている。年間を通じて小学校と中学校の社会科見学の訪問場所となっており「教育」という分野の一翼を担っている。しかし、近年の少子化の影響を受けて来館者が激減し、運営そのものが立ち行かなくなる可能性も感じられるようになった。

　そこで、文科省が進める「生涯教育」の一環として高齢者の来館をうながすことが進められ「昭和の生活用品」の展示が広がり始めた。先進的な活動としては、富山県氷見市立博物館では「地域回想法」という名称で広く博物館（歴史民俗資料館）を開放し、今までにない年齢幅の広い市民の来館を果たした。また、愛知県北名古屋市では歴史民俗資料館を活用し、回想法を用いた地域高齢者ケアを展開している。さらに、龍ケ崎市立歴史民俗資料館では「回想ガイド」というボランティアを置き、来館する高齢者と思い出話に花を咲かせている。

　昭和の生活用品を展示することで高齢者が多く来館するようになったが、展示物を見ただけでは回想法にはならない。歴史民俗資料館で実施しているように、ガイドがおしゃべりすることで高齢者の知的興味を引き出し、生涯教育の動機づけとしようとしている。

■歴史民俗資料館の利用

1　高齢者の生涯学習で昭和を学び直す

　一般的に「子どもは"知らないこと"への好奇心が強く、高齢者は"体験したこと"への好奇心が強い」と言われている。高齢者は自分が生きてきた時代をもう一度振り返って、自分なりの感じ方を感じ取っていただくことも大切な生涯学習だといえる。そのために歴史民俗資料館を活用してみよう。

2　昭和を"回想"することの意味

　自分が体験したことを思い出して楽しくおしゃべりすることを「回想法」という。思い出す内容には気分をよくする内容もあれば、気分を損なう内容もあるが、回想法は楽しい話題だけでおしゃべりする。楽しいおしゃべりが大脳を活性化させ、認知症を予防してくれる。さらに、楽しいおしゃべりの笑いには健康増進の効果があると多くの人が語っている。

3　認知症を予防する生涯学習

　今まで、生涯学習と認知症予防は、まったく別物だと思われてきたが、最近の研究で子どものころのおしゃべりにはADL（日常生活行動）を維持する機能があることがわかってきた。つまり、子どものころ（昭和時代）についておしゃべりすることは生涯学習でもあり、また、認知症予防でもある。昭和を懐かしむ仲間とのおしゃべりが認知症の原因である脳細胞の消失を軽減してくれる。

4　回想法のメカニズム

　認知症は大脳細胞が加齢によって消失していくことにより発症する生活障害。脳細胞の消失を止めることはできないが、生活行動に必要な脳機能を残存させることは可能。ここに注目したのが回想法。10～15歳の記憶の中にADL（日常生活行

動）記憶と呼ばれる記憶群があり、このADL記憶群が消失することで生活障害（認知症）が発症する。つまり、子どものころの話題で楽しくおしゃべりすることは生活を維持するために必要な「記憶」の消失を軽減することになる。

5　回想環境としての歴史民俗資料館

回想法は、人々の経験した記憶を引き出す方法だが、記憶を引き出すには何らかのきっかけが必要。子どものころに使った遊び道具や参加したお祭りの写真など眺めているだけで懐かしく思い出す。そうした思い出をおしゃべりしたり、絵に描いたりして残していくと、それが歴史民俗資料館の2次資料として次世代へ精神文化を伝承することになる。放っておくと消えてしまういろいろな記憶や体験を次世代へ伝えていくことも高齢者の歓びかもしれない。

■自分で認知症予防を実践する

「認知症予防は医療福祉のもの」という考え方が揺らいできた。政府が認知症対策を国家戦略と位置付けたように、認知症対策は医療福祉だけのものではなくなってきた。公共団体が持つすべての社会資産を活用して認知症対策を実施しなければ、日本の社会そのものが立ち行かなくなってしまうほどに、認知症が拡大する可能性が指摘されている。しかしながら、認知症を抑える決め手が見つからない現在、高齢者自身が記憶を維持する活動を積極的に実践する必要がある。

14-4　回想療法センター鳥取の活動

　特定非営利活動法人回想療法センター鳥取は、平成28年（2016年）3月7日に設立されました。法人は「障がい者・高齢者・うつ患者への福祉サービス、並びに認知症の予防活動を行い、誰もが生きがいや夢を持って暮らせる地域作りに寄与する」ことを目的としています。

　2003年に大阪から鳥取に移り住み、田舎ってもっとコミュニケーションが取れているイメージを持っていたのですが、ネガティブな会話ばかりが飛び交い「楽しいコミュニケーションが足りないな」と私の中で感じていました。そんな中、当時働いていたデイサービスで「回想法をレクでやってください」と言われ、どうしたらいいんだろうと困っていたところ、日本回想療法学会に出会い回想療法の勉強を始めました。

　回想法を学ぶごとに回想法が高齢者に絶対必要になると思い勉強を続けました。同時に現場では若年性アルツハイマー病の方の支援を始めました。

　若年性アルツハイマー病は高齢者と違い年齢層が若く、できることが残っているにもかかわらずデイサービスに行かざるを得ない現実を目の当たりにして「これでいいんだろうか？」との思いが募りジレンマとなっていました。目の前のご利用者を見て実感したことは「日々の生活を楽しくする上でADLを維持することがいかに大切か」ということ、そのためには「10歳から15歳の記憶」をきちんと維持させることが不可欠だと気づきました。

■5分ごとのトイレが止まった

　回想法を始めて最初に出会ったのは、奥さんが亡くなり岡山から娘の所に引っ越してきたお坊さんでした。友だちも知り合いもいないので誰とも話をすることなく認知症とうつ症状がひどくなっていました。

　高齢者はご先祖を大切にされることから、デイサービスのレクリエーションの時間にそのお坊さんにお盆の話をしてもらったのです。

　そうしたら認知症で5分おきにトイレに行っていた87歳の女性が40分間トイレに行かなかったのです。みんなビックリしてお坊さんに「また来週もお願いしますね」と言うと、とても嬉しそうな笑顔をみせてくださいました。お坊さんはアルツハイマー病なので短期記憶は少ないはずですが、2日後に、

　「小林さん、今度は彼岸の話をしたいのですが」と、自分から声をかけてくださいました。不思議なことに頻尿の女性はお坊さんが話をしている時間はじっとしているんです。

　認知症の方4人でスタートしたレクリエーション回想法は他の方も「私も聞きたい」と言い出し9人まで増えました。

　その後も修行の経験談などが続き、皆が午後の時間を待つようになりました。嬉しいことに娘さんから「自宅でも父が元気になりました」と喜んでくださいました。そこから回想法だけでなく、カルタや花札、トランプ等の遊びをするようになりました。

　面白いところは認知症になっても性格は変わらないところです。負けず嫌いな人は人の分まで取ろうとしますし、人に気を使う人は自分が取りすぎるのを遠慮して取れない人の前にカードを置いたりします。負けても嬉しそうに笑っているんですよ。認知症になっても性格は変わらないんだな〜って気づかされました。

■ 家族が来ても誰だかわからないけど
　ADL は維持されている

　その後も勉強のためにいろんな職場を経験しました。グループホームやディケアの現場で、回想法を日々の会話の中で使うようにしました。あるグループホームの86歳のご婦人は毎日小学校の校歌を歌っていました。家族の人が来ても誰だかわからなくなっているのですが、不思議なことにADLは維持されているのです。自分で着替えもしますし、食事はもちろんトイレもお風呂も人の手を借りずにできます。これを見て自分の経験から「あーこれなんだ」と気づき、他の利用者さんにも子どものころの会話を試みることにしました。

　84歳のアルツハイマー病の女性は、食事のときに汁ものが認識できずこぼしていたのですが、小さいときに踊っていた踊りのこと、小学校にアメリカ兵が来た話などをしてもらうことを繰り返していると、汁ものが飲めるようになったのです。そして、子どものころの踊りも毎日踊ってくださるようになりました。

　また、要介護4でコミュニケーションが取りにくい89歳の女性は、子どものころに言ってたと同じように「しょんべ、いこう、しょんべしよう」というと、トイレも嫌がらずに行ってくれるようになりました。

　あるデイケアではパーキンソンの87歳の女性は足が前に出にくくなり、つまずいて転びそうになりました。そこで回想法です。小中学校はリレーの選手でよく走ったこと、15歳で紡績工場に就職し、人に負けたくないので人より早く歩いて糸をつないでいたことなどを聞くことができたので、歩行介助するときにリレーの話をしたり、紡績の話をしながら歩きました。認知症ということもあってか、毎日リレーの話を楽しそうにしています。そうしたら、足がスムーズに出るようになりOTさんやPTさんが「小林さんと歩いているときは足が出てるね」と不思議がりました。ここぞとばかり回想法の話をしました。しかし、OTさんは「楽しい思い出だけでなく、回想法は嫌なことも含めてその人が生きてきたことすべてが回想法だ」と言われました。そのとき「違うのにな」と感じることはできたのですが、そこまででした。

　このチャンスにしっかりと回想法についての説明できればよかったのですが、自分の勉強不足もありそのまま引き下がってしまいました。「悔しい！」その思いを胸に「正しい回想法を広めねばならない」と決意しました。「多くの高齢者にいつか必要になる時が来る」と信じて今も回想法を続けています。

■「夢工房こばちゃん」開設

　平成27年（2015年）に若年性アルツハイマー病の方の居場所がどうしても作りたくて勢いだけで団体を立ち上げました。回想療法というと「何かの宗教関係なの？」と思われたりもして、

「この名前をつけて大丈夫なんだろうか？」
「自分にうまく説明できるのだろうか？」

との迷いもありましたが、自分が信じて勉強してきたことなので平成28年に「特定非営利活動法人回想療法センター鳥取」という名称で法人設立し、日本回想療法学会からの認証を得ました。同時に「夢工房こばちゃん」という就労継続支援B型事業所を開設し、若年性アルツハイマー病の方の就労にも取り組むことにしました。

　大切にしていることはコミュニケーション、個性（環境も含む）、一緒に考えること、主体性、仲間同士の関係、笑顔、食事です。仕事のやり方がわからないときには「昔こんなんせんかった？」と声をかけます。目の前のもののやり方はわからなくても「昔やったことと同じだよ」と言うことで、できることが増えていきます。

■「あるある探し」「1H話法」「回想法おしゃべり5ざる」

就労継続支援B型ですので、精神、知的、身体といろいろな障害の方が来られています。精神障害のある方で毎日私に愚痴を書いた手紙をくれた方がおられました。その方に「あるある探し」の話をしたときのことです。

「お菓子がおいしかった。買い物に行って可愛い服があって嬉しかった」

などと書いてもらっているうちに愚痴ばかり書いた毎日の手紙が来なくなりました。

私自身「あるある探し」をすることで辛いときでもネガティブになる時間が短くなってきているように感じています。

今「夢工房こばちゃん」で一番効果が見られるのは「1H話法での会話」です。若い職員が「何を話していいかわからない」と言うときは、「まわりを見てごらんなさい」と言います。自分たちが日々使っているものの話でいいのです。ただ「あなたのはどんなの?」と聞けばいいんですよ。そして、すぐに言葉が出てこないときは「私のはこんなのだけど」と、誘い水のような声掛けをすることで日々自分たちが使っているもの、たとえば、机、椅子、時計、カップなどで話をしてくださるようになります。

そのときに「回想法おしゃべり5ざる」を使えば、どんどん話がはずみ、笑いが広がっていきます。

そんなことを現場でやっていることで明るい職場となり、若年性アルツハイマー病の人も含めて笑いが絶えない事業所となっています。まわりからも「『こばちゃん』は楽しそうだね〜」と評判になり見学者が増えてきました。

■コミュニケーションに役立つ回想法

養護学校でもコミュニケーションの取り方に迷っておられる先生方が多く、回想療法の話をすると真剣に聞いてくださいます。まだまだ解ってくださる方は多くはありませんが、回想療法センター鳥取のことを尋ねてくださる方は着実に増えてきています。

今後も私たちがやっている回想療法を伝えていくことで、それぞれに適したニーズを見つけることができるのではないかと思っています。

※「回想法おしゃべり5ざる」
1、10〜15歳の思い出をおしゃべりでござる。
2、自慢話は大変によいおしゃべりでござる。
3、楽しい話題は盛り上がるおしゃべりでござる。
4、相手のおしゃべりを楽しく聴くでござる。
5、人の悪口は言わぬ聞かぬでござる。

(日本回想療法学会・鳥取支部長　小林かやみ)

14-5 回想療法センター杉並の活動

■比較的元気な高齢者のデイサービス
　記憶を回復させて行動低下を予防

　東京都杉並区立大宮中学校の一部校舎を使って運営しているデイサービス「大宮ふれあいの家」にやってくる高齢者のほとんどは、お元気な方々が多く、ちょっと見には地区の老人会のイベントのような雰囲気があります。デイサービス激戦区と言われる杉並区でのデイサービスです。

　大宮ふれあいの家は、2000 年、設立当時は杉並区立のデイサービスでしたが 2006 年に民営化され、現在は NPO 法人ともしび会が運営する介護保険事業所です。ともしび会では、介護保険事業のほかにボランティア活動や社会教育活動を行っています。1986 年にともしび会が発足して以来、「聴く」ということを基本に「寄り添いボランティア」の養成・育成に取り組み、病院や療養所などでの寄り添い活動を行って来ました。

　ともしび会のパンフレットにこのようなことが書いてあります。「子どもも大人も「居場所」を見出しづらい社会。「能力主義」「競争原理」「自己責任」というような言葉が大手をふるい、強くなければ片隅に押しやられてしまうような風潮の中にあって、ケアとは本来、強者が弱者に援助を与える一方通行の関係ではないことを発信したいと思っています。介護する人、介護される人という枠を超えた「関わり」を創り出していきたいと願っています。」と。

　「共に歩む地域の人々を一番大切にすること」だと感じています。現実の地域社会の中には、子どもも大人も、強者も弱者も、男も女も実在します。現実の社会はこうしたいろいろな人々がごちゃまぜになって生活しているのですから、それぞれが自分の権利を主張し合うのではなく、できる範囲で他者との「関わり」を大切に作っていくことを基本とした地域社会があるべき社会の姿だと思います。そういった意味でも、大宮ふれあいの家が地域の人々の「関わり（交流）の場」であることを願っています。また、支援してくださるボランティアの方々にとっても楽しい時間を過ごしていただきたいです。

■中学校の中にあるデイサービス

　杉並区立大宮中学校は、昭和 22 年に創立されたのですが、今年度の生徒数は 141 名。1 学年 50 名弱の中学校ですから、団塊の世代から見ると本当に少なくなってしまいました。ここは空いた教室を活用したデイサービスなんです。

　学校がある日はいつも中学生の声が聞こえて、何となく華やいだ気持ちになります。そうした感覚がご利用者様にも伝わるのでしょうか、華やいだ声を聞くことで何となく元気になるような気がします。お年寄りが孫の世話をすると元気でいれるような、若さのエネルギーをもらえるような感じです。こんな年のボクが言うのも何なんですが。

　ときどき中学生といっしょにイベントなどをすることがありますが、高齢者の方がややお疲れになってしまうこともあり、中学生に高齢者とのコミュニケーションのコツなどを教えていくことも必要かなと思っています。

　設立からデイサービスでも寄り添いボランティアさんに活躍していただいています。私たちの活動の基本はそういったボランティア精神なんです。自分以外の人のために自分ができることをする。そうした楽しみをいっしょに共有できる仲間がともしび会の精神なんですね。ですから、デイサービスでもごく自然にいっしょに楽しもう、という気持ちがあらわれているのかもしれません。

　杉並区の中でもうちのデイが一番元気なデイか

なって思うくらい元気なご利用者様です。利用なさっている8割が、要支援1〜要介護2で、しっかりとされた方が多く、毎日、イベントで楽しい時間を過ごさせていただいています。

イベントの進行を支援してくださるタレント（素質・才能）ボランティアの方々には感謝しています。私たちはこうしたイベントを「アクティビティ活動」と位置付けて、積極的に取り入れ、日々の生活のアクセントとして介護度が重くならないように努力しています。そうした活動に協力していただいている方々もみなさん無償でのボランティアなんです。

ご利用者様といっても普通のお年寄りです。ちょうど自分の親の年代だったり、おじいちゃん、おばあちゃんの年代だったりしていますから自分の親とかおばあちゃんだと思えば、仕事っていう感じは消えてしまうんです。これが不思議で、おばあちゃんと楽しく過ごせたな、と感じて自宅に戻ると、自分の子どもがいる。時間軸上で考えると、自分の上にお年寄りがいて、自分の下に子どもがいる。そうした人のつながりが社会を支え、歴史を作っていくのかなって、かわいいわが子を抱きながら勝手に感じています。親ばかですね。

■アクティビティに参加することが健康

人それぞれに好みがありますから、嫌いなアクティビティには参加しません。ですが、好きなアクティビティにずっと参加されていたご利用者様が「やり方を忘れた」と言って参加されないこともあるのです。そうしたときは、「もうデイは無理だから、そろそろ施設入所かな」などとあきらめムードが漂うことがありました。でも、そうであってはいけない、ということに気づいたんです。なるべく長くデイサービスに来てアクティビティに参加し続けることが、結果的に介護度を重くしないことになるのですから。つまり、アクティビティに参加できなくなってきたご利用者様の個別フォローこそ私たちがやるべきデイサービスのもっとも重要な意味だと思うのです。

ともしび会はもともと寄り添いボランティアの集まりですから、このときこそ静かに寄り添い、おしゃべりしながら記憶を回復させて、また好きなアクティビティに参加できるよう応援しようと企画しています。

■記憶の回復が行動の回復へ

アクティビティに参加できなくなるステップを見てみると、意欲の低下が一番にあらわれるのではなく、ルールがわからなくなる、ということが最初にあらわれて、ルールがわからないからつまらなくなる、という順番になります。ですから、ルールを思い出すようなおしゃべりをして記憶を回復させます。

職員や寄り添いボランティアを対象に映像を使った回想法の研修も行い、記憶の回復を体系的に行う心療回想法をしっかり習得しようと思います。

デイサービスでは昼間しか観察することができないので、はっきりとは言えませんが、記憶が失われるプロセスとADLが低下するプロセスはだいたい同じように感じています。「わからない」「できない」という不安を軽減し、少しでも長く充実した在宅生活を送ることができるお手伝いをしていければいいなと思っています。

（日本回想療法学会・東京杉並支部長　小林善和）

第 15 章

日本回想療法学会の活動

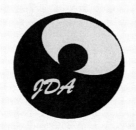

15-1 レミニシャンの育成
15-2 日本回想療法学会創立 20 周年史
15-3 日本回想療法学会の活動実績（抜粋）
15-4 日本回想療法学会の通信教育：心療回想士の資格認定

15-1　レミニシャンの育成

「回想法スクール」(茨城県取手市委託事業)は、認知症予防を目的として毎週通算12回、計3カ月間にわたって回想法を行う。12回を1タームとする回想法は日本では初めての方法で、実際的な効果をあげている。この回想法スクールには参加高齢者への認知症予防効果はもちろん、もう一つ大きな目的がある。それは「ボランティア・レミニシャンの育成」。

レミニシャンとは回想法ができる人を意味し、実際的には回想法アシスタントとしてトレーニングを重ねる。アシスタントとはいえボランティアの育成という側面からも高い評価を受けている。

ボランティアの育成は全国規模で課題となっている。現在実施されている介護サービスのなかでもボランティアを中心にした介護サービス(安否確認など)はどこの地区でも人員不足で活動に苦しんでいる状況。たとえば「高齢者を社会で介護する」という抽象概念で地域介護を語っても実際に行うのは地域の「人」であり、社会という抽象的な存在ではない。「人」とは具体的に言えばボランティアであり、そのボランティアに意志と技術がなければ実際の介護はできない。つまり、ボランティアに一定の技術を習得していただき、それを対人サービス(社会的セーフティネットとして)に用いることで地域社会に実際的なパワーが生まれる。そうした意味でボランティアの技術習得および技術向上が介護予防・認知症予防の重要なポイントだと言える。

回想法スクールはレミニンの平均年齢76歳、レミニシャンの平均年齢70歳とどちらも高齢者であり「元気な高齢者が元気の出ない高齢者を元気づける」ことを実践している。

■レミニシャンからインストラクターへ

広報で回想法スクールの参加者とアシスタントを同時に募集する。最初にアシスタント説明会を開催して回想法への理解を深めていただく。特に重要なことはアシスタントとして活動することの一番のご褒美は「自分が認知症になりにくくなる」ということ。社会への抽象的な「ご奉仕感覚」だと技術習得への動機づけが弱く、回想法の楽しさ以前で「やらされ感覚」が生まれてしまい、脱落することもある。「自分は認知症になりたくない」という自分への明確な意欲と動機づけが生まれることで、レミニンとレミニシャンの双方に認知症予防の相乗効果が出る。

1　新人レミニシャン

最初は新人レミニシャンとして、先輩レミニシャンとペアになって4人式回想法を行う。回想法スクール終了後毎回1時間、先輩とおしゃべり(スーパーバイズ)して回想法のポイントを習得していく。全部で12回のスーパーバイズだから細かいところまで技術的側面やとらえ方、感じ方まで習得できる。

2　先輩レミニシャン

2期目参加のレミニシャンは新人レミニシャンにスーパーバイズをする。スーパーバイズを行うことで自分自身の学びとなり、おしゃべりすることへの自信となってくる。特に7〜9回目に記憶が劇的に回復する参加者への対応や、グループになじめない参加者を見守る姿勢など経験者ならではの視点で話をすることができる。

たとえば……
新人◇今日はレミニンの半生をじっくりドラマみたいに聞くことできて充実した回想法でした。
先輩◇どんなことを聞いたのですか。
新人◇会社に入って、苦労しながら営業でうまく

行ったことや、海外での風習に慣れなかったことなどを感動しながら聞きました。すっごくよかったです。
先輩◇でもそれってインタビューではあっても回想法ではありませんね。
新人◇え？　だって昔の回想でしょ。
先輩◇回想ではありますが、10〜15歳をはずれているので認知症予防としてのADL記憶を刺激することにはなりません。
新人◇そうですか。
先輩◇それに、レミニンの話の内容を映像としてレミニシャンが受け取ることが難しいですね。「○○市の街並みがきれいだった」と言われても、知らなければそれをレミニシャンが想像できないでしょう。仮に想像してみても、それはレミニンのアタマの中にある映像とは違っています。つまり、言葉は同じでもお互いにまったく違う映像を思い描いているのです。これでは回想法にはなりません。
新人◇同じ記憶映像にしていくのが回想法なんですね。よく理解できました。

　このように自分が体験したことをベースに理解を深めていく。

3　インストラクター

　3期目以降になると「インストラクター」に認定される。インストラクターには交通費や食事代が支給され、セカンドボランティアとして回想法スクールのコアメンバーとして活動する。

　2018年現在、インストラクターは32名、先輩レミニシャンは22名、新人レミニシャンは18名。このまま進めば19年4月にはインストラクターが40名となり回想法スクールの活動の幅が広がる。たとえば、回想法スクールにやや認知症傾向がみられる参加者がいた場合には個別対応ができるようになり、また生活の悩みなどが話題になれ

ばそうしたことへの対応も迅速になる。

■インストラクターの活躍場所

　インストラクター資格者は毎月開催している「レミニンカフェ」のスタッフになる。レミニンカフェは認知症に興味のある方や気になる方であれば誰でも参加できるカフェで、回想法おしゃべりをたくさん楽しめる。現在94歳の男性が毎回参加している。この方の十八番は「戦争のときに松代の大本営を掘った」という話。

男性◇食べものも少なくなった昭和19年、天皇陛下を東京からお連れする場所として長野県松代に大本営（司令部）を遷すための地下壕を掘る技術設計者でした。
レミニシャン◇松代とは随分と山の中に移るのですね。
男性◇そうです。松代は大きな岩盤でできた地層があり、支柱がいらないので、ただ岩を掘っていけばいいのですよ。当時としては、画期的な削岩機で掘ります。
レミニシャン◇どんな形なんですか。
男性◇2メートルくらいの鉄棒で岩に1メートルくらい穴をあけてダイナマイトを入れ、爆破する。1日で2メートルくらいしか進めなかった。

　その様子を得意気にしゃべる。何度も聞くが毎回初めての感動を持って聞く。このように高齢者のおしゃべりを引き出すことが認知症予防になる。
　レミニンカフェ事業に加えて、平成30年度（2018年度）から開始される「レミニンフレンド事業」でもインストラクターレミニシャンが活躍する。移動が難しい高齢者に対して、レミニシャンが訪問しておしゃべりする事業。レミニンフレンド事業は介護保険の受給、非受給に関係なく訪問できるのでより多くのレミニシャンが活躍でき

る。要支援者に「訪問回想法」を実施することで認知症の進行予防が期待される。

■レミニシャン説明会での内容（抜粋）

1　認知症とは記憶が消えることによる生活障害

認知症は加齢により大脳細胞が死滅することに伴って生じる「記憶の消失」を主因とした「生活不適応」のこと。記憶を消さないようにすることが認知症予防になる。

2　認知症予防は子どものころの記憶を失わないこと

認知症は「記憶障害によって引き起こされる生活障害」であり、それは要支援者（45％）と要介護者（95％）の認知症発症率でもわかる。運動ばかりでは脳への刺激が不足し脳の機能維持にはならない。カラダと同時にアタマにも刺激を与えることが大切。

3　10～15歳の記憶にADL記憶が含まれている

この時期が記憶の臨界期と呼ばれる。生活記憶や習慣習得の上限だと考えられている。ADLは意識しないで行動できるのが特徴で、この時期に母国語、味覚、発音、運動感覚、絶対音感、基本的生活習慣など無意識に反応したり行動したりするパターンが習慣化する。

4　記憶は映像イメージで蓄積されている

記憶は右脳に「映像イメージ」で記憶されており、その映像イメージを左脳が「言語化」する。だから、人の顔は浮かんでも名前が出てこないことが生じる。かつて、高齢者の口数が少ないのは「記憶量が少ないからだ」と考えられてきたが、実際は映像イメージは豊富ながら、それを言語化する機能が低下してしまったため言葉になりにくいということがわかった。高齢者は言葉に出さなくても多くのことを思い出し、感じている。

5　楽しい思い出を引き出し共感する

「笑って楽しむ」ということには2種類ある。落語のような笑いは「セロトニン笑い」。状況の落差をおもしろく感じ、通常はしないような非常識な行動を言葉で表現することでイメージ落差が生じ、笑いを誘うので実際にはあり得ないような話題がテーマとなる。

もう1つは「ドーパミン笑い」。同窓会で懐かしい親友に出会って笑顔になる。一瞬にして学生時代に戻って笑顔になる。同窓生でなければ感じることができない笑いだから、限定的な笑いであり喜びだと言える。「顔を見ただけでどうして笑顔になるのか」を考えてみると、当時いっしょにイタズラをしたり、失敗をしたりして同じ体験をしていたことに気づく。そのときは決して楽しくはなく、かえって苦しかったかもしれないが、時が経過し、それをいっしょに体験したことが懐かしく嬉しく笑顔にさせる。

15-2　日本回想療法学会創立20周年史

■ 1998年11月　活動開始

内閣総理大臣認証特定非営利活動法人日本回想療法学会の前身である「日本デスカウンセリング協会」は、1998年に東京神田にある小さな木造家屋の2階で生まれた。15名の心理カウンセラーが集まり、がんなどで余命が短い患者へのカウンセリングをしようとするものだった。こうした考えは、現在ではごく普通の考えだが、当時はまったくと言っていいほどタブー世界への挑戦であり、アカデミックな世界としても密やかな挑戦であった。

というのも当時の心理学やカウンセリングの世界では「死を語ってはいけない」という暗黙のルールがあったからだ。がんなどの告知は10％以下、ましてや余命告知などもってのほか、といった時代を背景にしたカウンセリングだった。つまり、カウンセリングは若者たちをメインとしていて高齢者を対象とはしていなかった。

確かに老人心理学という学問ジャンルがあって大学での講義もあるが、内容は老人施設での疾病高齢者を中心としたものであり「人はどう死ぬか」といった価値観を問題とするのは宗教であり、心理学はそれと一線を画する、という立場がとられていた。

逆説的に言えば、それゆえに心理学が医療フィールドに受け入れられてきたのかもしれない。もしその時点で、「死は医療の敗北である」といった死の価値を心理学が論じていたとするならば、医療フィールドに心理カウンセリングは入っていけなかった、という歴史的事実も考えられる。その環境の中で、死にゆく人々の心をどう心理的に癒していくかを論ずるときには大学や医療、はたまた宗教という立場から離れた場所での活動が必要だった。そして、そうした死を敗北視する医療フィールドに対して「死は個人によって選ばれるべき選択肢の一つである」という主張を掲げるために「日本デスカウンセリング協会」という名称が選ばれた。

当初「デス・死」という意味がもたらす名称に大きな抵抗感を持つ人も多くいた。しかし、その心理的抵抗感を持つ人の多くは健康であり、死は自分と関係がないという意識を持った方々ばかりだと気づいた。病院の中で実際に死を待つばかりの方々にとって死についての情報は一番欲しい情報だった。

■ 個別の活動から特定非営利活動法人へ

日本デスカウンセリング協会という団体を立ち上げたといっても、死にゆく人へのカウンセリングを医療フィールドが認めるわけもない。そこで、会員であるカウンセラーは個別に患者へのデスカウンセリングを実施していた。

2000年になって特定非営利活動法人法ができてNPO法人を取得するときにも大きな壁があった。役所へ書類を提出しに行くと別室に呼ばれ「あなたたちは、死を扱うのだから宗教に違いない、宗教団体のNPOは認められない」と4人の役人が取り囲んで圧力をかけてくる。それでも自分の身分や活動実績を3時間にわたって説明してやっとのこと法人の認可が下りた。それほど死というものへの理解がなされていなかった時代だった。

■ デスカウンセリングから回想療法へ

デスカウンセリングが初め手本としたのはキリスト教のチャプレンのコミュニケーション手法だった。しかし宗教観の違いがあり、また、未来志向型（死後の世界から語りかける）なので日本の高齢者には難しい方法だと感じた。そこでカウンセリングの基本である「成育歴を見直して自己

肯定に導く」というフロイトの古典的手法を取り入れてみると、高齢者にはとってもよい効果が見られた。この手法を1960年代に高齢者に応用したのがアメリカの精神科医バトラー博士で「回想法」と呼ばれ、心理療法として認知症への効果も検証されていた。

この回想法との出会いが、デスカウンセリングを大きく変えた。死にゆく患者ばかりでなく認知症高齢者にもデスカウンセリングが効果を見せてきたからだ。死にゆく患者であればデスカウンセリングだけでよいが、認知症の予防や改善となるとデスカウンセリングという名称が誤解を与えることになってしまう。そこで2006年に日本デスカウンセリング協会を母体とし、職業技能評価機構、日本介助サービス協会、日本カウンセリング協会、日本スマイルインストラクター協会などが協力して「内閣総理大臣認証特定非営利活動法人日本回想療法学会」が設立された。

■札幌看護心理研究会の設立

北海道における回想法の活動では、2001年10月21日に札幌看護心理研究会(代表：稲田眞由美・現日本回想療法学会北海道支部)の設立研究会がアスティ45で開催された。すでに222回(2018年6月)を超える研究会を開催しており、実際的な回想法の原動力となっている。稲田支部長の好きな言葉は「あきらめない、あなどらない、あきない」。こうした地道な気持ちが20年近い研究会活動を維持させている。

■各地で回想法の研究会が設立

2004年になると北海道ばかりでなく全国各地で日本回想療法学会の地区研究会が発足し、独自のフィールドで回想法研究が進んだ。

■北海道心療回想法研究会

札幌看護心理研究会を母体として、2006年日本回想療法学会が設立されると同時に名称を北海道心療回想法研究会とし、2010年日本回想療法学会北海道支部が設立された。ここでは看護師を中心とした心理療法としての「心療回想法」に関する研究が進み2010年には、北海道大学医学部において開催された日本心身医学会北海道支部例会において研究発表をした。また2004年の10月号から北海道医療新聞社発行の「ベストナース」に「回想法で楽しくやさしく」が連載され、すでに174回(2019年3月現在)を超える長期連載記事となっている。

■福島回想法研究会

2004年3月、福島市の大原綜合病院の大会議室で看護師を中心として設立された。ここでは病棟内における看護師と患者とのコミュニケーションを改善する研究が行われた(2010年まで)。

■東京回想法研究会(現：本部研究会)

2003年7月、高田馬場の専門学校で、看護師、介護士、作業療法士、理学療法士、心理カウンセラーなど多岐にわたる職種の方々が回想法の本質にかかわる研究を開始した。研究会は187回(2019年3月現在)を重ね、現在も取手市で継続中。

■横浜回想法研究会

2008年1月から訪問介護員を中心として設立された。訪問介護員は1人で訪問するために、いろいろな家庭の事情に直面する。そうした家族対応に関しても活発な研究がなされた(2010年まで)。

■名古屋回想法研究会

2003年7月、ケアハウスの職員を中心とし設立された。縦割り行政のため、身体障害と精神障害の双方を持つ高齢者は、どこの公的施設にも入居できない。こうした人々のケアをするケアハウスの職員は、身体障害対応・精神障害対応・高齢者対応という3つの環境に適応しなければならないために、高度なコミュニケーションスキルが必要となり、そうしたスキルアップの研究を行った（2007年まで）。

■大阪回想法研究会

2003年9月に、大阪保健福祉専門学校で、看護学校教員を中心として発足した。回想法をどのように伝えていくか、という教授法を含めた回想法の研究とともに、病棟・訪問・介護といった幅広いフィールドで通用する根本的な回想法の理念を伝える研究を行った（2008年まで）。

■広島回想法研究会

2004年5月に、歯科衛生士を中心として発足した認知症高齢者への歯科衛生指導には、高齢者との心の交流（ラポール）が必要だが、さらに進んで歯科治療を伴う関係性を維持する方法として回想法的コミュニケーションを研究した（2007年まで）。

■心療回想士資格者 1,000 名

心療回想士資格取得者は1,000名（2019年3月現在）を超えて全国で活動している。心療回想士は、原則として自分の業務に回想法を役立てている。将来は心療回想士としての職務も独立したものとして稼働していることだろう。

また、ボランティアで回想法を学んだ人に授与される「レミニシャン」資格者は、3,000名を超えている。

■認知症予防時代の幕開け

平成24年（2012年）6月18日に厚労省は、認知症のケアパスについて大きな方向転換を宣言した。それは「認知症患者を精神病院に入院させる」という方向から「認知症の発症を抑え、進行を抑制し、なるべく地域でケアする」という変更だった。これは今までの「事後主義」（悪くなったらどうするかを考える）という方針から「悪くならないためにはどうするか」への画期的な発想の転換だった。

その背景には高齢人口の激増がある。認知症患者が2025年に700万人に到達するという現実に、事後主義では太刀打ちできないことがそもそもの出発だったことに疑問はない。

認知症は世界的な問題点の一つであり、フランスではサルコジ大統領が2008年に大統領直轄統括官を任命し、3年間で約1,800億円を投入して「本人・家族の生活の向上」「研究の推進」「連帯」を基本理念に44の施策を展開している。また、アメリカでのオバマ大統領は「国家アルツハイマープロジェクト法」に署名し5本柱の国家戦略を2012年5月に策定している。

■回想療法センター取手開設

2013年5月に茨城県から訪問介護事業所としての指定を受けた。事業所名は「回想療法センター取手」。事業所指定番号0871701017号。介護予防専門の訪問事業所であり、茨城県では初めての指定だった。介護保険指定事業に認定されるのには、専門職の人数や事業所の広さなど数多くの条件があり、訪問介護としての申請書の枚数よりも2枚少ないだけだった。

それだけ、介護予防という発想がなかったということだろう。言い換えれば、訪問介護事業所があと2枚書類を出せば介護予防事業所の指定が受けられるということでもある。だから、介護予防

専門での申請を行うとき「本当に介護事業所は必要ないんですね」と3回念を押された。

指定事業者となって保険事業として回想法を行おうとしたが、県福祉部から「身体介護として回想法を行ってください」という指示を受けた。ところが、介護予防事業者は、要支援1〜2だけを対象としており、さらに、独居限定で、敷地内から出てはいけないことになっていた。天気のよい日は外で散歩しながらおしゃべりをと思っていたのが崩れた。それに、現実的に独居で要支援はほとんどいなかった。独居の場合、元気な高齢者か、ちょっと具合がよくないと施設や病院を勧められるので、すぐに要介護認定となってしまう。

2017年12月、介護保険事業が県から市へ移管されるのを期に、介護保険事業から撤退したので、介護保険による回想法単独実施は実現しなかった。しかし、こうした厳しい県からの認定を受けたことで取手市の信頼が高まり、次の「総合事業」「地域支援事業」「高齢者介護予防事業」へとつながっていった。

■「回想法スクール」
　　取手市委託認知症予防事業：
　　取手市健康増進部所管

2016年4月から「回想法スクール」を取手市から事業受託した。年間26回の開催で、毎回60名、年間延べ1,200名の高齢者に認知症予防のための回想法を実施している。

■「レミニンカフェ」
　　取手市助成総合事業：
　　取手市福祉部所管

2017年6月から、毎月1回「レミニンカフェ」を開催している。

厚労省が提唱した認知症対応施策で、認知症が気になる市民を集めて開催する。年間約250名の高齢者に回想法を実施している。厚労省は「オレンジカフェ」あるいは「認知症カフェ」と称しているが、回想療法センター取手では、身体障害者や精神障害者も含めた市民に来ていただきたく「レミニンカフェ」と名づけている。

■「レミニンフレンド」
　　取手市委託地域支援事業：
　　取手市福祉部所管

2018年6月から福祉部高齢福祉課管轄のもとに、訪問型回想法サービス「レミニンフレンド事業」を事業受託した。

おしゃべりがしたいけれど、足が不便という高齢者のご自宅や施設へ訪問し回想法を実施する。厚労省は「認とも事業」という名称を使用しているが、取手市では「レミニンフレンド事業」を正式事業名称とし、レミニンという概念が取手市に定着した。

■創立20周年記念誌

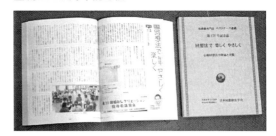

「ベストナース」連載「回想法で楽しくやさしく」第1回から第170回までをまとめた冊子

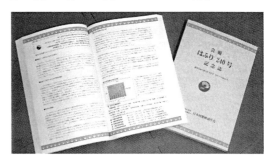

日本回想療法学会の会報（創刊号から240号まで）

15-3 日本回想療法学会の活動実績（抜粋）

- 2009年2月
  千葉県柏市主催
  市民講座　回想法講演会
- 2009年2月
  東京都町田市主催
  市民フォーラム　回想法について
- 2009年2月
  茨城県龍ケ崎市主催
  介護予防説明会　回想法について
- 2009年2月
  東京都葛飾区シニア活動支援センター
  回想法教室の指導と調査検証

- 2012年10月
  取手市教育委員会主催
  取手市市民大学
  脳内環境と回想法　全6回

- 2013年9月
  日本心理学会　札幌大会発表
  ADLを低下させる記憶群の消失
- 2013年5月
  茨城県知事介護保険指定事業所認可
  介護予防専門　回想療法センター取手
  認可番号 0871701017 号
- 2013年11月
  取手市永山自治会館主催
  回想法セミナー
- 2013年12月
  取手市健康増進部主催
  取手市介護予防サポーター講座

- 2014年3月
  取手市宮和田自治会館主催
  回想法セミナー
- 2014年5月
  取手市長
  介護予防に関する提案書提出
- 2014年10月
  茨城県常総地方広域市町村圏
  事務組合主催
  4市議会議員合同研修会（100名）
  取手市、守谷市、常総市、
  つくばみらい市

- 2015年4月
  介護保険事業が県から取手市へ移管
- 2015年9月
  取手市地域福祉計画策定委員会参画

- 2016年4月
  取手市認知症予防委託事業
  第1期　回想法スクール
- 2016年4月
  取手市白山公民館主催
  回想法セミナー
- 2016年9月
  取手市八重洲ニュータウン自治会主催
  回想法セミナー

- 2017年4月
  取手市認知症予防委託事業
  第2期　回想法スクール
- 2017年5月
  取手市藤代スカイハイツ自治会主催
  回想法セミナー

- 2017年6月

  取手市認知症予防助成事業

  第1回レミニンカフェ　開催
- 2017年8月

  取手市老人大学藤代学園主催

  回想法セミナー
- 2017年11月

  取手市ときわ台自治会主催

  回想法セミナー

- 2018年4月

  取手市介護予防委託事業

  第3期　回想法スクール
- 2018年7月

  取手市認知症予防事業

  第1回レミニンフレンド事業　開始

15-4　日本回想療法学会の通信教育：心療回想士の資格認定

1　通信教育とセミナーで資格取得

　内閣総理大臣認証法人日本回想療法学会では、通信教育による教育とともに、当学会が開催するセミナーや研究会に参加すると「スーパーバイズタイム・指導受講認定時間」を認定している。このスーパーバイズタイムが一定の累積時間に達し、かつ資格審査委員会での審査に合格すると「心療回想士」や「レミニシャン」資格が認定される。

　資格認定に関しては検定試験は行わない。それは「わかる」ではなく「できる」心療回想士を目指しているから。心療回想法はとても広い範囲の技術や知識が必要となる。そうした技術習得や知識獲得に卒業はない。つまり、「できる」ようになるためにはスーパーバイズを十分に重ねることが必須。だからスーパーバイズタイムの累積時間による認定制度を採用している。

　心療回想士資格は、研修参加時間によりそれぞれ認定されるので、日本回想療法学会開催の各種セミナーや研究会に参加することでスーパーバイズタイムが累積される。また、認定指導員からスーパーバイズを受けた場合も認定される。回想療法講師（2級）はレミニシャンの資格認定や当学会の講師として活躍する道もある。そして、医療にたずさわる場合には推薦状が発行される。

2　心療回想士の活躍場所

　心療回想士は、病院を始めとして介護施設など高齢者とのコミュニケーションを必要とするあらゆる方々に活用されている。特に介護予防・認知症予防に効果が認められているので、自治体での活動にも役立つ。

3　心療回想士の技術認定

　心療回想士とは、心療回想法を学び実践できる人の技術認定資格。介護予防、認知症の予防、改善、死の受容への癒し、うつ症状の緩和、高齢者とのコミュニケーション技術など心療回想法の活躍する世界は広がっている。

　心療回想法には、上記のように幅広い応用範囲があり、単一的な技術であることにとどまらない技術であるために5級〜1級という広いレンジを認定している。そして級位認定を「スーパーバイズタイム認定制度」としているのは「わかる」だけでなく「できる」ことを目的としているから。

　「人口減少社会」においては、高齢者とのコミュニケーションが社会経済活動にも大きく影響を与えている。そうした高齢社会にはなくてはならない技術と言える。

4　各級位の技術的達成目標

- 心療回想士
- 5級（40時間）Bronze Reminiscian
  　心療回想法について理解しているとともに、他者との心療回想法的なコミュニケーションができる。（通信教育修了時の認定時間）
- 回想療法士補
- 4級（80時間）Silver Reminiscian
  　心療回想法を部分的に実践できるとともに、自分が得意とする領域を一部持っており、なおかつ、他者へ心療回想法についての概念を伝えることができる。
- 回想療法士
- 3級（120時間）Gold Reminiscian
  　心療回想法を日常的に実践できるとともに、自分が得意とする領域について、他者へわかるように伝えることができ、なおかつ、スーパーバイザーのアシスタントができる。
- 回想療法講師
- 2級（240時間）Diamond Reminiscian
  　心療回想法を実用的に実践できるともに、その一部の領域を他者へ正しく伝えることができ、なおかつ、認知症高齢者へ心理療法としての心療回想法ができる。
- 心療回想法講師
- 1級（500時間）Excellent Reminiscian
  　心療回想法を実用的に実践できるとともに、その全領域を他者へ正しく伝えることができ、なおかつ、死の受容を求めている方への心療回想法ができる。

5　心療回想士級位認定方法

　心療回想法の通信教育講座を修了すると「心療回想士（5級）」資格が授与され、同時にスーパーバイズ「40時間」が認定される。セミナーや研究会に出席して、スーパーバイズ時間を累積させることにより、回想療法士補（4級）以上の級位を得ることができる。

　各地区に10名以上の会員が集まれば、日本回想療法学会地区研究会を発足することができる。地区研究会での研究活動が認定セミナーとなり、リーダーが回想療法講師（2級）となれば、認定活動が大幅に増加するので実力も早く確実に身についていく。心療回想法セミナーは「技術習得」のためのセミナーで、経験して、報告して、検討していくプロセスを通じて心療回想法を習得していく確実な方法と言える。

6　心療回想士通信教育講座

・レポート提出2回。
　回想録作成2冊(自分を含む)。
・郵送でも、Eメールでも指導を受けることができる。
・通信教育については、下記住所あてにパンフレットを請求されたい。

内閣総理大臣認証特定非営利活動法人
日本回想療法学会
〒300-1514 茨城県取手市宮和田2832-2
・電　話　　0297-83-0556
・FAX　　0297-83-0530
・psytex@fureai.or.jp
・http://www.fureai.or.jp/~psytex/
・郵便振替口座：00190-3-427891
・名称：日本回想療法学会

共同執筆者

森谷浩史　　　大原綜合病院・副院長・医師

稲田眞由美　　日本回想療法学会理事・北海道支部長・心療回想法講師
　　　　　　　晴生会さっぽろ南病院・看護師長・看護師

小林善和　　　日本回想療法学会監事・東京杉並支部長・回想療法講師
　　　　　　　デイサービスセンター大宮ふれあいの家・施設長
　　　　　　　社会福祉士、介護福祉士、介護支援専門員、保育士

小林かやみ　　日本回想療法学会・鳥取支部長・回想療法講師
　　　　　　　回想療法センター鳥取・理事
　　　　　　　介護福祉士

坂上キミ　　　日本回想療法学会・名古屋支部長・回想療法講師
　　　　　　　看護師

中山一朗　　　日本回想療法学会・事業委員長
　　　　　　　回想療法センター取手・指導講師・回想療法士
　　　　　　　介護福祉士実務者研修修了

筒井廣明　　　日本回想療法学会理事
　　　　　　　回想療法センター取手・指導講師・レミニシャンインストラクター
　　　　　　　介護職員初任者研修修了、僧侶

小宮明子　　　日本回想療法学会・企画委員
　　　　　　　回想療法センター取手・指導主任・レミニシャンインストラクター
　　　　　　　介護福祉士実務者研修修了

著者紹介

■**小林幹児**（こばやし・かんじ）：博士（行動科学）
- 内閣総理大臣認証特定非営利活動法人　日本回想療法学会　会長
- 介護予防専門　介護保険指定訪問介護事業所　回想療法センター取手　センター長
- 産業能率大学非常勤講師
- 老人と子どもがいっしょに楽しむ空間をめざして保育士資格・調理師免許・訪問介護員2級資格を取得

■**略歴**

1953年東京生まれ。日本大学大学院にて修士（心理学）を取得。渡米し、Ph.D.取得。文部省管轄財団法人にて発達と加齢研究を行う。退職後、北海道の地域中核病院で地域医療介護担当として臨床経験を重ねる。老人医療施設の心理相談および管理職や教育職を歴任し、現在は、回想療法の啓発普及とともに、取手市委託認知症予防事業「回想法スクール」、取手市助成総合事業「レミニンカフェ」、取手市委託地域支援事業「レミニンフレンド」を展開。

■**実績**

4市（取手市・守谷市・つくばみらい市・常総市）市議会議員合同研修会、茨城県博物館協会（茨城県市町村歴史民俗資料館連絡協議会）研修会、取手市市民大学講座、取手市介護予防サポーター養成講座、取手市地域福祉計画策定委員会、柏市グループホーム全職員対象回想法研修会、取手市教育委員会、特別民間法人中央労働災害防止協会、北海道立消費生活センター、札幌高等裁判所、札幌家庭裁判所、神奈川県教育委員会、沖縄県教育委員会などで研修・講習を行う。

■**著書・論文・学会発表**

「回想療法の理論と実際」福村出版（2009）

「介護職・リハビリ職（PT・OT・ST）のためのシンプル回想療法」福村出版（2009）

「深層心理を読み解く夢の事典」日本文芸社（2009）

「おしゃべり心療回想法」論創社（2007）

「うつ病脱出インタビュー法　心療回想法のすすめ」メタモル出版（2007）

「回想療法の理論と実際」アテネ書房（2006）

「ターミナル期の患者と家族とのコミュニケーションを豊かにする心療回想法」
医学書院『訪問看護と介護』9巻9号（2004年9月）

「痴呆高齢者への「心療回想法」によるコミュニケーション技術」医学書院『精神看護』7巻3号（2004年5月）

「回想法入門」サイコテックス出版部（2003）

「ADLを低下させる記憶群の消失」日本心理学会第77回大会（2013）

「回想療法でうつ症状が改善した事例報告」日本心理学会第75回大会（2011）

「回想法で楽しくやさしく」北海道医療新聞社『ベストナース』（看護専門雑誌）（2004～）連載中

他多数

回想法と回想療法
おしゃべりを楽しむ心療回想法で認知症予防

2019年4月25日　初版第1刷発行

監修者　　日本回想療法学会
著　者　　小 林 幹 児
発行者　　宮 下 基 幸
発行所　　福村出版株式会社
〒113-0034　東京都文京区湯島 2-14-11
電話　03-5812-9702／ファクス　03-5812-9705
https://www.fukumura.co.jp
印刷・製本　　中央精版印刷株式会社

Ⓒ Kanji Kobayashi 2019
ISBN978-4-571-50013-8　Printed in Japan
落丁・乱丁本はお取替えいたします
定価はカバーに表示してあります

福村出版◆好評図書

小林幹児 著
回想療法の理論と実際
●医療・看護・心理フィールドの心療回想法
◎2,800円　ISBN978-4-571-50006-0　C3047

医療看護の現場で行われてきた回想療法の理論と実際を「医療看護＋心理フィールド」に焦点を合わせて解説。

野村俊明・青木紀久代・堀越勝 監修／北村伸・野村俊明 編
これからの対人援助を考える　くらしの中の心理臨床
⑤認知症
◎2,000円　ISBN978-4-571-24555-8　C3311

認知症の人や介護者への支援を22の事例で紹介し、認知症における心理臨床の役割と意義について論じる。

川嵜克哲 著
風景構成法の文法と解釈
●描画の読み方を学ぶ
◎3,400円　ISBN978-4-571-24071-3　C3011

実施手順から箱庭療法との違い、基本型となる描画の解釈、各項目の意味と配置などを長年に亘る経験から詳説。

E. W. マコーミック 著／古川聡 訳
認知分析療法（CAT）による自己変革のためのマインドフルネス
●あなたはなぜ「わな」や「ジレンマ」にはまってしまうのか？
◎4,500円　ISBN978-4-571-24058-4　C3011

後ろ向き志向の人生に苛まれる人が「自分を変える」ための「気づき」を視覚的に理解する認知分析療法の実践。

日本応用心理学会 企画／玉井寛・内藤哲雄 編
現代社会と応用心理学 3
クローズアップ「健康」
◎2,400円　ISBN978-4-571-25503-8　C3311

現代日本社会における健康に関わるトピックを、現実的で多面的な視点から捉え、応用心理学的な解説を試みる。

日本応用心理学会 企画／内藤哲雄・玉井寛 編
現代社会と応用心理学 6
クローズアップ「高齢社会」
◎2,400円　ISBN978-4-571-25506-9　C3311

現代日本社会の象徴といえる高齢社会の現実的様相を多面的な視点から捉え、応用心理学的な解説を展開する。

古畑公・木村康一・岡村博貴・望月理恵子 著
知れば変わる自分のカラダ 健康レベルを上げる「身体学」入門
◎2,400円　ISBN978-4-571-50010-7　C0075

自分の健康レベルを上げ、QOLを高めるための192のヒントを豊富なイラストでわかりやすく紹介した健康入門書。

杉浦克己 著
スポーツ選手もココから学ぶ ダイエットフィットネスの基礎知識
◎1,500円　ISBN978-4-571-50008-4　C0075

トップアスリートの栄養指導も行う著者が、真に健康な身体をつくるためのダイエット法をわかりやすく解説。

R. ウィタカー 著／小野善郎 監訳／門脇陽子・森田由美 訳
心の病の「流行」と精神科治療薬の真実
◎3,800円　ISBN978-4-571-50009-1　C3047

「既成事実」となっている薬物療法と、その根拠となっている「仮説」の意義と限界を様々な事例を使って提示。

◎価格は本体価格です。